"四品一械"安全监管实务丛书

食品安全监管实务

主 编 张纯芳

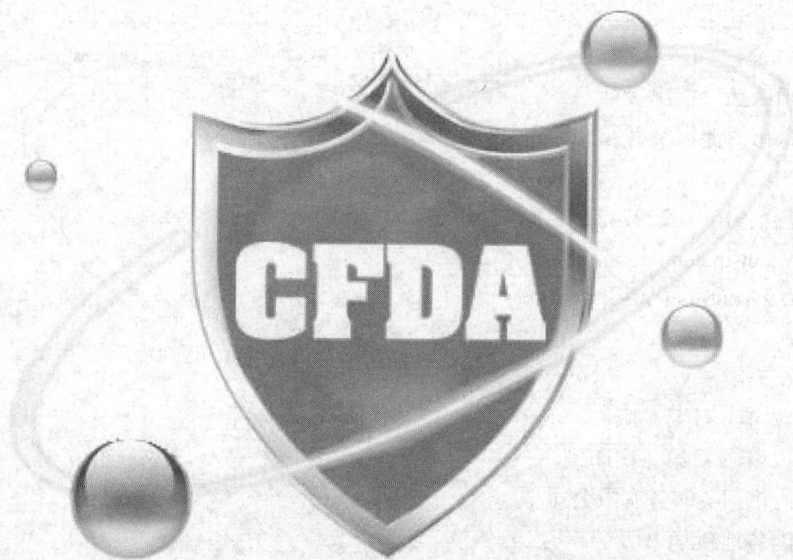

中国医药科技出版社

内 容 提 要

全书分为基本知识、重点法规解读和监管实务3篇，重点论述了食品安全的基本知识、监管、法律法规、规章及规范性文件、标准，以及食品生产、经营、监督检查、抽样流程方法、快检技术、处罚文书规范等相关内容。本书旨在为食品药品监管部门及相关人员履行食品安全监管职能提供系统性参考，全书内容详尽系统、实用性强，有助于推进依法行政、规范执法，提升监管水平。

图书在版编目（CIP）数据

食品安全监管实务 / 张纯芳主编 . — 北京：中国医药科技出版社，2017.6
（"四品一械"安全监管实务丛书）
ISBN 978-7-5067-9131-1

Ⅰ．①食…　Ⅱ．①张…　Ⅲ．①食品卫生 – 监管制度 – 中国　Ⅳ．① R155.5

中国版本图书馆 CIP 数据核字（2017）第 044195 号

美术编辑　陈君杞
版式设计　也　在

出版　中国医药科技出版社
地址　北京市海淀区文慧园北路甲 22 号
邮编　100082
电话　发行：010 – 62227427　　邮购：010 – 62236938
网址　www.cmstp.com
规格　710 × 1000mm $^1/_{16}$
印张　21
字数　316 千字
版次　2017 年 6 月第 1 版
印次　2017 年 6 月第 1 次印刷
印刷　三河市国英印务有限公司
经销　全国各地新华书店
书号　ISBN 978-7-5067-9131-1
定价　39.00 元

编 委 会

前　　言

　　随着经济的全球化，食品安全日益成为备受关注的热门话题。近几年来，世界上一些国家和地区关于食品安全的恶性事件不断发生；随着食品加工过程中化学品和新技术的广泛使用，新的食品安全问题不断涌现。尽管现代科技已发展到了相当高的水平，但食源性疾病不论在发达国家还是在发展中国家，都没有得到有效的控制，仍然严重地危害着人类的健康，成为当今世界各国最关注的卫生问题之一。民以食为天，食以安为先。食品是人类赖以生存和发展的最基本的物质条件，食品安全涉及人类最基本的权利。在我国国民经济中，食品工业占有重要的地位。随着我国经济的不断发展，食品种类越来越丰富，产品数量供给也充足，在满足食品需求供给平衡的同时，食品质量安全问题越来越突出。假冒伪劣食品频频被曝光，危害消费者身体健康和生命安全的群发性事件时有发生，食品安全问题已成为我国消费者关注的焦点。

　　我国的《食品安全法》于 2009 年 2 月 28 日通过，并于 2015 年 4 月 24 日修订。修订后的《食品安全法》于 2015 年 10 月 1 日起施行。该法的实施，对于强化食品安全监管，提升食品安全保障能力起到了重要作用。该法实施以来，食品安全整体水平得到提升，食品安全形势总体向好。与此同时，该法的实施，还进一步推进了食品安全社会共治格局的形成和食品安全监管体制的调整。修订后的《食品安全法》被称为"史上最严"的食品安全监管法律，包含最严格的全过程监管制度、最严格的各方法律责任制度和最严厉的处罚制度等。

近年来，随着食品安全监管规章及规范性文件相继颁布施行，我国食品安全监管体系逐渐成熟和完善，食品安全监管的重点也由原来的结果监管逐渐过渡到过程监管。我国比以往任何时期都更加需要食品安全监管者、食品生产经营者和消费者掌握更多的食品安全基础知识，贯彻"预防为主、科学管理、明确责任、综合治理"的工作原则，形成维护食品安全的强大合力，同筑食品安全的防线。

食品安全的理论和实践，经过漫长的感性认知和个别现象的总结阶段，在近30年内面临许多挑战后得到了长足发展。

本书是一部立足推进依法行政、规范行为、提升能力和构建食品安全监管科学体系的专著，是对现行食品安全监管法律、法规、规章、规范及管理要求的系统诠释。全书从法律体系、监督体系、行政许可、监督保障、监督处罚、风险监测等方面进行了认真梳理和研究，内容基本涵盖了食品安全监管工作各方面，而且编排合理，非常方便查阅，是实施食品安全监管工作的"业务指导书"；对于刚刚进入食品安全监管队伍的新人，更是一本指导性强、操作性强的教科书；对相关从业人员以及社会各界人士，也是观察、了解食品安全监管工作的参考书。

该书理论与实践并重，学术性和实用性兼备，可读性强。该书的出版，将解各级食品药品监管部门，特别是基层食品药品监管部门迫切需要强化食品安全监管工作业务指导的燃眉之急，对提高各级食品药品监管部门的依法行政水平、增强监督与服务能力、促进"运转协调、行为规范、程序明晰、执法有力、办事高效"食品安全监督管理体制的形成起到了一定的作用。

编者

2017 年 2 月

目 录

基本知识篇 / 1

第一章 食品安全概述 ·· 2

一、概念 ··· 2

二、主要内容 ·· 6

三、风险 ··· 9

四、监管现状 ·· 10

第二章 食品分类 ·· 13

一、食品的概念 ·· 13

二、食品分类系统 ··· 16

三、食品质量安全市场准入制度食品分类表 ······· 19

第三章 食品安全监管 ·· 24

一、监管理念 ·· 24

二、监管法制 ·· 39

三、监管体制 ·· 47

四、监管机制 ·· 55

重点法规解读篇 / 65

第四章 食品安全法律法规 ·· 66

一、《食品安全法》及其实施条例 ·············· 66

二、有关食品经营服务法律责任的规定 ·············· 83

三、《中华人民共和国刑法》·············· 85

四、其他食品安全相关法律法规 ·············· 89

第五章 食品安全监管规章及规范性文件 ·············· 98

一、《食品召回管理办法》·············· 98

二、《食品安全抽样检验管理办法》·············· 100

三、《食用农产品市场销售质量安全监督管理办法》·············· 101

第六章 食品安全标准 ·············· 109

一、食品标准化管理的沿革 ·············· 109

二、标准体系 ·············· 110

三、工作进展 ·············· 111

监管实务篇 / 113

第七章 食品生产许可 ·············· 114

一、概述 ·············· 114

二、申请与受理 ·············· 114

三、许可管理 ·············· 116

四、许可证管理 ·············· 117

五、许可证的变更、延续、补办与注销 ·············· 118

第八章 食品经营许可 ·············· 121

一、概述 ·············· 121

二、申报条件 ·············· 121

三、办理所需材料 ·············· 122

四、办理流程 ·············· 124

五、变更、延续、补办与注销 ·············· 125

第九章 日常监督检查 ·············· 127

一、概述 ……………………………………………………………… 127

二、职责 ……………………………………………………………… 128

三、监督检查事项 ………………………………………………… 128

四、监督检查要求 ………………………………………………… 129

五、食品安全违法行为处罚依据简表 ………………………… 131

第十章　食品监管典型案例 …………………………………… 142

一、2013 年典型案例 ……………………………………………… 142

二、2014 年典型案例 ……………………………………………… 144

三、2015 年典型案例 ……………………………………………… 148

第十一章　抽样流程及注意事项 …………………………… 154

一、抽样前准备工作 ……………………………………………… 154

二、抽样工作流程 ………………………………………………… 156

三、注意事项 ……………………………………………………… 159

第十二章　抽样方法 …………………………………………… 161

一、预包装食品抽样方法 ………………………………………… 161

二、大包装和散装食品的抽样方法 …………………………… 188

三、餐饮食品抽样方法 …………………………………………… 190

四、食用农产品抽样方法 ………………………………………… 192

五、网络食品安全抽样工作要求 ……………………………… 197

六、进口食品抽样单填写注意事项 …………………………… 199

第十三章　快检技术的选择 ………………………………… 200

一、农药残留快速检测技术 ……………………………………… 200

二、药物残留快速检测技术 ……………………………………… 201

三、添加剂及非食用物质快速检测技术 ……………………… 201

四、微生物快速检测技术 ………………………………………… 202

五、重金属快速检测技术 ………………………………………… 205

第十四章　风险监测与风险分析 …………………………… 206

一、食品安全风险监测 …………………………………………… 206

二、食品安全风险分析 ·· 218

三、风险评估实例简介 ·· 233

附录　中华人民共和国食品安全法 ···························· 239

　　食品药品行政处罚文书规范 ································ 275

基本知识篇

第一章 食品安全概述

食品安全问题事关民生福祉、经济发展、社会和谐和国家形象，已成为当今国际社会普遍关注的重大社会问题。进入 21 世纪以来，我国政府坚持以人为本、执政为民和科学发展的理念，高度重视食品安全工作，采取了一系列重大措施强化食品安全监管，食品安全工作已进入新的发展阶段。

一、概念

食品安全概念的提出，是时代发展和社会进步的产物。2009 年 2 月 28 日第十一届全国人民代表大会常务委员会第七次会议通过的《中华人民共和国食品安全法》（以下简称《食品安全法》）是我国首次从国家立法层面明确食品安全的含义，该法明确了食品安全是指食品无毒和无害，符合应当有的营养要求，对人体健康不造成任何急性、亚急性或者慢性危害。此法已由中华人民共和国第十二届全国人民代表大会常务委员会第十四次会议于 2015 年 4 月 24 日修订通过，自 2015 年 10 月 1 日起正式施行（以下 2009 年版《食品安全法》称为《食品安全法》，2015 年版《食品安全法》称为新《食品安全法》）。

（一）食品安全词源

长期以来，与食品相关的概念主要有食品卫生、食品质量、食品营养和食品安全等。有关这四者之间的关系，国内外相关文献有不同的表述，专家学者间也有不同的认识。一般认为，食品安全的概念成长自食品卫生的概念。

1. 食品卫生

关于食品卫生，《食品工业基本术语》（GB/T 15091-94）2.22 指出：食品卫生，为防止食品在生产、收获、加工、运输、贮藏、销售等各个环节被有害物质（包括物理、化学、微生物等方面）污染，使食品有益于人体健康、质地良好，所采取的各种措施。同义词：食品安全。1995 年 10 月 30 日第八届全国人大常委会第十六次会议通过的《食品卫生法》第 6 条规定，食品应当无毒和无害，符合应当有的营养要求，要有相应的色、香和味等感官性状。该规定通常被理解为食品卫生的概念。

2. 食品质量

关于食品质量，《食品工业基本术语》（GB/T 15091-94）2.18 指出：食品质量，食品满足规定或潜在要求的特征和特性总和。反映食品品质的优劣。

3. 食品营养

关于食品营养，《食品工业基本术语》（GB/T 15091-94）2.23 指出：食品营养，食品中所含的能被人体摄取以维持生命活动的物质及其特性的总称。

4. 食品安全

关于食品安全，2011 年 10 月 5 日修订的《国家食品安全事故应急预案》第 1.3 条规定，食品安全事故，指食物中毒、食源性疾病、食品污染等源于食品，对人体健康有危害或者可能有危害的事故。食品安全事故共分四级，即特别重大食品安全事故、重大食品安全事故、较大食品安全事故和一般食品安全事故。事故等级的评估核定，由卫生行政部门会同有关部门依照有关规定进行。新《食品安全法》第 150 条规定，食品安全，指食品无毒、无害，符合应当有的营养要求，对人体健康不造成任何急性、亚急性或者慢性危害。

（二）食品安全概念的定位

从《食品安全法》规定的内容看，食品安全主要包括以下三层内容：一是食品无毒并无害；二是符合应当有的营养要求；三是对人体健康不造成任何急性、亚急性或者慢性危害。在这里，有必要对食品安全的概念进行深入的分析。

1. 绝对性与相对性

从《食品安全法》有关食品安全的概念可以看出，食品安全是个绝对的概念，应当"无毒、无害，符合应当有的营养要求，对人体健康不造成任何急性、亚急性或者慢性危害"。这个定性的要求反映了食品的基本属性。然而，食品安全又是个相对的概念。在食品安全监督执法中，判断每个食品是否安全，往往需要依靠具体的安全标准，而这时的食品安全往往是个定量的要求。食品安全问题不仅与经济发展和科技进步有关，而且与环境保护和社会管理相关联，需要理性看待和把握。社会公众对食品安全的要求是绝对的，但由于科学发展和认知能力等诸多条件的限制，食品安全保障是相对的。在任何国家和任何时代，食品不可能是零风险。即便今日被判定为安全的食品，随着认识的提高，将来却未必绝对安全。然而，现代科学技术的发展和管理经验的积累，为食品安全从相对安全逼近绝对安全提供了重要条件。

2. 宏观性与微观性

从社会治理的角度来看，食品安全是个大概念，包容并统揽了食品卫生、食品质量和食品营养等概念。如食品安全专项整治，既包括卫生问题，也包括质量问题，甚至还包括营养问题。而《食品安全法》所确定的食品安全则属于小概念，严格说来，其并不包括食品质量。食品安全是否包括食品营养，《食品安全法》中规定并不一致。在该法有关食品安全的定义中，食品安全包括了食品营养，而在其他相关条款中，食品安全与食品营养则又存在并列表述的显性，如新《食品安全法》第 26 条规定，食品安全标准包括"对与卫生、营养等食品安全要求有关的标签、标志、说明书的要求"等。所以，应当注意不同语境下"食品安全"的含义。广义的食品安全可以包括食品卫生、食品营养和食品质量等，而狭义的食品安全并不包括食品质量。因为食品安全往往与生存权相关联，是最低要求，具有强制性；而食品质量往往与发展权相关，是层级要求，具有选择性。

3. 静态性与动态性

"食品安全"的语词虽然不变，但"食品安全"的内涵却可与时俱进，从而引领食品产业和食品监管的不断进步。如同样为食品安全标准，但不同时期的食品安全标准的技术指标可能有所不同。必须承认，食品安全是个发展的概念，是个历史范畴，其内涵与外延将随着社会的发展和时代的进步不断进行调整。

4. 传统性与现代性

当今的食品安全问题，有的属于传统问题，如微生物危害、化学性危害和生物性危害；有的属于现代问题，如转基因食品安全和食品安全反恐等。在解决传统食品安全问题的同时，必须密切关注新型食品安全问题。总体看来，食品安全问题属于非传统安全问题。

（三）食品安全概念的价值

过去人们往往采取"内涵外延法"来区分食品安全和食品卫生，这种传统和经典的方法在今天仍具有一定的意义。但随着"大卫生"和"大安全"观的出现，在食品安全与食品卫生的区分上，传统的"内涵外延法"有时就不那么灵验了，"理念提升法"则应运而生。严格说来，食品安全与食品卫生的变化，绝不是事物概念内涵与外延的简单调整，而是治理理念和治理模式的重大变革。

食品安全概念的出现，标志着食品安全治理新时代的到来。

1. 全程治理

食品生产经营包括种植、养殖、生产、加工、贮存、运输、销售和消费等诸多环节。传统的食品保障体系基本上是把治理的重点锁定在生产加工环节。那时，人们执迷于先进的检验和检测手段可以有效识别食品安全风险，进而妥善解决食品安全问题。然而，各种食源性疾病的持续爆发表明，将食品安全保障完全寄托在检验和检测上，是不切实际的幻想。食品生产经营的任何环节存在缺陷，都可能导致整个食品安全保障体系的最终崩溃。在深刻总结经验与教训的基础上，国际社会逐步探索出了保障食品安全的新方法，即食物链控制法，要求食品安全治理竭尽所能地向"两端"延伸，最前端要延伸到农产品的种植和养殖环节，甚至农业投入品的生产和使用环节，最末端要延伸到食品的储藏和制作等消费环节。应当说，在养殖、生产、流通和消费等环节，食品卫生都有很大的运行空间，然而当这种延伸进入种植环节时，食品卫生已经力不从心，只能让位于食品安全。食品安全比食品卫生具有更广的治理空间，食品安全概念的提出，标志着食品安全全程治理时代的到来。

2. 风险治理

食品安全治理的目标和任务就是预防、控制和减少食品风险，保障公众的身体健康和生命安全。在食品生产经营的全过程，安全与风险对立统一，此消彼长。风险是所有管理科学共同面临的主题。食品安全工作的核心内容就是治理食品风险。应对食品风险就是保障食品安全，而保障食品安全就需应对食品风险。在新时代，食品安全风险广泛，复杂而多变，既有生物性风险，也有化学性风险；既有原发性风险，也有继发性风险；既有技术性风险，也有制度性风险。而且各种风险相互渗透和相互叠加，食品安全监管不断面临新挑战。知己知彼方能百战不殆。从安全与风险的对立统一中辩证地把握食品安全，食品安全治理才更具科学性、针对性和有效性。正因为如此，国际社会才逐步采取风险分析的模式来破解食品安全难题。风险评估、风险管理与风险交流才成为食品安全治理的重要途径和方式。根据食品安全风险的时间与空间分布，食品安全治理形成全面治理与重点治理的格局，分步实施与分类治理的策略。与风险治理相对应的哲学思辨只能是安全治理。食品安全比食品卫生具有更深的治理内涵，食品安全概念的提出，标志着食品安全风险治理时代的到来。

3. 政府治理

从历史的角度来看，各国政府对国民健康的保障经过了无责任到有责任（从道义责任到法律责任）的发展阶段。随着经济全球化和贸易自由化步伐的加快，消费者从来没有像今天这样关注食品生产、流通和消费，日趋要求政府对食品安全和消费者保护承担更多的责任。今天，食品安全已成为各国公共安全乃至国家安全的重要组成部分，成为衡量各国政府执政能力的重要内容。食品安全不仅关系到经济发展和国际贸易，同时也关系到公共安全和国家安全。全球化进程将食品安全融入公共安全乃至国家安全之中，突显了食品安全的重要地位。食品安全比食品卫生具有更高的地位，食品安全概念的提出，标志着政府治理食品安全时代的到来。

此外，还应看到，食品安全和食品卫生是个紧密联系、科学扬弃和内在成长的概念。食品"卫生"监管主要负责"外在"场所环境的监管，而食品"安全"监管不仅负责"外在"场所环境的监管，而且还包括食品"内在"要求的监管。从这个意义上讲，食品安全与食品卫生之间的关系不是否定与排斥的关系，而是成长与进步的关系。食品安全克服了食品卫生成长的困境，对人的保护更全面、更具体和更深刻。

二、主要内容

从食品安全的概念分析中可以得出如下结论：食品安全既包括结果安全，也包括过程安全；既包括现实安全，也包括未来安全；既包括显性安全，也包括隐性安全。关于食品安全的主要内容，可以从不同角度来划分，如从食物链全过程角度来看，可划分为食品种植养殖安全、食品生产加工安全、食品经营流通安全和食品餐饮消费安全等。餐饮业的食品安全主要内容尤与食品生产经营安全密切相关，从食品生产经营要素的角度来看，食品安全的主要内容应包括以下几方面。

（一）食品原料和食品添加剂与食品相关产品安全

食品原料、食品添加剂和食品相关产品是食品生产经营的对象。食品企业生产经营食品，首先必须保障食品原料、食品添加剂和食品相关产品的安全。食品原料主要包括食用农畜产品和成品原料等用于食品生产的各种原始物料。食品添加剂是指为改善食品品质和色、香、味以及为防腐、保鲜和加工工艺的需要而加入食品中的人工合成或者天然物质。食品相关产品是指用于食品的包装材料、容器、洗涤剂、消毒剂和用于食品生产经营的工具及设备。食品原料、食品添加剂和食品相关产品都必须符合食品安全标准，且符合相关法定要求。

新《食品安全法》第33、34条规定，餐具、饮具和盛放直接入口食品的容器，使用前应当洗净、消毒，炊具、用具用后应当洗净，保持清洁；贮存、运输和装卸食品的容器、工具和设备应当安全、无害，保持清洁，防止食品污染，并符合保证食品安全所需的温度、湿度等特殊要求，不得将食品与有毒、有害物品一同贮存、运输；直接入口的食品应当使用无毒、清洁的包装材料、餐具、饮具和容器；用水应当符合国家规定的生活饮用水卫生标准；使用的洗涤剂、消毒剂应当对人体安全、无害。禁止生产经营用非食品原料生产的食品或者添加食品添加剂以外的化学物质和其他可能危害人体健康物质的食品，或者用回收食品作为原料生产的食品；禁止生产经营腐败变质、油脂酸败、霉变生虫、污秽不洁、混有异物、掺假掺杂或者感官性状异常的食品、食品添加剂；禁止生产经营病死、毒死或者死因不明的禽、畜、兽、水产动物肉类及其制品；禁止生产经营被包装材料、容器、运输工具等污染的食品、食品添加剂；禁止生产经营国家为防病等特殊需要明令禁止生产经营的食品，其他不符合法律、法规或者食品安全标准的食品、食品添加剂、食品相关产品。

（二）人员健康安全

食品生产经营离不开从业人员，而从业人员的健康状况直接关系着食品安全。新《食品安全法》第33、45条明确规定，食品生产经营者应当建立并执行从业人员健康管理制度。患有国务院卫生行政部门规定的有碍食品安全疾病的人员，不得从事接触直接入口食品的工作；从事接触直接入口食品工作的食品生产经营人员应当每年进行健康检查，取得健康证明后方可上岗工作；有专职或者兼职的食品安全专业技术人员、食品安全管理人员和保证食品安全的规章制度；食品生产经营人员应当保持个人卫生，生产经营食品时，应当将手洗净，穿戴清洁的工作衣、帽等。

（三）场所设施安全

食品企业生产经营食品，离不开特定的场所。食品生产经营场所环境必须符合安全标准和要求。新《食品安全法》第33条规定，食品生产经营应当具有与生产经营的食品品种、数量相适应的食品原料处理和食品加工、包装、贮存等场所，保持该场所环境整洁，并与有毒、有害场所以及其他污染源保持规定的距离；具有与生产经营的食品品种、数量相适应的生产经营设备或者设施，有相应的消毒、更衣、盥洗、采光、照明、通风、防腐、防尘、防蝇、防鼠、防虫和洗涤以及处理废水、存放垃圾和废弃物的设备或者设施。

（四）生产经营过程安全

食品生产经营过程就是食品生产经营要素结合的过程。只有食品生产经营过程安全，才能保障食品的终产品安全。食品生产经营过程包括许多步骤和程序，如贮存、生产加工、包装、运输和配送等。新《食品安全法》第33条对此作出了明确的规定，如食品生产经营应当具有合理的设备布局和工艺流程，防止待加工食品与直接入口食品和原料与成品交叉污染，避免食品接触有毒物和不洁物；销售无包装的直接入口食品时，应当使用无毒、清洁的容器、售货工具和设备。

（五）食品终产品安全

食品生产经营的最终目的在于满足消费。因此，食品必须无毒和无害，符合应当有的营养要求，对人体健康不造成任何急性、亚急性或者慢性危害。新《食品安全法》第34条对食品终产品安全作了明确规定。食品企业禁止生产经营的食品、食品添加剂、食品相关产品供给13类，如禁止生产经营致病性微生物，农药残留、兽药残留、生物毒素、重金属等污染物质以及其他危害人体健康的物质含量超过食品安全标准限量的食品、食品添加剂、食品相关产品。

（六）食品标签标识安全

食品安全不仅体现在食品终产品本身安全上，还应当体现在食品标签标识等有关宣称上。新《食品安全法》的第67~73条对预包装食品的包装上的标签、说明书和广告进行了规定。如预包装食品的包装标签应当标明名称、规格、净含量、生产日期；成分或者配料表；生产者的名称、地址、联系方式；保质期；产品标准代号；贮存条件；所使用的食品添加剂在国家标准中的通用名称；生产许可证编号；法律、法规或者食品安全标准规定应当标明的其他事项。专供婴幼儿和其他特定人群的主辅食品，其标签还应当标明主要营养成分及其含量。食品广告的内容应当真实合法，不得含有虚假内容，不得涉及疾病预防、治疗功能。食品生产经营者对食品广告内容的真实性、合法性负责。

三、风险

当今世界是个充满风险的世界，当代食品行业是个充满风险的行业。食品安全风险可以按照不同标准进行不同的风险类别划分，与餐饮业密切相关的风险主要包括以下几个方面。

（一）天然性风险和人为性风险

按照风险的形成原因，食品安全风险可以分为天然性风险和人为性风险。前者是指食品及原料在其生长过程中所蓄积的风险，少数植物和动物性食品本身含有一定的毒素，如食品中的有毒蛋白类（血凝素和酶抑制剂等）、有毒氨基酸、有毒生物碱类（秋水仙碱等）、蘑菇毒素、河豚毒素和藻类毒素等；后者则是由于行为人的行为所引发的风险，如违法犯罪分子使用非食用物质（吊白块、苏丹红、罂粟壳、溴酸钾、敌敌畏、抗生素和孔雀石绿等）加工制作食品等。

（二）原发性风险和继发性风险

按照风险的产生顺序，食品安全风险可分为原发性风险和继发性风险。前者是指基于初始原因而产生的风险，如动植物食品本身蓄积的毒素和生产加工环节产生的原始性风险；后者是指食品本身没有风险，而是由于其他原因产生的风险，如滥用食品添加剂产生的风险和使用不符合标准的包装材料增加的风险等。

（三）技术性风险和道德性风险

按照风险的性质，食品安全风险可以分为技术性风险和道德性风险。前者是由于科学技术的发展所带来的风险，新资源、新技术和新方法，可能是安全的力量，但也可能是风险的因子；后者是指因行为人的诚信缺失和道德沦丧所产生的风险。

（四）生物性、化学性和物理性风险

按照风险的成因类别，食品安全风险可分为生物性、化学性和物理性风险。生物性风险主要是指能引起各种食源性疾病的各类致病微生物，如细菌（副溶血性弧菌、金黄色葡萄球菌、沙门菌、大肠埃希菌、单核细胞增生李斯特菌和肉毒梭状芽孢杆菌等）、病毒（甲肝病毒和诺克瓦病毒等）及寄生虫等。化学性

风险主要是指能引起各种食源性疾病的化学物质，如河豚毒素、皂素和抗胰蛋白酶、有机磷农药、瘦肉精和亚硝酸盐等。物理性风险主要是指放射性危害和食品中存在的可能引起人体外伤、窒息或者其他健康问题的各种有害物质，如玻璃、碎骨和金属等。

各种食品安全风险产生的原因和机制不同，预防和应对这些风险因素的方式方法也有所不同。有些需要从技术上着手，有些则需要从管理上解决。

四、监管现状

（一）监管合力不断增强

目前，我国食品安全监管实行的是分工负责与统一协调相结合的食品安全监管体制。在分工负责基础上，实行分段监管为主和品种监管为辅的监管方式。

在中央层面，国务院食品药品监督管理部门对食品生产经营活动实施监督管理，国务院卫生行政部门组织开展食品安全风险监测和风险评估，会同国务院食品药品监督管理部门制定并公布食品安全国家标准；国务院其他有关部门承担有关食品安全工作。

在地方层面，县级以上地方人民政府对本行政区域的食品安全监督管理工作负责，统一领导、组织、协调本行政区域的食品安全监督管理工作以及食品安全突发事件应对工作，建立健全食品安全全程监督管理工作机制和信息共享机制；县级以上地方人民政府确定本级食品药品监督管理、卫生行政部门和其他有关部门的职责。有关部门在各自职责范围内负责本行政区域的食品安全监督管理工作。

为了增强食品安全监管合力，国务院成立了国务院食品安全委员会，负责统一协调食品安全工作，主要职责是分析食品安全形势，研究部署和统筹指导食品安全工作；提出食品安全监管的重大政策措施；督促落实食品安全监管责任。国务院食品安全委员会下设正部级的食品安全委员会办公室，具体负责食品安全委员会的日常工作。各地也在积极成立食品安全委员会及其办公室。食品安全综合协调机制的建立及提升，进一步增强了食品安全监管合力，推动了监管责任的有效落实。

（二）监管制度日趋完善

目前，与食品安全工作相关的法律、法规和规章主要有：《食品安全法》《农产品质量安全法》《食品安全法实施条例》《国务院关于加强食品等产品安全监督管理的特别规定》《刑法修正案（九）》《食品添加剂新品种管理办法》《食品添加剂生产监督管理规定》《食品安全标准管理办法》《食品标识管理规定》《食品生产许可管理办法》《进出口食品安全管理办法》《流通环节食品安全监督管理办法》等。食品安全主要法律制度包括：《食品安全风险监测制度》《食品安全风险评估制度》《食品安全标准制度》《食品安全信息统一公布制度》《食品安全事故组织查处制度》《食品生产经营基本准则》《食品生产经营许可制度》《食品企业食品安全管理制度》《食品企业从业人员健康管理制度》《食用农产品生产记录制度》《农业投入品安全使用制度》《食品生产进货查验记录制度》《食品出厂检验记录制度》《食品经营进货查验记录制度》《食品经营贮存定期检查制度》《散装食品管理制度》《预包装食品管理制度》《食品标签说明书制度》《食品添加剂管理制度》《保健食品管理制度》《问题食品召回制度》《食品广告制度》《食品检验制度》《食品进出口管理制度》《食品从业人员从业禁止制度》《食品安全有奖举报制度》《食品侵权民事赔偿制度》等。目前，食品安全监管制度体系已经基本确立，食品安全工作的法治化水平有了显著提升。

（三）技术支撑稳步推进

我国《食品安全法》确立了食品安全风险监测制度、食品安全风险评估制度、食品安全检验制度和食品安全标准制度等。国家食品安全风险评估中心和食品安全风险评估专家委员会已经成立。

（四）综合治理走向深入

近年来，在国务院食品安全委员会办公室的统一协调下，各地区和各有关部门围绕重点品种、重点环节、重点场所和重点时段深入开展食品安全专项整治和食品安全综合治理，严厉打击食品违法添加和滥用食品添加剂，严厉整治"地沟油""瘦肉精"和"塑化剂"等，开展乳制品、食用油、肉类、酒类、保健食品和调味料等综合治理，取缔和关闭违法违规企业，完善相关制度和标准，专项整治和综合治理不断走向深入。

（五）总体形势稳中向好

当前，尽管相对于食品产业的高速发展，食品安全水平亟待提高；相对于众多的监管对象，食品安全监管力量亟待加强；相对于从农田到餐桌的完整产业链，食品安全监管各环节的衔接亟待紧密；相对于多发频发的食品安全事件，应对处理机制需进一步健全；相对于日益增多的食品安全违法犯罪行为，防范打击力度亟待加大。但总体看，食品安全形势稳中向好。各级政府对食品安全的重视程度和投入程度明显增强，食品企业的诚信意识和自律意识有所进步，食品安全责任体系不断完善，重点食品检验结果保持上升水平，食品安全事故呈下降趋势。

第二章　食品分类

一、食品的概念

（一）基本定义

食品，指各种供人食用或者饮用的成品和原料以及按照传统既是食品又是中药材的物品，但是不包括以治疗为目的的物品（新《食品安全法》"食品"的含义）。《食品工业基本术语》对食品的定义为：可供人类食用或饮用的物质，包括加工食品、半成品和未加工食品，不包括烟草或只作药品用的物质。

从食品卫生立法和管理的角度，广义的食品概念还涉及：所生产食品的原料，食品原料种植，养殖过程接触的物质和环境，食品的添加物质，所有直接或间接接触食品的包装材料，设施以及影响食品原有品质的环境。

一般可以将食品划分为内源性物质成分和外源性物质成分两大部分。其中，内源性物质成分是食品本身所具有的成分，而外源性物质成分则是食品从加工到摄食全过程中人为添加的或混入的其他成分。根据食品成分的含量，也可以将食品的成分大致分为八类，即：蛋白质、脂肪、糖类（亦称碳水化合物）、无机质（亦称矿物质）、维生素、水、膳食纤维素（统称纤维素）和甲壳素等。

（二）绿色食品

绿色食品是指遵循可持续发展原则，按照特定生产方式生产，经专门机构认定，许可使用绿色食品标志的无污染的安全、优质、营养类食品。由于与环境保护有关的事物国际上通常都冠之以"绿色"，为了更加突出这类食品出自良好生态环境，因此定名为绿色食品。

《中华人民共和国认证认可条例》对于绿色食品、无公害食品等制订了非常严格的认证过程。我国绿色食品发展中心将绿色食品定为 A 级和 AA 级两个标准。A 级绿色食品，系指在生态环境质量符合规定标准的产地、生产过程中允许限量使用限定的化学合成物质,按特定的生产操作规程生产、加工、产品质量及包装经检测、检查符合特定标准,并经专门机构认定,许可使用 A 级绿色食品标志的产品。AA 级绿色食品(等同有机食品),系指在生态环境质量符合规定标准的产地,生产过程中不使用任何有害化学合成物质,按特定的生产操作规程生产、加工、产品质量及包装经检测、检查符合特定

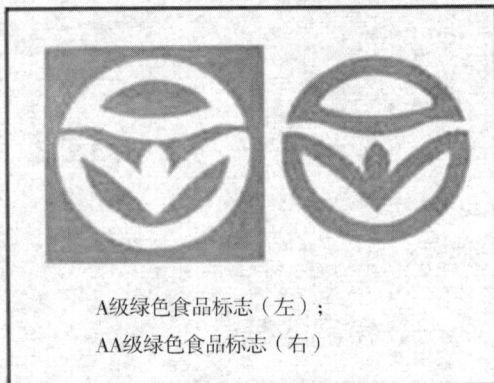

A 级绿色食品标志(左);

AA 级绿色食品标志(右)

图 2-1　绿色食品标志图

标准,并经专门机构认定,许可使用 AA 级绿色食品标志的产品。绿色食品的标志和标袋上印有"经中国绿色食品发展中心许可使用绿色食品标志"字样。绿色食品标志作为一种特定的产品质量的证明商标(图 2-1),其商标专用权受《中华人民共和国商标法》保护。A 级绿色食品的标志与标准字体为白色,底色为绿色,防伪标签底色也是绿色,标志编号以单数结尾;AA 级使用的绿色标志与标准字体为绿色,底色为白色,防伪标签底色为蓝色,标志编号的结尾是双数。

(三)新资源食品

新资源食品是指在中国首次研制、发现或者引进的无食用习惯,或者仅在个别地区有食用习惯的,符合食品基本要求的物品。新资源食品的试生产、正式生产由国家卫生计生委审批,批准文号为"卫新食准字(××)第 × 号",试生产的新资源食品在广告宣传和包装上必须在显著的位置上标明"新资源食品"字样及新资源食品试生产批准文号。新资源食品应当符合《食品卫生法》及有关法规、规章、标准的规定,对人体不得产生任何急性、亚急性、慢性或其他潜在性健康危害。

《新资源食品管理办法》规定新资源食品具有以下特点:①在我国无食用习惯的动物、植物和微生物。②在食品加工过程中使用的微生物新品种。③因采用新工艺生产导致原有成分或者结构发生改变的食品原料。

(四)转基因食品

转基因食品是指利用基因工程技术改变基因组构成的动物、植物和微生物

生产的食品和食品添加剂，包括：①转基因动植物、微生物产品。②转基因动植物、微生物直接加工品。③以转基因动植物、微生物或者其直接加工品为原料生产的食品和食品添加剂。

转基因食品作为一类新资源食品，须经国家卫生计生委审查批准后方可生产或者进口。未经国家卫生计生委审查批准的转基因食品不得生产或者进口，也不得用作食品或食品原料。转基因食品应当符合《食品卫生法》及其有关法规、规章、标准的规定，不得对人体造成急性、慢性或其他潜在性健康危害。转基因食品的食用安全性和营养质量不得低于对应的原有食品。食品产品中（包括原料及其加工的食品）含有基因修饰有机体或/和表达产物的，要标注"转基因××食品"或"以转基因××食品为原料"。转基因食品来自潜在致敏食物的，还要标注："该品转××食物基因，对××食物过敏者注意。"

（五）辐照食品

辐照食品指用钴-60、铯-137 产生的 γ 射线或者电子加速器产生的低于 10MeV 电子束辐照加工处理的食品，包括辐照处理的食品原料、半成品。国家对食品辐照加工实行许可制度，经国家卫生计生委审核批准后发给辐照食品品种批准文号，批准文号为"卫食辐字（××）第×号"。辐照食品在包装上必须贴有国家卫生计生委统一制定的辐照食品标识。

（六）健康食品

健康食品是食品的一个种类，具有一般食品的共性，其原材料也主要取自天然的动植物，经先进生产工艺，将其所含丰富的功效成分作用发挥到极致，从而能调节人体功能，是适用于有特定功能需求的相应人群食用的特殊食品。

健康食品按功能可分为：营养补充型、抗氧化型（延年益寿型）、减肥型、辅助治疗型等。其中，营养素补充剂的保健功能是补充一种或多种人体所必需的营养素。而功能性健康食品，则是通过其功效成分，发挥具体的、特殊的调节功能。

（七）有机食品

有机食品是一种国际通称，是从英文 Organic Food 直译过来的，其他语言中也有叫生态或生物食品等。这里所说的"有机"不是化学上的概念，而是指采取一种有机的耕作和加工方式。有机食品是指来自于有机农业生产体系，根据有机农业生产要求和相应的标准生产加工的，即在原料生产和产品加工过程中不使用化肥、农药、生长激素、化学添加剂等化学物质，不使用基因工程技术，并通过独立的有机食品认证机构认证的一切农副产品，包括粮食、蔬菜、水果、奶制品、畜禽产品、蜂蜜、水产品、调料等。

有机食品是国标上对无污染天然食品比较统一的提法。除有机食品外，国际上还把一些派生的产品如有机化妆品、纺织品、林产品或有机食品生产而提供的生产资料，包括生物农药、有机肥料等，经认证后统称有机产品。

（八）功能性食品

随着全球医疗的进步与经济环境的改善，人类的生活质量得到大幅的提升，平均寿命也因而延长；在发展中国家与发达国家中，人口老化的问题也愈益严重，加上饮食西化使得慢性病患数目逐渐增加，以及国家健康医疗支出急遽增加，使得预防医学、健康保健的概念与商品逐渐受世人重视。

就健康产业定义来看，可分成狭义与广义两部分，狭义系指与人身体健康有关产品和服务，例如医药产销和医疗相关的服务，亦即所谓的健康照顾（health care）。而广义的定义则包含医疗相关周边产业，如化妆品、营养保健商品、休闲健身。

将健康概念根据需求分类，主要可分为营养补充、疾病预防/改善、特定功能3项，营养补充是补充一种或多种人体所必需的营养素，像是补充维生素A、C等，主要以吃的方式为主；疾病预防/改善，透过吃或是透过仪器使用，达到效果，像是吃调节血压/血糖食品，或是运动及按摩等方式达到预防疾病效果等；特定功能主要是指具有显著疗效的产品，例如患有谷类蛋白过敏症的患者，必须吃特殊处理过，将小麦蛋白、米蛋白等萃取出来的谷类食品。

这些具有健康、保健概念之商品，总体可概括称之为功能性食品，依据其成分、功效、法规规定等，得以再进一步细分为一般功能性食品、保健食品、药品三大类别。

一般人们认为或者相信能为身体带来某些益处的食品，只要这些食品宣称能够促进健康，就可称之。

二、食品分类系统

（一）概念

食品分类系统是指科学规范食品的分类体系的一个标准性文件，有十六大分类、三百多个小类，是我国目前制定企业标准、食品安全认证主要的依据性文件。随着食品工业的发展，很多新型食品已在这个文件中找不到依据。

（二）使用说明

食品分类系统用于界定食品添加剂的使用范围，只适用于使用该标准查询添加剂。该标准的食品分类系统共分十六大类。每一大类下分若干亚类，亚类下分次亚类，次亚类下分小类，有的小类还可再分为次小类。如果允许某一食品添加剂应用于某一食品类别时，则允许其应用于该类别下的所有类别食品，另有规定的除外。具体来说，如果食品大类可用的食品添加剂，则其下的亚类、次亚类、小类和次小类所包含的食品均可使用；亚类可以使用的，则其下的次亚类、小类和次小类可以使用，但是大类不可以使用，另有规定的除外。

（三）十六大类

（1）乳与乳制品。

（2）脂肪、油和乳化脂肪制品。

（3）冷冻饮品。

（4）水果、蔬菜（包括块根类）、豆类、食用菌、藻类、坚果以及籽类等。

（5）可可制品、巧克力和巧克力制品（包括类巧克力和代巧克力）以及糖果。

（6）粮食和粮食制品。

（7）焙烤食品。

（8）肉及肉制品。

（9）水产品及其制品。

（10）蛋及蛋制品。

（11）甜味料。

（12）调味品。

（13）特殊营养食品。

（14）饮料类。

（15）酒类。

（16）其他类。

（四）具体分类

（1）粮食及制品：指各种原粮、成品粮以及各种粮食加工制品，包括方便面等。

（2）食用油：指植物和动物性食用油料，如花生油、大豆油、动物油等。

（3）肉及其制品：指动物性生、熟食品及其制品，如生、熟畜肉和禽肉等。

（4）消毒鲜乳：指乳品厂（站）生产的经杀菌消毒的瓶装或软包装消毒奶，以及零售的牛、羊、马奶等。

（5）乳制品：指乳粉、酸奶及其他属于乳制品类的食品。

（6）水产类：指供食用的鱼类、甲壳类、贝类等鲜品及其加工制品。

（7）罐头：将加工处理后的食品装入金属罐、玻璃瓶或软质材料的容器内，经排气、密封、加热杀菌、冷却等工序达到商业无菌的食品。

（8）食糖：指各种原糖和成品糖，不包括糖果等制品。

（9）冷食：指固体冷冻的即食性食品，如冰棍、雪糕、冰淇淋等。

（10）饮料：指液体和固体饮料，如碳酸饮料、汽水、果味水、酸梅汤、散装低糖饮料、矿泉饮料、麦乳精等。

（11）蒸馏酒、配制酒：指以含糖或淀粉类原料，经糖化发酵蒸馏而制成的白酒（包括瓶装和散装白酒）和以发酵酒或蒸馏酒作酒基，经添加可食用的辅料配制而成的酒，如果酒、白兰地、香槟、汽酒等。

（12）发酵酒：指以食糖或淀粉类原料经糖化发酵后未经蒸馏而制得的酒类，如葡萄酒、啤酒。

（13）调味品：指酱油、酱、食醋、味精、食盐及其他复合调味料等。

（14）豆制品：指以各种豆类为原料，经发酵或未发酵制成的食品，如豆腐、豆粉、素鸡、腐竹等。

（15）糕点：指以粮食、糖、食油、蛋、奶油及各种辅料为原料，经烘烤、油炸或冷加工等方式制成的食品，包括饼干、面包、蛋糕等。

（16）糖果蜜饯：以果蔬或糖类的原料经加工制成的糖果、蜜饯、果脯、凉果和果糕等食品。

（17）酱腌菜：指用盐、酱、糖等腌制的发酵或非发酵类蔬菜，如酱黄瓜等。

（18）保健食品：指依据《保健食品管理办法》，称之为保健食品的产品类别。

（19）新资源食品：指依据《新资源食品卫生管理办法》，称之为新资源食品的产品类别。

（20）其他食品：未列入上述范围的食品或新制订评价标准的食品类别。

三、食品质量安全市场准入制度食品分类表

表 2-1 食品质量安全市场准入制度食品分类表

序号	食品类别名称	食品	具体产品	细则发布日期
1	粮食加工品	小麦粉（0101）	特制一等小麦粉、特制二等小麦粉、标准粉、普通粉、高筋小麦粉、低筋小麦粉、面包用小麦粉、面条用小麦粉、饺子用小麦粉、馒头用小麦粉、发酵饼干用小麦粉、酥性饼干用小麦粉、蛋糕用小麦粉、糕点用小麦粉等	2002 年发布 2005 年修订
		大米（0102）	大米	2002 年发布 2005 年修订
		挂面（0103）	普通挂面、花色挂面、手工面等	2006 年
	其他粮食加工品（0104）	谷物加工品	高粱米、小米、糙米、黑米等	2006 年
		谷物碾磨加工品	玉米碴、荞麦粉、燕麦片等	
		谷物粉类制品	生切面、饺子皮、通心粉、米粉等	
2	食用油、油脂及其制品	食用植物油（0201）	食用植物油（半精炼、全精炼）	2002 年发布 2005 年修订
		食用油脂制品（0202）	食用氢化油、人造奶油（人造黄油）、起酥油、代可可脂等	2006 年
		食用动物油脂（0203）	食用猪油、食用牛油、食用羊油等	2006 年
3	调味品	酱油（0301）	酿造酱油、配制酱油	2002 年发布 2005 年修订
		食醋（0302）	酿造食醋、配制食醋	2002 年发布 2005 年修订
		味精（0304）	谷氨酸钠（99% 味精）、味精（强力味精和特鲜味精）	2003 年发布 2005 年修订
		鸡精调味料（0305）	鸡精	2006 年
		酱类（0306）	甜面酱、黄酱、豆瓣酱等	2006 年
	调味料产品（0307）	固态调味料	鸡粉调味料，畜、禽粉调味料，海鲜粉调味料，各种风味汤料，酱油粉以及各种香辛料粉等	2006 年
		半固态（酱）调味料	各种非发酵酱（花生酱、芝麻酱、辣椒酱、番茄酱等）、复合调味酱（风味酱、蛋黄酱、色拉酱、芥末酱、虾酱）、油辣椒、火锅调料（底料和蘸料等）	
		液体调味料	鸡汁调味料、烧烤汁、蚝油、鱼露、香辛料调味汁、糟卤、调料酒、液态复合调味料等	
		食用调味油	花椒油、芥末油、辣椒油、香辛料调味油等	

续 表

序号	食品类别名称	食品	具体产品	细则发布日期
4	肉制品（0401）	腌腊肉制品	咸肉类、腊肉类、风干肉类、中国腊肠类、中国火腿类、生培根类和生香肠类等	2003 年发布、2006 年修订
		酱卤肉制品	白煮肉类、酱卤肉类、肉糕类、肉冻类、油炸肉类、肉松类和肉干类等	
		熏烧烤肉制品	熏烧烤肉类、肉脯类和熟培根类等	
		熏煮香肠制品	熏煮香肠类和熏煮火腿类等	
		发酵肉制品	发酵香肠类和发酵肉类等	
5	乳制品（0501）	液体乳	巴氏杀菌乳、高温杀菌乳、灭菌乳、酸乳	2003 年发布、2006 年修订
		乳粉	全脂乳粉、脱脂乳粉、全脂加糖乳粉、调味乳粉、特殊配方乳粉、牛初乳粉	
		其他乳制品	炼乳、奶油、干酪、固态成型产品	
	婴幼儿配方乳粉（0502）	婴幼儿配方乳粉	婴儿配方乳粉、较大婴儿配方乳粉、幼儿配方乳粉等	2006 年修订
6	饮料（0601）	瓶（桶）装饮用水类	饮用天然矿泉水、饮用天然泉水、饮用纯净水、饮用矿物质水以及其他饮用水等	2003 年发布、2006 年修订
		碳酸饮料（汽水）类	碳酸饮料（汽水）	
		茶饮料类	茶饮料	
		果汁及蔬菜汁类	果汁及蔬菜汁	
		蛋白饮料类	蛋白饮料	
		固体饮料类	固体饮料	
		其他饮料类	其他饮料	
7	方便食品（0701）	方便面	油炸方便面、热风干燥方便面	2003 年发布、2006 年修订
		其他方便食品	主食类，如方便米饭、方便粥、方便米粉（米线）、方便粉丝、方便湿米粉、方便豆花、方便湿面等；冲调类，如麦片、黑芝麻糊、红枣羹、油茶等	
8	饼干（0801）	饼干	酥性饼干、韧性饼干、发酵饼干、薄脆饼干、曲奇饼干、夹心饼干、威化饼干、蛋圆饼干、蛋卷、粘花饼干、水泡饼干	2003 年发布、2005 年修订
9	罐头（0901）	罐头	畜禽水产罐头、果蔬罐头、其他罐头	2003 年发布、2006 年修订
10	冷冻饮品（1001）	冷冻饮品	冰淇淋、雪糕、雪泥、冰棍、食用冰、甜味冰等	2003 年发布、2005 年修订

序号	食品类别名称	食品	具体产品	细则发布日期
11	速冻食品（1101）	速冻面米食品	速冻面米食品（生制品、熟制品），如速冻水饺、速冻汤圆等	2003 年发布、2006 年修订
		速冻其他食品	速冻肉制品、速冻果蔬制品及速冻其他制品	
12	薯类和膨化食品	膨化食品（1201）	膨化食品	2003 年发布、2005 年修订
		薯类食品（1202）	干制薯类、冷冻薯类、薯泥（酱）类、其他薯类	2006 年
13	糖果制品（含巧克力及制品）（1301）	糖果制品	硬质糖果类、硬质夹心糖果类、乳脂糖果类、凝胶糖果类、抛光糖果类、胶基糖果类、充气糖果类、压片糖果类、其他糖果类	2004 年发布、2006 年修订
		巧克力及巧克力制品	巧克力（黑巧克力、牛奶巧克力、白巧克力）、巧克力制品（混合型巧克力制品、涂层型巧克力制品、糖衣型巧克力制品、其他型巧克力制品）	
		代可可脂巧克力及代可可脂巧克力制品		
	果冻（1302）	果冻	凝胶果冻、杯形果冻、长杯形凝胶果冻、长条形凝胶果冻、异形凝胶果冻、可吸果冻	2006 年
14	茶叶及相关制品	茶叶（1401）	绿茶、红茶、乌龙茶、黄茶、白茶、黑茶、花茶、袋泡茶、紧压茶	2004 年
		含茶制品及代用茶（1402）	含茶制品：速溶茶类、其他类 代用茶：叶类产品（苦丁茶、绞股蓝、银杏茶、桑叶茶、薄荷茶、罗布麻茶、枸杞叶茶）、花类产品（菊花、茉莉花、桂花、玫瑰花、金银花、玳玳花）、果（实）类（含根茎）产品（大麦茶、枸杞、苦瓜片、胖大海、罗汉果等）及混合类产品	2006 年
15	酒类	白酒		
		葡萄酒及果酒（1502）	葡萄酒、山葡萄酒、苹果酒、山楂酒等	2004 年
		啤酒（1503）	熟啤酒、生啤酒、鲜啤酒、特种啤酒	2004 年
		黄酒（1504）	黄酒	2004 年
	其他酒类（1505）	配制酒	参茸酒、竹叶青、利口酒等	2006 年
		其他蒸馏酒	白兰地、威士忌、俄得克、朗姆酒、各种水果白兰地和水果蒸馏酒等	2006 年
		其他发酵酒	清酒、米酒（醪糟）、奶酒等	2006 年

序号	食品类别名称	食品	具体产品	细则发布日期
16	蔬菜制品（1601）	酱腌菜	榨菜、方便榨菜、酱渍菜、盐渍菜、酱油渍菜、虾油渍菜、糖醋渍菜、盐水渍菜、糟渍菜	2004 年发布、2006 年修订
		蔬菜干制品	自然干制蔬菜、热风干燥蔬菜、冷冻干燥蔬菜、蔬菜脆片、蔬菜粉及制品等	
		食用菌制品	干制食用菌、腌渍食用菌	
		其他蔬菜制品		
17	水果制品	蜜饯（1701）	蜜饯类、凉果类、果脯类、话化类、果丹（饼）类和果糕类	2004 年
		水果干制品和果酱（1702）	水果干制品（葡萄干、蔬菜脆片、荔枝干、椰干、香蕉脆片、槟榔干果等）、果酱（苹果酱等）	2006 年
18	炒货食品及坚果制品（1801）	炒货食品及坚果制品	烘炒类（炒瓜子、炒花生等）、油炸类（油炸青豆、油炸琥珀桃仁等）、其他类（水煮花生、糖炒花生、糖炒瓜子仁等）、核桃粉、芝麻粉（糊）、杏仁粉等	2004 年发布、2006 年修订
19	蛋制品（1901）	再制蛋类	卤鸡蛋、茶叶蛋等	2004 年发布、2006 年修订
		干蛋类	蛋黄粉、蛋白粉等	
		冰蛋类	冻蛋液	
		其他类		
20	可可及焙烤咖啡产品	可可制品（2001）	可可液块、可可粉、可可脂	2004 年
		焙炒咖啡（2101）	焙炒咖啡豆、咖啡粉	2004 年
21	食糖	糖（0303）	白砂糖、绵白糖、赤砂糖、冰糖、方糖、冰片糖等	2003 年发布、2006 年修订
		淀粉糖（2302）	葡萄糖、饴糖、麦芽糖和异构化糖等	2006 年
22	水产制品（2201）	干制水产品	干海参、虾米、虾皮、干贝、鱿鱼干、干裙带菜叶、干海带、紫菜、烤鱼片、调味鱼干、鱿鱼丝、烤虾、虾片等	2004 年
		盐渍水产品	盐渍海蜇皮、盐渍海蜇头、盐渍裙带菜、盐渍海带等	
		鱼糜制品	熟制鱼糜灌肠、冻鱼糜制品等	
	其他水产加工品（2202）	水产调味品		2006 年
		水生动物油脂及制品		
		风味鱼制品		
		生食水产品		
		水产深加工品		

序号	食品类别名称	食品	具体产品	细则发布日期
23	淀粉及淀粉制品（2301）	淀粉	谷类淀粉、薯类淀粉、豆类淀粉	2004 年
		淀粉制品	粉丝、粉条、粉皮	
24	糕点（2401）	糕点	烘烤类糕点、油炸类糕点、蒸煮类糕点、熟粉类糕点、月饼	2006 年
25	豆制品（2501）	发酵性豆制品	腐乳、豆豉、纳豆等	2006 年
		非发酵性豆制品	豆腐、干豆腐、腐竹、豆浆等	
		其他豆制品	大豆组织蛋白、豆沙、豆馅、豆蓉	
26	蜂产品（2601）	蜂产品	蜂蜜、蜂王浆（含蜂王浆冻干粉）	2006 年
27	特殊膳食食品			
28	其他食品			

第三章　食品安全监管

食品安全监管涉及监管理念、监管体制、监管法制、监管机制、监管方式、监管战略和监管文化等诸多方面。全面提升我国食品安全水平，应当统筹推进食品安全监管各项工作。

一、监管理念

所谓理念，通常是指人们经过长期的理性思考及实践所形成的思想观念、精神向往、理想追求和哲学信仰的抽象概括；也有的学者认为，理念是指人们对于某一事物或现象的理性认识、理想追求及其所形成的观念体系；还有的学者提出，理念是体现事物运动的内在规律，反映事物运动的本质要求，对事物发展具有指导意义的一系列观念、信念、理想和价值的总和。总之，理念具有基础性、根本性、核心性、终极性和宏观性等特点，在一定层面上反映着事物运动的哲学基础、指导思想、根本原则、核心价值和宗旨目的等。

研究食品安全问题，有多种路径可供选择。从事物发展规律来看，从监管理念展开研究，可以说是最佳的选择。这是因为理念是事物发展的灵魂，决定着事物的发展方向。有不同的监管理念，就有不同的发展方向、发展道路、发展动力和发展局面。理念问题属于事物运行的应然问题，其关系着事物发展的全局、根本和战略。理念解决的是思想力和领导力的问题。只有坚持科学的监管理念，才能在大是大非面前不糊涂，在大风大浪面前不动摇。

近年来，重大食品安全事故多发频发，表明我国食品安全治理从理念到体制、法制、机制和方式等还需要进行深入思考和科学把握。未来十年乃至二十年，我国食品安全监管将逐步实现从传统监管向现代监管的转变，迈入食品安全科学监管的时代。从国际经验来看，科学食品安全监管理念，或者说现代食品安全监管理念，主要包括人本治理、全程治理、风险治理、社会治理、依法治理、责任治理、效能治理、综合治理、和谐治理和专业治理等基本要素。这些要素的包容与独立在一定程度上反映出不同国家、不同时代和不同阶段食品安全监管的普遍规律和特殊需求。

（一）人本治理

人本治理，顾名思义，就是以人为本的治理。在食品安全监管理念中，人本治理要素位居榜首，这是因为人本治理解决的是食品安全"为谁监管"这一根本问题，即回答食品安全监管的出发点、落脚点和生命线的问题。

在食品安全领域，坚持人本治理，就是要把保障公众身体健康和生命安全作为食品安全监管的根本。人本治理是"以人为本"科学发展观在食品安全监管领域的具体体现。科学发展观的核心是以人为本，即始终把实现好、维护好和发展好最广大人民群众的根本利益作为监管工作的出发点、落脚点和生命线，做到发展为了人民、发展依靠人民和发展成果由人民共享。

在人类发展的历史长河中，出现了许许多多有关"人"的发展的哲学思潮，如人本主义和人文主义等。坚持人本治理，需要科学把握"人"和"本"的科学含义。在哲学发展史上，"人"是与"神"和"物"相对的概念。早期的人本思想，主要是与神本思想相对，强调把人的价值放到首位，主张用人性反对神性，用人权反对神权。而现代的人本思想，主要是与物本思想相对。"本"在哲学上有两种含义：一是世界的"本原"，二是事物的"根本"。以人为本，论及的不是哲学本体论，而是哲学价值论。也就是说，以人为本，并不回答什么是世界的本原问题，即哪个是第一性和哪个是第二性的问题，而是回答在这个世界上，什么是最重要的和什么是最根本的。按照价值论的逻辑，其结论只能是：人是最根本的，最重要的，绝不能舍本逐末，更不能本末倒置。

目前，还没有哪个国家或集团公然否认食品安全应当坚持人本治理。但问题的关键是，如何才能通过有效的制度和机制，将人本治理的要求落到实处并取得实效。多年的治理实践表明，坚持人本治理，应当正确处理以下关系。

1. 公共利益和商业利益的关系

公共利益和商业利益的关系问题属于社会立场问题。我国许多法律都有关于公共利益的规定。MBA 智库百科"公共利益"条目为："公共利益是指不特定的社会成员所享有的利益。各国立法基本上都没有对公共利益进行精确的定义，而只是采取了抽象概括的方式来规定。究其原因，乃是不得已而采取的方式。因为公共利益的最大特点在于，它是一个与诚实信用和公序良俗等相类似的框架性概念，具有高度的抽象性和概括性。正因为如此，执法者在行使公权力的过程中，可以根据社会生活发展和变化的情况来维护某一种具体的公共利益，实现社会实质的公平和正义。"尽管国内外的专家学者对公共利益存在着不同的见解，但各方并不否认公共利益具有两个特点。一是边界模糊。公共利益的范围随着社会的发展而发展，变化而变化，即便立法机构和司法机构进行了具体的确定，公共利益的范围和类型仍难以穷尽。实践中需要行政机关或司法机关根据实际情况来自由裁量。二是可以具体。公共利益必须最终能够确定为特定民事主体的私人利益。公共利益不是没有任何指向的抽象与空洞的描述。与任何人不相干的公共利益不可能具有正当性。所以说，公共利益问题并不仅仅是个法律问题，它更是一个政治问题，需要从政治上去把握和驾驭。

在社会主义市场经济条件下，公共利益和商业利益之间的关系具有二重性，两者之间既有和谐统一的一面，也有矛盾冲突的一面。彻底的唯物论者从不否认或者排斥企业通过合法的生产经营活动获取正常的商业利益。而且在企业合法经营时要切实依法保护企业的正当权益。但必须清醒地看到，对商业利益的追逐可能会使个别企业冲破法律和道德底线，损害公共利益和他人利益。在国家出现以后，公共利益和商业利益之间的博弈问题几乎始终存在，这是无法回避的现实问题。马克思在《资本论》中曾引用英国经济评论家托·约·登宁在《工会与罢工》中的论述："一有适当的利润，资本就胆大起来；如果有10%的利润，它就保证到处被使用；有20%的利润，它就活跃起来；有50%的利润，它就铤而走险；有100%的利润，它就敢践踏一切人间法律；有300%的利润，它就敢犯任何罪行，甚至冒绞首的危险。"食品安全监管部门，应当是公共利益的忠实代表。保障公共利益，是食品安全监管部门的应尽职责。在公共利益和商业利益发生冲突的时候，食品安全监管部门必须始终坚定不移地站在公共利益一边，毫不动摇地维护公共利益，坚持不懈地做公众健康的守护神。

2. 安全监管与产业促进的关系

安全监管与产业促进的关系问题属于监管体制问题。安全监管与产业促进相分离是近年来国际社会在食品安全监管体制改革中逐步探索出的规律。长期以来，安全监管与产业促进的关系在各国并未引起足够的重视，而且在"管理就是服务"的时代，安全监管与产业促进相统一在人们的惯性思维中被认为是理所当然和天经地义的。应该说，在食品安全状况良好时，两者之间的关系如何，问题并不突出。但在食品安全状况恶化时，两者之间的冲突立刻显现出来。由于安全监管与产业促进在价值定位、服务对象、利害关系和价值体现等方面存在着一定的差异，如果一个部门同时承担安全监管与产业促进两项职责，那么，在两者发生冲突时，政府的天平在现实利益的羁绊下往往容易发生倾斜。在我国，无论在理论界还是在实践界，对这一问题还存在着不同的认识，需要予以深入研究。

（二）全程治理

全程治理，是指将食品生产经营的全过程纳入范畴的治理。食品生产经营包括种植、养殖、生产、加工、贮存、运输、销售和消费等诸多环节。在食品安全监管理念中，全程治理解决的是治理的空间问题，其与监管体制问题密切相关。传统食品卫生保障体系基本上将保障重点锁定在生产加工环节。其信奉的是：只要抓好生产加工这一关键环节，食品消费最终就能得到有效的保障。然而，近年来，各种食源性疾病的相继爆发，彻底粉碎了人们这种天真而善良的愿望。

在迎接食源性疾病挑战的过程中，人们逐步认识到：食品生产经营的任何环节存在缺陷，都可能导致整个食品安全保障体系的最终崩溃。仅在最后阶段对食品采用检验和拒绝的手段，是无法对消费者提供充分有效的保障，而且这也违背了市场经济奉行的经济原则或者效益原则。为此，国际社会逐步提出了食品安全的概念并探索出了保障食品安全的新方法，即食物链控制法，要求食品安全治理竭尽所能地向"两端"延伸，并强化食品在消费前各个环节的密切联系，从而实现对食源性疾病的全面预防和风险的全程控制。为了最大限度地保护消费者，必须将全程治理的理念深深地嵌入食品保障工作中。

将全程治理仅仅理解为从农田到餐桌的简单概念是不充足的。全程治理至少应当包括以下6个要点：①全程覆盖，即食品安全治理应当涵盖从种植、养殖、生产、加工到贮存、运输、销售和消费等各环节，避免因食品生产经营中的某一环节存在缺陷而导致整个食品安全保障体系的崩溃。②全面预防，即在食品生产经营的全过程要采取积极有效的控制措施来防止食品安全问题的发生，最大限度地保障公众的切身利益。③注重源头，尽管食品生产经营可以分为若干环节，但每一个环节都有其源头，只有从源头开始把关，才能确保食品安全。④注重联系，即食品生产经营各环节间要保持密切的联系，防止因出现断档而产生监管盲点和盲区。⑤强化统一，凡是跨环节的监管和服务要素，如风险评估、检验检测和法规标准等都应当实行统一管理。⑥强化尽责，食品生产经营的每一环节都必须尽职尽责，必须将风险解决在本环节内，而不能将风险放逐到其他环节。坚持食品安全全程治理，应当正确处理以下关系。

1. 部门分工与社会协作的关系

从最初的种植养殖，到采集、生产加工、包装、运输、销售和消费，食品生产经营是个复杂的过程。无论是单一部门监管，还是多部门监管，都需要进行适当的分工。无论是内部分工，还是外部分工，都需要加强彼此间的协作，否则监管就会出现空白和重叠，甚至出现相互掣肘。分工是为了提高专业化效能，协作是为了提高全局化水平。2003年，为提高我国食品安全监管水平，国务院在原国家药品监督管理局的基础上组建了国家食品药品监督管理局，承担食品安全综合监督的职责；2008年，为推行大部门体制，进一步理顺政府职责，国务院决定卫生行政部门负责食品安全综合协调职责；2009年《食品安全法》颁布，形成了现行的食品安全监管体制，在2015年重新修订的《食品安全法》进一步修改完善了现行的监管体制。

新《食品安全法》第5条规定，国务院设立食品安全委员会，其职责由国务院规定。国务院食品药品监督管理部门依照本法和国务院规定的职责，对食品生产经营活动实施监督管理。国务院卫生行政部门依照本法和国务院规定的职责，组织开展食品安全风险监测和风险评估，会同国务院食品药品监督管理部门制定并公布食品安全国家标准。国务院其他有关部门依照本法和国务院规定的职责，承担有关食品安全工作。另外，第6条进一步规定，县级以上地方人民政府对本行政区域的食品安全监督管理工作负责，统一领导、组织、协调本行政区域的食品安全监督管理工作以及食品安全突发事件应对工作，建立健全食品安全全程监督管理工作机制和信息共享机制。县级以上地方人民政府依照本法和国务院的规定，确定本级食品药品监督管理、卫生行政部门和其他有关部门的职责。有关部门在各自职责范围内负责本行政区域的食品安全监督管理工作。县级人民政府食品药品监督管理部门可以在乡镇或者特定区域设立派出机构。

所有这些改革，都是为了充分发挥政府及其食品安全监管部门的积极性和创造性，增强其凝聚力和执行力，不断强化食品安全监管，努力提高食品安全水平。

目前，社会各界对从农田到餐桌实行全程监管已没有异议。但从监管体制上看，是单独负责还是共同保障，有关方面和人士有不同的认识。综观国际社会，负责食品安全保障的国际组织主要是联合国粮食及农业组织（FAO）和世界卫生组织（WHO），与此格局相联系，食品安全监管部门也大体分成两部分，初级食用农产品由农业部门负责监管，生产经营环节的食品安全监管主要由卫生部门和食品药品监管部门或者其他机构负责。目前，在我国，有关部门按照《农产品质量安全法》和《食品安全法》共同承担食品安全全程治理的责任。新《食品安全法》第 2 条规定，供食用的源于农业的初级产品（以下称食用农产品）的质量安全管理，遵守《中华人民共和国农产品质量安全法》的规定。但是，食用农产品的市场销售、有关质量安全标准的制定、有关安全信息的公布和本法对农业投入品作出规定的，应当遵守本法的规定。第 8 条规定，县级以上人民政府应当将食品安全工作纳入本级国民经济和社会发展规划，将食品安全工作经费列入本级政府财政预算，加强食品安全监督管理能力建设，为食品安全工作提供保障。县级以上人民政府食品药品监督管理部门和其他有关部门应当加强沟通、密切配合，按照各自职责分工，依法行使职权，承担责任。

2. 全程控制与源头负责的关系

尽管食品生产经营可以分为若干环节，但每一个环节都有其源头，上一环节的末端就是下一环节的源头。只有从源头开始把关，才能减少风险传播，才能保证食品安全。《食品安全法》确认了我国实行分段（环节）监管为主而品种监管为辅的食品安全监管体制。分段监管绝不意味着有关监管部门只对该环节存在的风险承担责任，事实上，各监管部门应当对源于该环节的风险承担全程控制责任。也就是说，如果是由于某一环节产生的风险，该风险即便出现在其他环节，该环节监管部门也需承担安全监管责任。但是，如果其他环节的食品生产经营单位没有履行源头把关的义务，发生食品安全事故后，无法对相关产品进行溯源时，则其应对食品安全事故承担相应的法律责任。在这里需要特别强调的是，可以有分段的监管体制和模式，但不能有分段监管的思维和视野。

（三）风险治理

风险治理，是指以风险评估结论为基础开展的科学治理。在食品安全监管理念中，风险治理解决的是治理的方法问题。近 30 年来，在食品安全领域，最大的变革就是风险治理理念的提出，其对食品安全工作具有全局性和方向性的重大影响。自 20 世纪 90 年代以来，一些危害人类生命健康的重大食品安全事件不断发生，如 1996 年英国的疯牛病事件，1997 年香港的禽流感事件，1999 年比利时的二噁英事件，2001 年法国的李斯特杆菌污染事件……在应对这些重大食品安全问题上，国际社会逐步探索出了以科学为依据的食品安全管理方式，包括风险评估在内的食品安全风险分析模式应运而生。风险治理是全面治理基础上的以科学为基础的重点治理。

　　风险治理理论已经走过了启蒙酝酿阶段，进入了成熟应用阶段。在启蒙酝酿阶段，风险分析的术语之间尚不统一，彼此之间的逻辑关系也相对混乱。目前，风险治理理论已比较成熟，具体包括以下3个方面：①风险评估，食品安全风险评估是对食品、食品添加剂和食品相关产品中生物性、化学性和物理性危害对人体健康可能造成的不良影响所进行的科学评估，包括危害识别、危害特征描述、暴露评估以及风险特征描述等。②风险管理，食品企业和监管部门根据风险分布状况研究的具体治理措施，并实行动态治理，落实治理责任。③风险交流，将已知安全风险在食品生产经营企业、政府监管部门、食品技术支撑单位、行业协会和消费者等之间进行交流，共同分析原因并共同研究对策。

　　国际社会高度重视食品安全风险评估。早在1991年，联合国粮食及农业组织、世界卫生组织和关税及贸易总协定（GATT）联合召开了"食品标准、食品中的化学物质与食品贸易会议"。会议建议国际食品法典委员会（CAC）及所属技术咨询委员会在制定食品政策时应基于适当的科学原则并遵循风险评估的决定。从我国的基本国情出发，坚持食品安全风险治理，应当正确处理以下关系。

1. 风险评估、风险管理与风险交流的关系

　　任何科学的管理理论都是从问题出发的。食品安全监管理论的核心就是解决食品安全风险，而解决食品安全风险，需要从技术、行政和社会三维的角度展开。风险评估主要是从技术的角度来认识食品安全风险，而风险管理主要是从行政的角度来解决食品安全风险，风险交流主要是从社会的角度来应对食品安全风险。新《食品安全法》第2章确立了食品安全风险监测和评估，包括风险评估内容、风险评估组织、风险评估方法、风险评估建议、风险评估结果和风险警示等。该制度的确立标志着我国食品安全监管正从经验监管走向科学监管，从传统监管走向现代监管。

　　在食品安全风险治理领域，联合国粮食及农业组织、世界卫生组织以及发达国家进行了多方面的探索，取得了丰硕的成果，应当积极吸收和充分借鉴国际社会的有益探索成果，加快我国食品安全风险治理进程。与此同时，必须看到，不同的民族有不同的饮食文化，东西方在饮食方面也存在着一定的差异，如食品品种不同，我国有月饼、饺子、包子、粽子、汤圆和豆腐等传统食品；营养需求不同，东方人的膳食营养宝塔与西方人不同；此外，东方人与西方人在某些食品的烹饪方式和饮食习惯上也存在差异。没有特殊性就没有普遍性。东方国家有必要就东方独特的食品开展相关的风险评估，建立起相应的食品安全标准，为国际食品法典工作做出积极的贡献。

2. 全面监管与重点监管的关系

食品安全与食品风险是个相对应的概念。就风险而言，从绝对的意义上看，风险无处不在和无时不有；而从相对的意义上看，风险有轻有重，有缓有急。通过开展风险评估，可以就特定环节和特定品种的食品安全风险状况进行科学分析，据此在全面监管的基础上确定监管重点。如在餐饮消费环节，各类餐饮单位均应纳入安全监管范畴，但学校食堂、集体用餐配送单位和中央厨房等，应当予以重点监管。

（四）社会治理

在食品安全监管理念中，社会治理解决的是治理的视野问题。保障食品安全是全社会的共同责任。必须以宽广的胸怀，动员全社会力量参与食品安全治理。

与其他产品相比，食品作为人类生存的必需品，拥有最广泛的利益相关者。食品关系到全世界的每一个人，关系到每个人的每一天。正因为食品与人类的生存和生活息息相关，保障食品安全才需要全社会的共同参与。联合国粮食及农业组织和世界卫生组织在《保障食品的安全和质量：强化国家食品控制体系指南》中强调指出，当一国主管部门准备建立、更新、强化或在某些方面改革食品控制体系时，该部门必须充分考虑加强食品控制活动基础的若干原则及其意义。其中之一就是"充分认识食品控制人人有责，需要所有的利益相关者积极合作"。如在风险分析的整个过程中，可就危害和风险等问题在风险评估人员、风险管理者、消费者、产业界、学术界以及其他的利益相关者之间进行交互式交流，其中包括对风险评估结果的解释和风险管理决定的依据。因此，在食品安全保障中，必须坚持大社会安全观，正确处理好政府、部门、企业、行业、消费者和媒体之间的关系，充分调动社会各方面的积极性、主动性和创造性，共同保障食品安全。

坚持食品安全社会治理，要善于从企业、政府和社会三大领域及其关系中把握食品安全。应当说，在不同的社会以及不同的领域，企业、政府和社会之间的关系有不同的模型。但是，在食品安全领域，企业和政府与社会的关系最为紧密。坚持食品安全社会治理，有利于形成纵横交错的食品安全治理网络，及时发现食品安全隐患和漏洞，促进食品企业依法生产经营，促进监管部门依法履行监管职责。坚持食品安全社会治理，应当正确处理以下关系。

1. 政府治理与企业和社会治理的关系

各级政府对辖区内的食品安全负总责。在社会主义市场经济条件下，政府承担着经济调节、市场监管、社会管理和公共服务的职能。对食品市场进行监管，是政府履行职责的应有之意。随着经济全球化和贸易自由化的发展，各国政府在食品安全保障方面面临着巨大的挑战。有学者主张，由于政府是公共利益的忠实代表，在食品安全社会治理中，政府治理往往被认为是最权威、最坚决和最公正的治理。

食品企业对食品安全负首责。企业是食品的生产者和经营者。随着科学技术的发展，从农田到餐桌的食品生产经营活动日趋复杂，只有食品生产经营企业才能对其生产经营活动了如指掌，才能采取更加有效的措施应对食品安全的风险。食品企业的安全意识、安全条件以及安全措施直接影响乃至决定着企业的食品安全状况。如果企业的食品安全制度不完善和管理不到位，即便再完善的政府外部监管也恐怕难以取得理想的效果。食品生产经营者应当依照法律、法规和食品安全标准从事生产经营活动，对社会和公众负责，保证食品安全，接受社会监督，承担社会责任。有学者认为，在食品安全社会治理中，企业治理往往被认为是最直接、最根本和最经济的治理。

除了政府治理和企业治理外，消费者和食品行业协会等社会治理不可忽视。新《食品安全法》"总则"规定，食品行业协会应当加强行业自律，按照章程建立健全行业规范和奖惩机制，提供食品安全信息、技术等服务，引导和督促食品生产经营者依法生产经营，推动行业诚信建设，宣传、普及食品安全知识。消费者协会和其他消费者组织对违反本法规定，损害消费者合法权益的行为，依法进行社会监督。新闻媒体应当开展食品安全法律、法规以及食品安全标准和知识的公益宣传，并对食品安全违法行为进行舆论监督。有关食品安全的宣传报道应当真实、公正。有学者主张，在食品安全社会治理中，消费者等治理往往被认为是最广泛、最彻底和最及时的治理。

2. 中央治理和地方治理的关系

在中央层面上，新《食品安全法》确立了分工负责和统一协调相结合的食品安全监管体制。国务院设立食品安全委员会；国务院食品药品监督管理部门对食品生产经营活动实施监督管理；国务院卫生行政部门组织开展食品安全风险监测和风险评估，会同国务院食品药品监督管理部门制定并公布食品安全国家标准；国务院其他有关部门承担有关食品安全工作。县级以上地方人民政府确定本级食品药品监督管理、卫生行政部门和其他有关部门的职责；有关部门在各自职责范围内负责本行政区域的食品安全监督管理工作；县级以上人民政府食品药品监督管理部门和其他有关部门应当加强沟通、密切配合，按照各自职责分工，依法行使职权，承担责任。

在地方层面上，新《食品安全法》第6条规定，县级以上地方人民政府对本行政区域的食品安全监督管理工作负责，统一领导、组织、协调本行政区域的食品安全监督管理工作以及食品安全突发事件应对工作，建立健全食品安全全程监督管理工作机制和信息共享机制。县级以上地方人民政府依照本法和国务院的规定，确定本级食品药品监督管理、卫生行政部门和其他有关部门的职责。有关部门在各自职责范围内负责本行政区域的食品安全监督管理工作。

上述法律法规规定了地方政府对食品安全负总责的要求。这里应特别强调两点：一是地方政府对食品安全负总责是个发展的概念。21世纪以来，围绕地方政府对食品安全的责任，各地区和有关方面进行了一系列的探索和实践，地方政府对食品安全负总责的内涵与外延不断丰富与发展。二是地方政府对食品安全负总责是个明确的概念，这里的"总责"不是"全责"，完整的食品安全责任体系包括企业责任、部门责任和地方政府责任等，地方政府责任只是食品安全责任体系的重要组成部分。

（五）效能治理

效能治理是指在食品安全治理中应当注重投入与产出的关系，努力以最小的投入获得最大的效益。在食品安全监管理念中，效能治理解决的是治理的持续发展问题。食品安全治理的首要目标和根本目标是安全。但除了安全的重要目标外，还必须考虑效能的目标，因为这是食品安全治理持续发展的重要前提。

研究食品安全问题，不仅需要从政治的角度来驾驭，也需要从经济的角度来把握。经济学主要是研究稀缺性和选择性，而有效选择的目的就是追求效能的最大化。经济学的两大核心思想是：物品和资源是稀缺的；社会必须有效地加以运用。在市场经济条件下，食品安全治理必须走科学的发展道路，减少治理成本，提高治理效率，促进良性发展，实现食品安全和经济效益的共同提升。

影响食品安全治理效能的因素很多，这里既有宏观层面的问题，如食品安全监管体制；也有中观层面的问题，如食品安全监管方式；还有微观层面的问题，如食品安全监管行为。不同的路径选择，往往会产生不同的效能。科学的监管理念、监管体制、监管制度、监管方式和监管行为等，往往会产生积极的监管效能，从而促进食品安全治理水平的提高。坚持食品安全效能治理，应当正确处理以下关系。

1. 统一治理与分段治理的关系

有关食品安全监管体制，世界各国并不完全一致。有的实行统一治理体制，有的实行分散治理体制，有的实行综合治理体制。21 世纪以来，为保障食品消费安全，许多国家均对食品生产经营进行全程治理。但因各国经济发展水平、诚信发育状况和历史文化传统等不同，各国在食品安全全程治理的具体方式上也存在着一定的差异。有的是分环节治理，有的是分品种治理，有的是将环节和品种结合治理。近年来，为进一步提高食品安全治理效率，许多国家对传统的食品安全监管体制进行改革。改革大体上通过两种方式进行：一是对传统的分散的监管部门予以适当协调。一些国家组建了食品安全协调管理机构，全面加强对食品安全监管工作的组织协调，如澳大利亚和新西兰成立了食品安全部长级会议；我国《食品安全法》确定的国务院食品安全委员会，也属于食品安全高层协调机构。二是将过去分散的监管部门予以适当统一。当然，不同国家统一的程度和方式有所不同。有的是监管机关的统一，有的是监管要素的统一。无论是哪个层面的统一，其目标都是避免多头监管或者重复监管，提高监管效能。

目前，我国实行的是综合型食品安全监管体制，这种体制决定了当前的食品安全监管工作，既要推进监管的统一，如法律、标准和信息等，也要强化监管的协调，如监测和检测等。从统一的角度来看，凡是跨环节或跨部门的食品安全监管要素都有必要纳入综合协调部门统一管理，《食品安全法》及其实施条例在此方面取得了较大进展。而从协调的角度来看，管理活动的本质就是协调。食品安全监管实行分段监管体制，但食品安全风险却可能随着食品本身全程扩散，如果监管部门之间不衔接或不协调，食品安全监管就难以落实。在现行食品安全监管体制下，分段监管仍然存在着一些监管空白，各监管部门应当密切合作，有效衔接，全程监管，确保食品安全监管目标的实现。

2. 行政监管与技术监督的关系

食品生产经营以及食品安全监管，时刻离不开现代科学技术的强力支撑。随着科学技术的发展，在食品安全领域，风险监测技术、风险评估技术、检验检测技术和安全追溯技术等广泛应用，成为食品安全监管的重要保障。当前，食品安全监管体制改革不断深化，食品安全技术监督体系在不断完善。行政监管与技术监督是食品安全保障的双翼。全面提高食品安全保障水平，必须高度重视这两者的协调发展。

食品安全技术监督包括食品安全风险监测、风险评估和检验检测等。加强食品安全技术监督，应当从提升我国食品安全监管能力的全局出发，紧密结合我国食品安全监管发展规划，按照统一、协调和高效的原则，坚持统一化、社会化和公益化价值取向，统筹规划和科学安排，以实现效能的最大化。

（六）责任治理

保障食品安全是政府、企业和消费者的共同责任。权利和义务与权力和责任相辅相成，密不可分。近年来，围绕着如何提高食品安全保障水平，建立健全食品安全责任体系，有关方面积极探索。经过几年的探索实践，从最初的"全国统一领导、地方政府负责、部门指导协调和各方联合行动"的食品安全工作格局和工作机制，到"地方政府负总责、监管部门各负其责、企业是第一责任人"的食品安全责任体系，我国食品安全责任治理的基本框架初步建立。

食品安全责任体系包括食品安全责任主体、责任原则、责任形式、责任构成、责任落实和责任追究等。新《食品安全法》第9章"法律责任"，对违反本法规定的行为，分别规定了行政责任、民事责任和刑事责任。坚持食品安全责任治理，应当正确处理以下关系。

1.政治责任、法律责任及社会责任间的关系

何为政治责任，目前学界没有统一的定义。有学者认为，政治责任，是指政府官员制定符合民意的公共政策并推动其实施的职责以及没有履行好职责时应当承担的谴责和制裁。前者被称为积极意义的政治责任，后者被称为消极意义的政治责任。我们认为，政治责任，应指承担重大决策与管理的高级政府官员因决策失误或失职、渎职和滥权导致人民生命财产或国家利益和公共利益遭受重大损失时，所承担的引咎辞职、被罢免、被弹劾和被免职等消极的法律后果。有学者认为，政治责任也是一种法律责任。但严格说来，政治责任与法律责任有所不同，主要表现在3个方面：①责任主体不同。承担政治责任的主体往往是承担重大决策与管理的高级政府官员（在有的国家被称为政务官），而承担法律责任的主体可以是各级政府官员。②归责原则不同。政治责任的承担往往实行结果责任，即往往不问责任主体对事件的发生是否存在直接过错；而法

律责任的承担则因情形不同，有过错责任和无过错责任。③规范程度不同。政治责任的评价机构、评判标准和责任形式往往具有不确定性，而法律责任则往往较为规范和确定。我国新《食品安全法》第106条明确了食品安全政治责任。

何为社会责任，目前学界也没有统一的定义。有学者认为，企业社会责任就是企业在创造利润和对股东利益负责的同时，还要承担对员工、消费者、社区和环境的社会责任，包括遵守商业道德、生产安全、职业健康、保护劳动者的合法权益、保护环境、支持慈善事业、捐助社会公益和保护弱势群体等等。企业社会责任超越了以往企业只对股东负责的范畴，强调对包括股东、员工、消费者、社区、客户和政府等在内的利益相关者的责任。也有学者认为，企业社会责任，是指企业承担法律责任以外的其他道义责任。

2. 企业责任与政府和部门责任的关系

新《食品安全法》第4条规定，食品生产经营者应当依照法律、法规和食品安全标准从事生产经营活动，保证食品安全，诚信自律，对社会和公众负责，接受社会监督，承担社会责任。在社会主义市场经济条件下，食品企业是独立的生产者和经营者。食品生产经营的最终目的在于满足消费，而食品消费的基本前提就是食品安全。所以，生产经营安全的食品是食品企业对社会的根本责任，是食品企业得以存续的基本条件。我国食品安全治理的实践反复证明，只有企业真正承担起食品安全的首要责任，食品安全保障才有了坚实的基础。食品产业属于良心产业和圣洁产业，企业家的身上应当流淌着道德的鲜血。绝不允许任何企业以损害人民群众生命健康来换取企业发展和经济增长。

食品安全保障，基础而首要的任务是强化企业的责任。我国新《食品安全法》第4章"食品生产经营"明确规定了食品生产经营者的义务。如国家对食品生产经营实行许可制度。从事食品生产、食品销售、餐饮服务，应当依法取得许可；食品生产经营企业应当建立健全食品安全管理制度；食品生产经营企业应当建立健全食品安全管理制度，对职工进行食品安全知识培训，加强食品检验工作，依法从事生产经营活动；食品生产企业应当建立食品原料、食品添加剂、食品相关产品进货查验记录制度；食品生产企业应当建立食品出厂检验记录制度，查验出厂食品的检验合格证和安全状况；食品经营企业应当建立食品进货查验记录制度；从事食品添加剂生产需要取得食品添加剂生产许可；食品经营者应当严格执行食品标签制度；食品生产经营者应当严格执行食品召回制度等。

应当承认的事实是，在市场经济条件下，企业所追求的目标与消费者所期待的目标往往存在着一定的差异。如何建立有效的企业治理机制，是各国政府需要共同面对的重大课题。国家应当采取有效措施推动食品企业落实食品安全主体责任。国家应当鼓励食品生产企业制定严于食品安全国家标准或者地方标准的企业标准，鼓励食品生产经营企业符合良好生产规范（GMP）要求，实施危害分析与关键控制点（HACCP）体系，提高食品安全管理水平，鼓励食品规模化生产、连锁经营和集中配送。要支持食品企业加强诚信建设。

（七）依法治理

食品安全依法治理，就是将食品安全工作纳入法律调整的轨道，充分发挥法律在食品安全工作中的特殊作用，实现食品安全工作的规范化、制度化和法治化，保障食品安全工作长治久安。

法律是创造新生活的工具。党的十五大作出了依法治国，建设社会主义法治国家的重大决策。全面贯彻依法治国的基本方略，必须加快建立健全食品安全法治秩序。

当今中国的食品安全治理，是在市场经济、法治社会和科技时代的大舞台上展开的。市场经济是指在整个社会资源的配置中市场发挥基础作用的经济。市场经济的平等性、自主性、开放性、统一性和诚信性表明，市场经济不仅是契约经济，同时也是法治经济。在市场经济社会里，交易主体、交易客体、交易内容、交易空间和交易方式的多样、复杂与变动，使法律成为市场运行的基本规则。没有法律的规范、引导、保障和制约，就不可能有市场经济的正常运行和健康发展。在市场经济体制下，法律对于经济社会生活的调控和影响，无论是在广度上还是在深度上都有了拓展与飞跃，达到了空前的程度。

今天，法律以其特有的规范性、普遍性、平等性和稳定性，与其他治理手段相分离，成为社会治理的主要手段。社会主义社会是成长型的社会。依法治国方略的实施，将有利于发展社会主义社会的生产力、有利于增强国家的综合国力和有利于提高人民的生活水平，保障和促进社会主义物质文明、精神文明、政治文明和社会文明的发展，实现社会的全面进步。坚持食品安全依法治理，应当正确把握以下2个方面。

1. 科学立法与严格执法的关系

健全食品安全法律体系是实现依法治理的首要环节。改革开放以来，我国不断强化食品安全法治建设，已颁布了《食品安全法》及其实施条例，食品生产经营与安全监管已有法可依，初步走上了法治的轨道。全面提高我国食品安全法治水平，食品安全法律体系还需要进一步完善，有关食品安全的部颁规章和规范性文件还需要加强。应该把立法的重点放在切实提高立法质量上来，努力使法律规范反映客观规律，具有科学性、合理性和可操作性，能够解决实际问题。同时，放弃"宜粗不宜细"的立法思维，加快实现从粗放到精细的转变，从容地对法律进行精雕细刻，避免法律制度结构过于简略，内容过于粗疏，规范过于原则，缺乏实际操作性。在当代，社会对立法的关注已不再仅仅是法律的数量如何扩张，而是法律的品质如何升华，即法律体现着何种意志、代表着何种方向和追求着何种价值。

与此同时，要大力普及法律知识，努力培养全社会的法律信仰，强调严格执行法律，树立法律权威。目前，部分食品企业的安全意识、风险意识、责任意识、诚信意识和法治意识不强，还存在着有法不依、执法不严和违法不究的现象。法律必须得到广泛信仰，并被严格执行。执法必严，是指执法机关和执法人员严格依照法律规定办事，坚决维护法律的权威和尊严。依法治理的关键是执法，难点和重点也在执法。①执法必须严肃。即执法机关和执法人员要本着对人民负责和忠实于法律的精神，严肃认真和一丝不苟地执行法律。②执法必须严格。基本要求是正确、合法、合理、公正和及时。追究法律责任应坚持以事实为根据和以法律为准绳的原则，保证责任的认定客观、正确和合法；坚持公民在适用法律上一律平等的原则，不放纵任何违法行为，不得畸轻畸重；坚持责任与违法行为相称原则；法律责任的种类和轻重应与违法行为的性质和危害程度相适应，既不能轻犯重罚，也不能重犯轻罚。

2. 保障自由与强化自律的关系

人类自由的法律界定就是权利，而权利与义务是对立统一的。要充分保障食品企业在法律制度下所享有的自由，同时也要强化食品企业在法律制度下所承担的责任。只有严格自律，企业才能持续稳定发展。强化严格自律，食品企业必须做到以下3点：①敬畏公共利益。公共利益虽没有个人利益那么直接和具体，但公共利益往往比个人利益更有震撼力。对公共利益，企业应当有敬畏之心。②承担社会责任。许多学者认为社会责任是法律责任以外的非强制道义责任。生产经营安全的食品，是企业应尽的法律责任，是企业必须履行的强制义务。而生产经营更有质量、更有营养、更有美味和更可享受的食品，则是企业应承担的社会责任。在履行法律责任的同时，企业应追求更高的境界，承担更大的社会责任。③追求安全发展。食品企业应当牢固树立安全发展的理念。安全应当成为全社会发展的共同的利益基础和共同的价值追求。离开安全讲发展，就不是真正意义的发展，或者说长久意义的发展。因为企业的产品质量是企业的生命。企业的产品不安全，企业的生命最终也不会存在。在维护食品安全方面，任何企业都不应有侥幸心理，法网恢恢，定会疏而不漏。

二、监管法制

法律是公共幸福的制度安排。《食品安全法》是我国社会主义法制体系的重要组成部分。2009年2月28日，《食品安全法》经十一届全国人民代表大会常务委员会第七次会议通过，于2009年6月1日起施行。从2004年国务院法制办着手起草到全国人民代表大会审议通过，这部法律历经5年时间。《食品安全法》的公布施行，对规范食品生产经营活动，防范食品安全事故发生，增强食品安全监管工作的规范性、科学性和有效性，提高我国食品安全整体水平，具有重要意义。这也标志着我国食品安全治理进入了新的发展阶段。此部《食品安全法》又由中华人民共和国第十二届全国人民代表大会常务委员会第十四次会议于2015年4月24日修订通过，并于2015年10月1日起施行。

（一）主要成就

《食品安全法》公布后，立即引起国际社会的广泛关注。总体看，这部法律理念更为先进，制度更为完备，体制更为顺畅，机制更为健全，将有力推动我国食品安全水平的不断提升。

1. 理念更加先进

《食品安全法》借鉴了国际社会食品安全监管的成功经验，体现了现代食品安全治理理念。坚持人本治理，把保障公众身体健康和生命安全作为食品安全法的立法宗旨；坚持全程治理，与《农产品质量安全法》共同将农田到餐桌的全过程纳入治理视野；坚持风险治理，将风险评估作为制定食品安全标准和实施食品安全治理的科学基础；坚持社会治理，积极鼓励企业、消费者、食品行业协会、基层群众性自治组织、新闻媒体和消费者等参与食品安全保障；坚持责任治理，全面落实"地方政府负总责、监管部门各负其责，企业是食品安全的第一责任"的责任体系；坚持和谐治理，食品安全监管部门应加强沟通，密切配合，共同确保食品安全。上述治理理念的确立，充分体现了我国对食品安全工作规律认识的升华，有利于推动我国食品安全管理在新的起点上实现新进步。

2. 制度更加完备

《食品安全法》按照"理念现代、价值和谐、体系完备、制度完善"的总要求，贯彻了安全性原则、科学性原则、预防性原则、教育性原则、全面性原则和效能性原则，完善了食品安全监管体制、食品安全标准制度、食品安全风险监测制度、食品安全风险评估制度、食品生产经营基本准则、食品生产经营许可制度、食品添加剂生产许可制度、问题食品召回制度、食品检验制度、食品进出口制度、食品安全信息制度、食品安全事故处置制度和食品安全责任追究制度等，这些制度坚持了综合协调制度与具体监管制度的有机结合、环节监管制度与要素监管制度的有机结合和过程保障制度与结果保障制度的有机结合，必将有力提升我国食品安全工作的科学化和法治化水平。

3. 体制更加顺畅

《食品安全法》在推动我国食品安全监管体制改革向着理想目标迈出了重要一步。它从法律层次上结束了我国长期以来在一个环节上实行卫生和质量双要素监管的落后体制，实现了一个监管环节由一个部门监管的目标要求。同时，该法认真总结了食品安全综合监督工作的探索经验，使食品安全综合协调工作从相对分散走向基本统一。同时，《食品安全法》为未来我国食品安全监管体制改革实现"多段"变"少段"留下了广阔的空间。应当说，与过去的同一环节多要素监管，综合事项多部门承担的体制相比较，新的食品安全监管体制已经有了很大的进步。

4. 机制更加健全

《食品安全法》确立了全程监管机制、沟通协调机制、考核评价机制、信用奖惩机制和社会治理机制等。如《食品安全法》按照"地方政府负总责、监管部门各负其责、企业是食品安全的第一责任"的责任体系，进一步明确了地方各级政府、国务院各相关监管部门、食品生产经营企业和食品技术支撑机构等部门和机构的责任，使食品安全的责任体系更加健全，有利于各方责任的有效落实。

此外，《食品安全法》还针对当前我国食品安全实际问题作出了若干创新性规定，如国务院设立食品安全委员会，强化对食品安全工作的协调与领导；明确在虚假广告中向消费者推荐食品使消费者受到损害的，需要承担连带法律责任；明确民事赔偿责任优先原则，优先保护消费者权益。

（二）基本原则

食品安全基本原则是指贯彻于食品生产经营和食品安全监管全过程和各方面的基本原理和准则。

1. 科学性原则

科学性原则，是指按照食品安全科学规律确定食品安全监管理念、监管体制、监管机制、监管方式、监管战略和监管模式等，以不断提升食品安全监管能力和水平。随着食品产业化、工业化和现代化的快速推进，食品安全监管经历从简单监管到复杂监管、从粗放监管到精细监管、从经验监管到科学监管和从传统监管到现代监管的发展过程。在这一转变的过程中，坚持科学发展和科学监管至关重要。《食品安全法》坚持科学性原则，主要体现在以下 3 个方面：①确立了科学的监管目标。在起草《食品安全法》的过程中，如何确定其立法宗旨或者立法目的，曾存在不同的认识。《食品安全法》最终确定为"保证食品安全，保障公众身体健康和生命安全"，使食品安全工作的目标更加集中、更加具体和更加现实。②确立了科学治理原则。《食品安全法》体现了全程治理、风险治理和社会治理三大基本原则。在"总则"中强调地方政府要"建立健全食品安全全程监督管理的工作机制"；在"食品安全风险监测和评估"中规定了风险评估、风险管理、风险交流和风险预警等内容，并明确规定"食品安全风险评估结果是制定和修订食品安全标准及对食品安全实施监督管理的科学依据"。③确立了科学治理制度。《食品安全法》确立了食品安全全程治理和全面治理的各项制度，这些制度既包括综合协调制度和具体监管制度，也包括过程监管制度和要素监管制度。

2. 全面性原则

全面性原则，是指食品安全监管应当覆盖食品生产经营的全过程、多领域和各方面，从而实现食品安全的有效保障。食品安全监管包括监管主体、监管对象、监管内容和监管手段等。从监管的过程来看，《食品安全法》覆盖生产、加工、包装、储藏、流通、销售、消费和进出口等各个环节；从监管的内容来看，《食品安全法》涵盖场所环境、条件、过程和方式方法等各方面；从监管的手段来看，《食品安全法》包括风险监测、风险评估、监督抽验、食品召回、信息发布、应急处理和事故处置等监管制度。

3. 预防性原则

预防性原则，是指在食品安全监管中采取积极有效的措施来防止食品安全问题的发生，最大限度地保障公众的切身利益。食品安全风险贯穿食品生产经营的全过程和各方面，食品安全监管的首要原则是通过在整个食品链中尽可能地应用预防性原则，最大限度地减少风险。坚持预防性原则，有利于在日常监管中做到有备无患，才能最大限度地减少食品安全事故的发生。食品安全监管，从注重事后惩罚到事前预防，这是我国食品安全监管的重要变革。《食品安全法》规定了食品安全风险监测、风险评估和风险警示制度，这是食品安全科学监管的重要基础。此外，《食品安全法》强化了食品生产经营全程控制，明确各环节各部门的食品安全责任，有利于从源头控制食品安全风险，提高食品安全保障水平。

4. 教育性原则

教育性原则，是指在食品生产经营和食品安全监管中普及食品安全知识，努力使食品的生产者、经营者和消费者成为食品安全的支持者、维护者和保障者。新《食品安全法》第10条规定，各级人民政府应当加强食品安全的宣传教育，普及食品安全知识，鼓励社会组织、基层群众性自治组织、食品生产经营者开展食品安全法律、法规以及食品安全标准和知识的普及工作，倡导健康的饮食方式，增强消费者食品安全意识和自我保护能力。新闻媒体应当开展食品安全法律、法规以及食品安全标准和知识的公益宣传，并对食品安全违法行为进行舆论监督。有关食品安全的宣传报道应当真实、公正。全面开展食品安全教育，有利于促进依法生产、规范经营和科学消费。

5. 效能性原则

效能性原则，是指在食品安全监管中以最少的代价获取最大的效益。食品安全监管效益，主要取决于食品安全监管体制、监管机制和监管方式等的优化程度。为明确监管责任和提高监管效能，《食品安全法》确立了一个监管环节由一个部门监管的体制，减少了多头监管和重复监管所造成的资源浪费；为规范企业行为和统一监管尺度，《食品安全法》将过去的食品卫生标准、食品质量标准和食品行业标准中涉及强制性要求的，整合为食品安全标准；为规范信息发布，《食品安全法》明确重大食品安全信息由食品安全有关监管机构统一公布。

（三）主要创新

与《食品卫生法》相比较，《食品安全法》在许多监管制度上有创新，进一步明确了各方责任，加大了监管力度，提高了监管效能。

1. 实行单一要素监管

在食品领域实行单一要素监管，是 2012 年 6 月 23 日《国务院关于进一步加强食品安全工作的决定》（国发〔2012〕20 号）所确立的。新《食品安全法》第 35 条规定，国家对食品生产经营实行许可制度。从事食品生产、食品流通和餐饮服务，应当依法取得许可；但是，销售食用农产品，不需要取得许可。

2. 加强监管高端协调

《食品安全法》实施前，各地大多建立了食品安全综合协调机制，但总体上看，由于层次偏低，权威有待加强。为切实加强对食品安全工作的领导，提升食品安全监管的协调力度，新《食品安全法》第 5 条规定，国务院设立食品安全委员会，其职责由国务院规定。

3. 统一综合协调职能

《食品安全法》公布前，食品安全综合监督手段较为分散，《食品安全法》总结了多年的探索经验，将跨环节和跨部门的监管要素的管理统一纳入食品安全综合协调部门的职责。

4. 明确地方政府责任

关于地方政府食品安全责任，国务院有关文件已多次作出规定。新《食品安全法》第 7 条规定，县级以上地方人民政府实行食品安全监督管理责任制。上级人民政府负责对下一级人民政府的食品安全监督管理工作进行评议、考核。县级以上地方人民政府负责对本级食品药品监督管理部门和其他有关部门的食品安全监督管理工作进行评议、考核。

5. 企业承担社会责任

在食品方面，食品企业除了承担保证食品安全的法律责任外，是否需要承担社会责任，有关方面存在不同的意见。新《食品安全法》第 4 条规定，食品生产经营者应当依照法律、法规和食品安全标准从事生产经营活动，保证食品安全，诚信自律，对社会和公众负责，接受社会监督，承担社会责任。

6. 建立风险评估制度

为切实加强食品安全科学监管，在借鉴国际社会的成功经验的基础上，新

《食品安全法》第 17 条规定，国家建立食品安全风险评估制度，运用科学方法，根据食品安全风险监测信息、科学数据以及有关信息，对食品、食品添加剂、食品相关产品中生物性、化学性和物理性危害因素进行风险评估。第 21 条规定，食品安全风险评估结果是制定、修订食品安全标准和实施食品安全监督管理的科学依据。

7. 统一食品安全标准

为结束食品标准政出多门和相互矛盾，新《食品安全法》第 3 章规定，食品安全标准是强制执行的标准。除食品安全标准外，不得制定其他食品强制性标准。制定食品安全标准，应当以保障公众身体健康为宗旨，做到科学合理、安全可靠。对地方特色食品，没有食品安全国家标准的，省、自治区、直辖市人民政府卫生行政部门可以制定并公布食品安全地方标准，报国务院卫生行政部门备案。食品安全国家标准制定后，该地方标准即行废止。省级以上人民政府卫生行政部门应当在其网站上公布制定和备案的食品安全国家标准、地方标准和企业标准，供公众免费查阅、下载。

8. 强化食品添加剂管理

三鹿奶粉事件发生后，社会各界对食品添加剂问题高度关注。有关人士指出，食品添加剂使用不规范甚至滥用，成为危害食品安全的重要源头。为此，新《食品安全法》对食品添加剂的生产、采购、使用和标签等作出明确规定。尤其强调食品添加剂应当在技术上确有必要且经过风险评估证明安全可靠，方可列入允许使用的范围；有关食品安全国家标准应当根据技术必要性和食品安全风险评估结果及时修订；食品生产经营者应当按照食品安全国家标准使用食品添加剂；食品生产者采购食品原料、食品添加剂、食品相关产品，应当查验供货者的许可证和产品合格证明；对无法提供合格证明的食品原料，应当按照食品安全标准进行检验；不得采购或者使用不符合食品安全标准的食品原料、食品添加剂、食品相关产品；食品生产企业应当建立食品原料、食品添加剂、食品相关产品进货查验记录制度；食品添加剂生产者应当建立食品添加剂出厂检验记录制度，查验出厂产品的检验合格证和安全状况，如实记录食品添加剂的名称、规格、数量、生产日期或者生产批号、保质期、检验合格证号、销售日期以及购货者名称、地址、联系方式等相关内容，并保存相关凭证；食品添加剂应当有标签、说明书和包装。标签、说明书应当载明本法第六十七条第一款第一项至第六项、第八项、第九项规定的事项，以及食品添加剂的使用范围、用量、使用方法，并在标签上载明"食品添加剂"字样。

9. 严格监管保健食品

保健食品已经发展成为一个相当规模的产业，但存在不少问题，需要对其实施比普通食品更为严格的有针对性的监管。新《食品安全法》第74、75条规定，国家对保健食品、特殊医学用途配方食品和婴幼儿配方食品等特殊食品实行严格监督管理。保健食品声称保健功能，应当具有科学依据，不得对人体产生急性、亚急性或者慢性危害。保健食品原料目录和允许保健食品声称的保健功能目录，由国务院食品药品监督管理部门会同国务院卫生行政部门、国家中医药管理部门制定、调整并公布。保健食品原料目录应当包括原料名称、用量及其对应的功效；列入保健食品原料目录的原料只能用于保健食品生产，不得用于其他食品生产。

10. 严禁特定主体推荐食品

新《食品安全法》第73条规定，县级以上人民政府食品药品监督管理部门和其他有关部门以及食品检验机构、食品行业协会不得以广告或者其他形式向消费者推荐食品；消费者组织不得以收取费用或者其他牟取利益的方式向消费者推荐食品。第140条规定，社会团体或者其他组织、个人在虚假广告或者其他虚假宣传中向消费者推荐食品，使消费者的合法权益受到损害的，应当与食品生产经营者承担连带责任。

11. 强化食品安全事故调查

新《食品安全法》第107条规定，调查食品安全事故，应当坚持实事求是、尊重科学的原则，及时、准确查清事故性质和原因，认定事故责任，提出整改措施。调查食品安全事故，除了查明事故单位的责任，还应当查明有关监督管理部门、食品检验机构、认证机构及其工作人员的责任。

12. 实施年度监督管理计划

新《食品安全法》第109条规定，县级以上地方人民政府组织本级食品药品监督管理、质量监督、农业行政等部门制定本行政区域的食品安全年度监督管理计划，向社会公布并组织实施。

13. 建立食品安全信用档案

新《食品安全法》第113条规定，县级以上人民政府食品药品监督管理部门应当建立食品生产经营者食品安全信用档案，记录许可颁发、日常监督检查结果、违法行为查处等情况，依法向社会公布并实时更新；对有不良信用记录的食品生产经营者增加监督检查频次，对违法行为情节严重的食品生产经营者，可以通报投资主管部门、证券监督管理机构和有关的金融机构。

14. 重大食品安全信息统一公布

新《食品安全法》第 118 条规定，国家建立统一的食品安全信息平台，实行食品安全信息统一公布制度。国家食品安全总体情况、食品安全风险警示信息、重大食品安全事故及其调查处理信息和国务院确定需要统一公布的其他信息由国务院食品药品监督管理部门统一公布。食品安全风险警示信息和重大食品安全事故及其调查处理信息的影响限于特定区域的，也可以由有关省、自治区、直辖市人民政府食品药品监督管理部门公布。未经授权不得发布上述信息。

15. 违规机构及人员从业禁止

新《食品安全法》第 135 条规定，被吊销许可证的食品生产经营者及其法定代表人、直接负责的主管人员和其他直接责任人员自处罚决定作出之日起五年内不得申请食品生产经营许可，或者从事食品生产经营管理工作、担任食品生产经营企业食品安全管理人员。第 137、138 条规定，违反本法规定，承担食品安全风险监测、风险评估工作的技术机构、技术人员提供虚假监测、评估信息的，依法对技术机构直接负责的主管人员和技术人员给予撤职、开除处分；有执业资格的，由授予其资格的主管部门吊销执业证书。违反本法规定，食品检验机构、食品检验人员出具虚假检验报告的，由授予其资质的主管部门或者机构撤销该食品检验机构的检验资质，没收所收取的检验费用，并处检验费用五倍以上十倍以下罚款，检验费用不足一万元的，并处五万元以上十万元以下罚款；依法对食品检验机构直接负责的主管人员和食品检验人员给予撤职或者开除处分；导致发生重大食品安全事故的，对直接负责的主管人员和食品检验人员给予开除处分。

16. 加大惩罚性赔偿

新《食品安全法》第 148 条规定，消费者因不符合食品安全标准的食品受到损害的，可以向经营者要求赔偿损失，也可以向生产者要求赔偿损失。接到消费者赔偿要求的生产经营者，应当实行首负责任制，先行赔付，不得推诿；属于生产者责任的，经营者赔偿后有权向生产者追偿；属于经营者责任的，生产者赔偿后有权向经营者追偿。生产不符合食品安全标准的食品或者经营明知是不符合食品安全标准的食品，消费者除要求赔偿损失外，还可以向生产者或者经营者要求支付价款十倍或者损失三倍的赔偿金；增加赔偿的金额不足一千元的，为一千元。但是，食品的标签、说明书存在不影响食品安全且不会对消费者造成误导的瑕疵的除外。

17. 确立民事赔偿优先原则

在违法的食品企业既要给予罚款的行政处罚或罚金的刑事处罚，又要其承担民事赔偿责任时，为使权益受到损害的消费者优先得到赔偿，新《食品安全法》第147条规定，违反本法规定，造成人身、财产或者其他损害的，依法承担赔偿责任。生产经营者财产不足以同时承担民事赔偿责任和缴纳罚款、罚金时，先承担民事赔偿责任。

三、监管体制

进入21世纪以来，全球食品安全问题凸显，国际社会困则思变，许多国家全力推进监管体制改革，努力维护政府权威与形象。面对严峻挑战，我国积极探索食品安全监管体制改革，努力提高食品安全监管水平。

（一）历史沿革

善变者通，善行者远。改革开放30多年来，我国已先后进行了多次行政监管体制改革，推动了社会经济、政治和文化的快速发展，各级政府行政管理能力和水平有了长足进步。

1. 2003年改革

改革开放以来，我国稳定持续健康的经济发展，被认为是"世界上任何地方乃至人类历史上无可比拟的"。为适应经济社会的快速发展，我国积极推动食品安全监管体制的改革，总体思路是逐步建立科学、统一、权威和高效的食品安全监管体制。

2003年在我国食品安全监管史上留下了可圈可点的一笔。当时，恰逢我国进行第五轮行政管理体制改革，政府市场监管的职责得到了进一步强化。在冷静分析世界食品安全监管趋势后，我国对食品安全监管体制进行了重大改革，组建了国家食品药品监督管理局，负责食品、保健品和化妆品安全管理的综合监督和组织协调，依法组织开展对重大事故的查处。自此，我国食品安全监管进入了综合监督与具体监管相结合的新时期，翻开了崭新的一页。

在此之前，我国参与食品安全监管的部门主要是农业、质检、工商和卫生等部门。专家分析，国务院将食品安全综合监督职责赋予食品药品监督管理部门，其主要理由是：①健康产品统一监管是历史发展趋势。在五大健康产品中，国际社会普遍认为药品是监管最严和要求最高的产品，是其他健康产品监管努力的方向。将食品安全综合监督的职责赋予药品监督管理部门，有利于导引食品安全监管向着更高的层次迈进。②超脱地位利于实现事业的超越。食品药品监管部门不负责食品安全具体监管，有利于从宏观上和战略上研究与把握食品安全问题，推动体制、法制和机制等创新，不断提升食品安全监管水平。综合型食品安全监管体制，被认为是多元型体制向单一型体制转变的过渡性体制。

2. 2004 年改革

思维方式决定思维结果。阜阳劣质奶粉事件后，国务院有关部门专题研究食品安全问题，认为我国食品安全监管体制的最大缺陷之一就是双轨制，即对食品生产经营领域实行卫生和质量双要素管理，导致监管职能交叉或责任不清，为此，国务院决定实施变"双轨"为"单轨"的体制改革战略。

2004 年 9 月 1 日，国务院出台《关于进一步加强食品安全工作的决定》（国发〔2004〕23 号），明确提出按照一个监管环节由一个部门监管的原则，采取分段监管为主与品种监管为辅的方式，进一步理顺食品安全监管职能，明确责任。农业部门负责初级农产品生产环节的监管，质检部门负责食品生产加工环节的监管；工商部门负责食品流通环节的监管，卫生部门负责餐饮业和食堂等消费环节的监管，食品药品监督管理局负责对食品安全的综合监督、组织协调和依法组织查处重大事故。该《决定》所确定"一个监管环节由一个部门监管"的原则，在推进食品安全监管体制改革上具有历史性意义，表明我们对食品安全监管规律的认识进入了一个新阶段。

2004 年 12 月 14 日，中央机构编制委员会办公室下发了《关于进一步明确食品安全监管部门职责分工有关问题的通知》（中央编办发〔2004〕35 号），进一步明确：质检部门负责食品生产加工环节质量卫生的日常监管；工商部门负责食品流通环节的质量监管；卫生部门负责食品流通环节和餐饮业及食堂等消费环节的卫生许可和卫生监管，负责食品生产加工环节的卫生许可。

2004 年 12 月 10 日，上海市人民政府作出《关于调整本市食品安全有关监管部门职能的决定》（沪府发〔2004〕51 号），决定从上海市食品安全监管的需要出发，调整原有的食品安全监管部门的职能，探索建立食品安全监管新机制，在"采取分段监管为主"的工作基础上，逐步实现由一个部门为主的综合性、专业化和成体系的监管模式。按照确定预期目标、制定阶段方案和分步推进实施的原则，对上海市食品安全监管相关部门的职能作适当调整。上海市食品安全监管新体制运行以来，有关部门多次调研后认为，上海市食品安全总体上是可控的和有序的，减少了监管环节，形成了监管合力，提高了监管效率和保障水平。

3. 2008 年改革

2008 年，国务院进行新一轮行政管理体制改革。2008 年 2 月 27 日，党的十七届二中全会通过的《关于深化行政管理体制改革的意见》指出，当前，我国正处于全面建设小康社会新的历史起点，改革开放进入关键时期。面对新形势新任务，现行行政管理体制仍然存在一些不相适应的方面。深化行政管理体制改革势在必行。为此，要按照建设服务政府、责任政府、法治政府和廉洁政府的要求，着力转变职能、理顺关系、优化结构和提高效能，做到权责一致、分工合理、决策科学、执行顺畅和监督有力，为全面建设小康社会提供体制保障。按照精简、统一和效能的原则，决策权、执行权和监督权既相互制约又相互协调的要求，紧紧围绕职能转变和理顺职责关系，进一步优化政府组织结构，规范机构设置，探索实行职能有机统一的大部门体制，完善行政运行机制。

2008 年 3 月 11 日第十一届全国人民代表大会第一次会议《关于国务院机构改革方案的说明》指出：食品药品直接关系人民群众的身体健康和生命安全，为进一步落实食品安全综合监督责任，理顺医疗管理和药品管理的关系，强化食品药品安全监管，这次改革，明确由卫生部承担食品安全综合协调和组织查处食品安全重大事故的责任，同时将国家食品药品监督管理局改由卫生部管理，并相应对食品安全监管队伍进行整合。调整食品药品管理职能，卫生部负责组织制定食品安全标准和药品法典，建立国家基本药物制度；国家食品药品监督管理局负责食品卫生许可，监管餐饮业和食堂等消费环节食品安全，监管药品的科研、生产、流通、使用和产品安全等。调整后，卫生部要切实履行食品安全综合监督职责；农业部、国家质量监督检验检疫总局和国家工商行政管理总局，要按照职责分工，切实加强对农产品生产环节、食品生产加工环节和食品流通环节的监管。同时，各部门要密切协同，形成合力，共同做好食品安全监管工作。

2008年7月10日，国务院办公厅印发了《卫生部主要职责内设机构和人员编制规定》（国办发〔2008〕81号），在有关职责调整的相关事项中指出，将卫生部承担的食品卫生许可、餐饮业与食堂等消费环节、保健食品和化妆品的安全监督管理职责，划给国家食品药品监督管理局；将国家食品药品监督管理局综合协调食品安全和组织查处食品安全重大事故的职责划入卫生部；增加卫生部组织制定食品安全标准和药品法典及建立国家基本药物制度的职责；增加卫生部加强食品安全综合监督的职责。

国务院办公厅在印发卫生部、国家食品药品监管局、国家质量监督检验检疫总局和国家工商行政管理总局的"三定"规定中明确提出，在食品生产和经营领域，实行由"两证"监管转为"一证"监管，即在食品生产和食品流通领域，不再发放卫生许可证，而只发放食品生产许可证和食品流通许可证。2004年确定的食品安全监管"双轨"变"单轨"的目标初步实现。上述改革思路在2009年2月28日十一届全国人大七次会议通过的《食品安全法》以及2009年7月20日国务院通过的《食品安全法实施条例》中得以全面确认。

农业部门职责：《农产品质量安全法》赋予国务院农业行政部门负责食用农产品质量安全监管。《国务院办公厅关于印发农业部主要职责内设机构和人员编制规定的通知》（国办发〔2008〕76号）规定，农业部承担提升农产品质量安全水平的责任。依法开展农产品质量安全风险评估，发布有关农产品质量安全状况信息，负责农产品质量安全监测；制订农业转基因生物安全评价标准和技术规范；参与制订农产品质量安全国家标准并会同有关部门组织实施；指导农业检验检测体系建设和机构考核；依法实施符合安全标准的农产品认证和监督管理；组织农产品质量安全的监督管理。

质量监督检验检疫部门职责：《国务院办公厅关于印发国家质量监督检验检疫总局主要职责内设机构和人员编制规定的通知》（国办发〔2008〕69号）规定，国家质量监督检验检疫总局承担国内食品和食品相关产品生产加工环节的质量安全监督管理责任，负责进出口食品的安全、卫生和质量的监督检验及监督管理，依法管理进出口食品生产和加工单位的卫生注册登记以及出口企业对外推荐工作。其中，进出口食品安全局负责拟订进出口食品和化妆品安全和质量监督及检验检疫的工作制度；承担进出口食品与化妆品的检验检疫、监督管理以及风险分析和紧急预防措施工作；按规定权限承担重大进出口食品和化妆品质量安全事故查处工作；食品生产监管司负责拟订国内食品和食品相关产品生产加工环节质量安全监督管理的工作制度；承担生产加工环节的食品和食品相关产品的质量安全监管、风险监测及市场准入工作；按规定权限组织调查处理相关质量安全事故；承担化妆品生产许可和强制检验工作。

工商行政管理部门职责：《国务院办公厅关于印发国家工商行政管理总局主要职责内设机构和人员编制规定的通知》（国办发〔2008〕88号）规定，国家工商行政管理总局承担监督管理流通领域商品质量和流通环节食品安全的责任，组织开展有关服务领域消费维权工作，按分工查处假冒伪劣等违法行为，指导消费者咨询、申诉和举报的受理、处理和网络体系建设等工作，保护经营者和消费者合法权益。内设机构食品流通监督管理司负责拟订流通环节食品安全监督管理的具体措施和办法；组织实施流通环节食品安全监督检查、质量监测及相关市场准入制度；承担流通环节食品安全重大突发事件应对处置和重大食品安全案件查处工作。

食品药品监管部门职责：《国务院办公厅关于印发国家食品药品监督管理局主要职责内设机构和人员编制规定的通知》（国办发〔2008〕100号）规定，国家食品药品监督管理局负责消费环节食品卫生许可和食品安全监督管理；制定消费环节食品安全管理规范并监督实施，开展消费环节食品安全状况调查和监测工作，发布与消费环节食品安全监管有关的信息；组织查处消费环节食品安全违法行为；指导地方餐饮消费环节食品安全监督管理、应急、稽查和信息化建设工作。同时，承担保健食品的监督管理。

4. 2010年改革

《食品安全法》（2009年版）第4条规定，国务院设立食品安全委员会，其工作职责由国务院规定。2010年2月6日国务院下发《关于设立国务院食品安全委员会的通知》（国发〔2010〕6号）规定，为贯彻落实食品安全法，切实加强对食品安全工作的领导，设立国务院食品安全委员会，作为国务院食品安全工作的高层次议事协调机构。

国务院食品安全委员会的主要职责是：分析食品安全形势，研究部署和统筹指导食品安全工作；提出食品安全监管的重大政策措施；督促落实食品安全监管责任。国务院食品安全委员会设立办公室，作为国务院食品安全委员会的办事机构，具体承担委员会的日常工作。

2010年12月6日，中央编办印发《关于国务院食品安全委员会办公室机构设置的通知》（中央编办发〔2010〕202号）规定，国务院食品安全委员会办公室主要职责是：组织贯彻落实国务院关于食品安全工作方针政策，组织开展重大食品安全问题的调查研究，并提出政策建议；组织拟订国家食品安全规划，并协调推进实施；承办国务院食品安全委员会交办的综合协调任务，推动健全协调联动机制和完善综合监管制度，指导地方食品安全综合协调机构开展相关工作；督促检查食品安全法律法规和国务院食品安全委员会决策部署的贯彻执行情况；督促检查国务院有关部门和省级人民政府履行食品安全监管职责，并负责考核评价；指导完善食品安全隐患排查治理机制，组织开展食品安全重大整顿治理和联合检查行动；推动食品安全应急体系和能力建设，组织拟订国家食品安全事故应急预案，监督、指导和协调重大食品安全事故处置及责任调查处理工作；规范指导食品安全信息工作，组织协调食品安全宣传和培训工作，开展有关食品安全国际交流与合作；承办国务院食品安全委员会的会议和文电等日常工作；承办国务院食品安全委员会交办的其他事项。国务院食品安全委员会办公室设综合司、协调指导司、监督检查司和应急管理司 4 个内设机构。

5. 2011 年改革

2011 年 11 月 19 日，《中央编办关于国务院食品安全委员会办公室机构编制和职责调整有关问题的批复》（中央编办复字〔2011〕216 号），决定将卫生部的食品安全综合协调、牵头组织食品安全重大事故调查和统一发布重大食品安全信息等三项职责，划入国务院食品安全办。国务院食品安全办增设政策法规司和宣传与科技司，分别承担食品安全政策法规拟订、宣传教育和科技推动等工作。

6. 2013 年改革

2013 年，根据第十二届全国人民代表大会第一次会议批准的《国务院机构改革和职能转变方案》和《国务院关于机构设置的通知》（国发〔2013〕14 号），设立国家食品药品监督管理总局（正部级），为国务院直属机构。

此次改革的目的是为了加强食品药品监督管理，提高食品药品安全质量水平，将国务院食品安全委员会办公室的职责、国家食品药品监督管理局的职责、国家质量监督检验检疫总局的生产环节食品安全监督管理职责、国家工商行政管理总局的流通环节食品安全监督管理职责整合，组建国家食品药品监督管理总局。

主要职责是，对生产、流通、消费环节的食品安全和药品的安全性、有效性实施统一监督管理等。将工商行政管理、质量技术监督部门相应的食品安全监督管理队伍和检验检测机构划转食品药品监督管理部门。

保留国务院食品安全委员会，具体工作由国家食品药品监督管理总局承担。国家食品药品监督管理总局加挂国务院食品安全委员会办公室牌子。

新组建的国家卫生和计划生育委员会负责食品安全风险评估和食品安全标准制定。农业部负责农产品质量安全监督管理。将商务部的生猪定点屠宰监督管理职责划入农业部。

不再保留国家食品药品监督管理局和单设的国务院食品安全委员会办公室。

改革后，食品药品监督管理部门转变管理理念，创新管理方式，充分发挥了市场机制、行业自律和社会监督作用，建立让生产经营者真正成为食品药品安全第一责任人的有效机制，充实加强基层监管力量，切实落实监管责任，不断地提高食品药品安全质量水平。

（二）确定原则

近年来，国际社会普遍进行了食品安全监管改革，其中，体制改革因具有牵一发而动全身的功效，成为许多国家食品安全改革的首选目标。学者认为，食品安全监管体制的遴选应当遵循以下4项原则。

1. 安全监管与产业促进相分离原则

安全监管与产业促进相分离是近年来欧洲在食品安全监管体制改革中率先倡导的原则。在深刻总结历史经验与教训的基础上，有些国家确立了食品安全监管与产业促进相分离的体制，食品安全监管部门不再承担产业促进的职责。这一探索结果值得我们思考。

2. 安全保障与效率提升相统一原则

确保安全是食品安全监管工作的出发点和落脚点，是食品安全监管的基石、旗帜和生命。但食品监管除了确保安全这一根本目标外，还存在着一个经济目标，即效率。在市场经济国家，食品安全监管必须注重监管效能的提升，而科学的监管体制则是提升监管效率的最佳手段。联合国粮食及农业组织 / 世界卫生组织认为，多部门监管体系具有严重的缺陷，如在管辖权上经常混淆不清，从而导致实施效率低下；单一部门监管体系具有多方面的益处，能够有效地利用资源和专业知识，提高成本效益；综合监管体系能够保证国家食品控制体系的一致性，实现长期的成本效益。

3. 风险评估与风险管理相分离原则

食品安全治理的目标和任务就是预防和减少食品风险，因此，食品安全科学治理的核心内容就是风险治理。近年来，国际社会开展了以风险评估、风险管理和风险交流为主要内容的食品风险分析的有益探索。政府与企业逐步以风险为基础来配置监管和保障资源，确定监管和保障重点。由于风险评估的主要任务是发现问题，而风险管理的主要任务是解决问题，所以，凡是存在综合协调部门的，风险评估的职能必然由综合协调部门承担，而没有综合协调部门的，风险评估的职责则由食品生产经营的最后环节即消费环节的监管部门来承担。综合协调部门承担风险评估后，具体监管部门承担风险管理，综合协调部门可以对各具体监管部门的风险管理工作进行绩效评价。

4. 检测使用与检测管理相分离原则

检测意见作为法定证据之一，必须合法、科学、客观与公正。而达到这一要求的重要前提就是检测机构和检测人员的独立与中立。社会化和公益化是检测事业渐进发展的方向。在改革初期，检测应当由综合协调部门进行统一管理，待条件成熟时，逐步实现行业管理。从长远发展来看，检测资源管理与检测意见使用的分离应是检测事业健康发展的重要保障。具体监管部门是检测意见的具体使用部门，按照行业回避的原则，不得从事检测的管理工作。

（三）体制类型

目前，对食品安全监管体制，国际社会并没有统一的制度安排。根据联合国粮食及农业组织和世界卫生组织的分类，食品安全监管体制大体分为3种类型，即统一型（单一部门型）、分散型（多部门型）和综合型（统一与分散相结合）。食品安全监管体制的选择往往受到宪政体制、监管理念和产业发展等方面的影响。目前，学者认为，有以下监管体制可供选择。

1. 单一型体制

所谓单一型体制，是指将食品生产加工、市场流通和餐饮消费环节的监管全部合并（初级农产品的监管除外）到一个部门，由该部门负责食品安全全面监管职责的体制。成立独立的食品安全监管机构统一管理食品安全，可以改变食品安全多部门监管造成的政出多门和效率低下等问题。

2006年，亚洲开发银行、世界卫生组织和国家食品药品监管局共同组织国际食品专家对我国现行食品安全监管体制进行了评价，形成了《食品安全监管战略框架专家报告》。报告明确指出，目前的食品安全监管职能分工迫切需要进一步明晰，否则，将导致没有一个机构或者部门能够恰当地承担作为或者不作为的责任。应当在政府内部建立一个跨部门的食品安全风险管理职责的实体机构，将公共健康和消费者权益置于首位。该报告提出加强综合监管和建立单一体制两个改革方案，同时认为更为彻底的改革是，将目前各个食品安全监管部门的职能合并到一个现有的食品安全监管部门，这个食品监管机构将全面承担政府对食品安全监管的总体责任。

2008 年 3 月，联合国系统驻华系统代表办事处出版的报告《推动中国食品安全》，在分析我国食品安全监管所面临的主要挑战后提出了政策建议和行动建议，其方案一就是建立单一机构模式。该报告指出：将所有保护公共健康和食品安全的责任并至一个单一且职权管理范围明确的食品管理部门，这种做法具有相当的好处，不仅可以显示政府对食品安全工作的高度重视，还表示了政府履行其减少食源性疾病风险承诺的决心。建立这种单一模式的食品安全管理机构的好处包括：可以统一执行保护性措施，拥有快速采取保护消费者行动的能力，可以提高成本效率和可以更加有效地运用资源和人才等。

2. 综合型体制

所谓综合型体制，即指实行食品安全综合监督与具体监管相结合的体制。

联合国系统驻华系统代表办事处出版的《推动中国食品安全》将综合模式作为我国食品安全监管体制改革的模式之一。该报告指出：对有决心并愿意在从农场到餐桌这一持续过程中就食品安全实现部门间的合作与协调的那些国家而言，综合模式的食品控制体系值得考虑。这种综合模式可以避免那些主要部门履行其检查和执法职能造成的不利影响，在全国整个食品链范围内促进管理措施的统一落实。与此同时，综合模式还可以将风险评估和风险管理职能有效分离，这种做法可使对消费者的保护措施更加具有客观性，使国内的消费者产生信心，对国外的买家则更加具有信誉。最后，这种综合体系为我们从根本上改变原先效率低下的食品责任方式提供了机会和有效的途径。

四、监管机制

食品安全是全社会共同关注的重大社会问题，也是加强社会管理需要解决的重大社会课题。全面提升我国的食品安全水平，需要从治理理念、法制、体制、机制和方式等多方面进行探索和创新。从完善社会管理体系的角度来看，治理机制的创新乃是当前和今后一段时期食品安全治理创新的重点之一，需要社会有关方面予以高度重视。

（一）基本含义

关于何为机制，理论界和实践界有不同的认识。一般说来，对机制可以从两个角度上把握：一是工作载体或者工作平台，如综合协调机制、全程监管机制、信息共享机制、应急处理机制和案件移送机制等，这种机制可以称为表层意义上的机制，其主要功能是整合治理资源和增强治理合力；二是成长机制和发展动力，如责任追究机制、绩效考核机制、信用奖惩机制和社会参与机制等，这种机制可以称为深层意义上的机制，其主要功能为落实治理责任和激发治理活力。两类机制都具有提升治理效能的重要功能。

1. 机制的类型

对机制可以从多角度进行分类。如从作用方式来看，机制可以分为双向机制和单项机制。双向机制可以称为全机制，即对行为人能奖能惩的机制，如信用奖惩机制，绩效考评机制；单项机制也可以称为半机制，对行为人或奖或惩的机制，如责任追究机制和典型示范机制等。从适用范围来看，机制可以分为基本机制和特殊机制，对各类行为人普遍适用的机制，可以称为基本机制，如责任追究机制、绩效奖励机制。而对特定人群适用的机制，可以称为特殊机制，如对食品企业适用的信用奖惩机制。从作用形态来看，机制可以分为资源整合机制、责任落实机制和效能提升机制等。

著名的物理学家阿基米德曾说过："给我一个支点和杠杆，我可以撬动整个地球。"应该说，这个支点和杠杆就是表层意义上的机制。从这个意义上讲，也常常将方式方法纳入机制的范畴。而"老牛自知夕阳晚，不用扬鞭自奋蹄"，能够激发"老牛"锐意进取和奋发作为的特定手段，则是深层意义上的机制，这是更具实质意义的机制。

2. 机制的特点

与体制和法制相比，机制具有以下几个特点：①适应性强。机制一般为制度安排，许多制度中都包含着机制的内容，但机制也可以为非制度安排。在社会转型期，在相关制度成型前，机制往往具有较大的运行空间。比如说，《食品安全法》规定了鼓励社会参与食品安全监督的内容，但这仅仅为法律原则而非法律制度。为使该法律精神得以有效落实，有些地方推出了有奖举报机制，极大地激发了社会参与食品安全监督的热情。②灵活性强。食品安全保障涉及众多利益相关者，这些相关者各自的条件和期待不同，所依靠的激励和约束也有所不同，各级政府及其监管部门完全可以根据不同的对象，采取灵活多样的手段进行牵引和驱动。③导向性强。任何机制的设定都有特定的目标指引，如整合治理资源、增强治理合力、落实治理责任、激发治理活力和提升治理效能等，具体机制设计往往体现一定的政策性和方向性，能够导引有关方面向着预期的目标迈进。④操作性强。任何的具体机制设计都是针对特殊问题设计的，不同问题的破解，往往需要不同的治理机制。机制具有较强的操作性。⑤补充性强。体制和法制往往具有统一和稳定的优点，但也有凝固和僵化的不足。由于灵活性和适应性强，机制可以在一定程度上弥补体制和法制的缺陷。此外，机制运行的效果也可以在一定程度上检验体制和法制的设计是否科学与合理。从这个意义上讲，机制也可以对体制和法制进行适度纠偏。

机制之所以会具有这种特殊的功效，是因为机制能够与行为人的形象、地位、利益、名誉、前途甚至命运，紧紧地联系在一起，它通过激励与约束、褒奖和惩戒、自律和他律以及动力和压力等手段，激活了行为人趋利避害的本性，强化了行为人的责任感和使命感，调动了行为人的积极性和主动性，提升了行为人的执行力和创造力。有了良好的机制，治理才会逐步达到"无为而治"的境界。

（二）迫切性与艰巨性

《食品安全法》明确了我国食品安全的治理理念、治理体制和治理制度等，应当说，食品安全治理的大战略和大格局已基本确定。目前，最现实、最重要和最急迫的是，如何通过建立科学的治理机制来综合施治，进一步整合治理资源，增强治理合力，落实治理责任，提升治理效能，提高治理水平，增强全社会对食品安全的信心。近年来，中央多次研究加强和创新社会管理问题，强调在当前发展的机遇期和矛盾的凸显期，加强和创新社会管理的重要性和迫切性。创新食品安全治理机制，不仅是强化食品安全治理的策略选择，也是创新社会管理的战略抉择。

1. 落实食品安全责任

在总结食品安全多年监管与整治工作的基础上，《食品安全法》确立了"地方政府负总责、监管部门各负其责、企业是第一责任人"的食品安全责任体系。近期，食品安全责任落实的问题，引起了社会各界的高度关注。以地方政府责任落实为例，《食品安全法》及其实施条例明确规定了地方政府统一负责、领导、组织和协调本地区食品安全工作，建立健全食品安全全程监管工作机制；统一领导和指挥食品安全突发事件应对工作；完善和落实食品安全监管责任制，对食品安全监管部门进行评议和考核；加强食品安全监督管理能力建设，为食品安全监督管理工作提供保障；建立健全食品安全监督管理部门的协调配合机制，整合和完善食品安全信息网络，实现食品安全信息共享和食品检验等技术资源的共享；组织制定本行政区域的食品安全年度监督管理计划，并按年度计划组织开展工作。全面落实食品安全责任，必须加快食品安全治理机制的建立。

2. 加快食品安全治理转型

食品安全治理创新是我国社会管理创新的重要组成部分。改革开放以来，我国正从封闭社会向开放社会和从传统社会向现代社会快速转型。伴随着经济的快速发展和社会的全面进步，食品安全治理将逐步实现从粗放治理到精细治理、从被动治理到能动治理、从单边治理到多边治理和从传统治理到现代治理的转变，并加快步入科学发展的轨道。食品安全治理的全面转型，包括治理理念、治理法制、治理体制、治理机制和治理方式等各个方面的转型。我国食品安全治理创新，可以成为我国社会管理创新的重要试验田和开拓前行者。

3. 开创食品安全治理局面

食品安全治理法制和治理体制的完善至关重要，因为法制和体制具有普遍性、稳定性和长期性，事关食品安全治理的基础和全局，但法制和体制的完善往往需要较长时间的探索和实践。期待完善的治理体制和治理法制能够解决所有的现实问题本身就是不现实的。事实上，在相同的资源禀赋条件下，由于治理机制的不同，各地的工作局面也可能存在很大的差别。现在最为需要的是如何直面现实，如何创新机制，如何增强合力，落实责任，强化治理，提升水平，从而最大限度地减少食品安全问题对公众健康和社会发展的影响。如果说，理念解决的是思想力、领导力和感召力的问题，那么机制则主要解决的是执行力、创造力和亲和力的问题。在思想力、领导力和感召力的问题基本解决后，执行力、创造力和亲和力的建设则成为最为迫切的现实问题，应当把治理机制的创新摆在更突出、更重要和更急迫的位置上加以认真研究，并进行大胆实践。

4. 创新机制任务艰巨

与体制和法制相比，机制更为鲜活、生动和具体，但机制的创新与理念的创新同样十分艰巨。这是因为，机制的创新和理念的创新一样，都涉及深层的问题，也就是思维方式的问题，这既属于重要的方法论问题，也在一定程度上属于世界观问题。思维方式的变革是最艰巨的变革。思想不解放和观念不更新，视野是难以打开的，局面是难以开创的。

比如，在构建治理格局方面，是坚持监管型思维还是治理型思维，这对治理的目标、基础和动力，治理的高度、广度和深度往往有着不同的影响。一般说来，监管型思维属于线性思维，其把复杂的社会问题简单化或者格式化为一种上级和下级、命令和服从的关系。而事实上，食品安全工作更需要网络化的治理型思维，其认可公众、企业、部门和行业等共同的利益基础和不同利益诉求，努力形成各方利益的良性互动，最大限度地支持和鼓励新闻媒体、行业协会和广大消费者等各利益相关者积极参与食品安全监督。治理型思维绝不是对监管型思维的否定，而是对监管型思维的超越，这种立体型和互动型思维，大大拓宽了思维的空间，增强了思维的张力。目前，食品安全风险交流，就属于典型的食品安全治理型思维。

再比如，在监管资源整合方面，是坚持独占型和封闭型思维还是共享型和开放型思维，往往对资源整合有着截然不同的态度。独占型和封闭型思维往往固守静止的所有观，缺乏团队和合作的胸怀，其结果往往是在独占利益的同时也独担了风险。而共享型思维，则主张包容与协作，共享与分担，努力实现各方利益的最大化。目前，一些地方已经对食品安全检验资源和信息资源等进行了整合，克服了部门所有、各自为政、重复建设和效能低下的顽疾，取得了积极的效果。

此外，机制的创新还在一定程度上受到体制和法制的影响。在当代社会，体制和法制的渗透力和影响力是巨大的，体制和法制对机制始终存在着忽隐忽显的影响，良好的体制和法制将为机制的创新开辟更为广阔的空间。在创新机制的同时，应当组织社会力量，积极推进体制的改革和法制的进步。

（三）探索实践

理论是灰色的，实践是长青的。近年来，围绕着如何落实治理责任、增强治理合力和提升治理效能，各地区和各有关部门进行了大胆的探索和实践，取得了可喜的成果。

1. 沟通协作机制

目前，我国食品安全监管实行的是分段监管为主与品种监管为辅的综合型体制。为减少或避免分段监管出现的监管空隙，新《食品安全法》第6条规定，县级以上地方人民政府对本行政区域的食品安全监督管理工作负责，统一领导、组织、协调本行政区域的食品安全监督管理工作以及食品安全突发事件应对工作，建立健全食品安全全程监督管理工作机制和信息共享机制。近年来，各地区和各部门从实际出发，建立了多层次、多部门和多领域的食品安全沟通协作机制，如成立食品安全委员会或食品安全领导小组，努力实现监管视野无盲区和监管环节无断档。目前，属于平台或载体意义的机制很多，如综合协调机制、应急处理机制和区域合作机制等，各部门和各地区通过这一协作平台，共同研判安全形势、共同商定治理对策和共同采取集中行动，取得了积极效果。特别是国务院食品安全委员会及其办公室的成立，将我国的食品安全治理工作极大地向前推进了一步，迎来了我国食品安全治理工作崭新的一页。目前，在这类机制建设中，应注意把握好分工与协作、牵头与配合和会同与协同等关系，切实做到依法行政、职能清晰、优势互补和形成合力，最大限度地发挥此类机制凝聚智慧和共谋发展的优势。

2. 责任追究机制

责任是法律关系的基本属性。《食品安全法》确立了"地方政府负总责、监管部门各负其责、企业是第一责任"的食品安全责任体系，并明确规定县级以上地方人民政府应当完善和落实食品安全监督管理责任制。食品安全责任包括政治责任、社会责任和法律责任。目前，由于多种因素的制约，食品安全责任并没有得到全面落实。而将食品安全法律责任落实到位，还需要进一步细化责任要求，明确尽责保障，严格责任追究，切实做到责任划分清晰和具体，履责条件匹配和适应，责任追究公正和恰当。当前，应特别关注地方各级政府和食品生产经营企业食品安全责任的落实。比如说，《食品安全法》及其实施条例还明确规定了食品生产经营者的多项法定义务，如何将这些餐饮服务提供者的各项责任落到实处，食品药品监管部门出台了餐饮服务单位食品安全责任人约谈制度，餐饮服务单位发生食品安全事故，存在严重违法违规行为和存在严重食品安全隐患时，食品药品监管部门在依法进行处罚的同时，将及时对食品安全责任人进行责任约谈。被约谈的餐饮服务提供者，将被列入重点监管对象，其两年内不得承担重大活动餐饮服务接待任务。

3. 绩效考核机制

《食品安全法》确立了县级以上地方人民政府对食品安全监管部门的绩效进行评议和考核的责任。多年来，食品药品监管部门以综合评价为载体，以地方政府为对象，建立了能够综合反映各方责任落实和工作绩效的食品安全综合评价机制，通过管理指标、品种检测指标和公众满意度指标等，综合反映地方政府以及监管部门的工作绩效，达到催人奋进、励人争先、全面促进和共同提高的目的。承接监管新职责后，食品药品监管部门坚持过程考核与结果考核、定性考核与定量考核和年终考核与日常考核的有机结合，积极探索餐饮服务食品安全监管绩效考核机制，动态反映地方监管工作的实际情况，努力实现主观愿望与客观效果及价值取向与功能效用的和谐统一。目前，餐饮服务食品安全监管绩效考核结果设置优秀、良好、合格和不合格四个等次，并作为对地方餐饮服务食品安全监管工作的总体评价，由食品药品监管部门向被考核的餐饮服务食品安全监管部门所在地的政府通报，并以适当方式在适当范围内公布。考核结果为优秀等次的，食品药品监管部门给予通报表彰和奖励；考核结果为不合格的，给予通报批评。目前，一些地方推行的"一票否决制"，实际上也是监管绩效考核的一种特殊形式。

4. 能力评价机制

能力建设是食品安全治理工作的永恒主题。早在 2001 年世界卫生组织就将"加强发展中国家食品安全能力建设"作为其"全球食品安全战略"的重要措施之一，并指出"在发展中国家，自身能力的缺乏是实现世界卫生组织规定的食品安全目标的最大的障碍"。新《食品安全法》第 8 条规定，县级以上人民政府应当将食品安全工作纳入本级国民经济和社会发展规划，将食品安全工作经费列入本级政府财政预算，加强食品安全监督管理能力建设，为食品安全工作提供保障。

5. 典型示范机制

目前，我国食品生产经营主体的产业化、集约化和标准化程度不高，多、小、散、低现象较为严重，食品企业的风险意识、责任意识、诚信意识和法治意识还比较薄弱，全面提升食品安全治理水平，必须树立长久作战和常抓不懈的观念。当前，应当坚持全面推进与重点突破相结合的原则，在一些领域建立示范基地，充分发挥示范单位的引领和辐射作用，逐步达到共同发展。如，食品药品监管部门履行食品安全综合监督职责期间所创建的食品安全示范县（区），以及履行新职责后所推行的餐饮服务食品安全百千万示范工程和小餐饮食品安全整规试点，就是推动地方政府和餐饮企业争先创优的重要载体。

6. 分类监管机制

我国食品产业发展迅猛，但总体不平衡，不同区域和不同类型的食品企业差别较大，必须从现实国情出发，实行分级分类监管策略。过去，卫生行政部门推行的食品卫生量化分级管理和食品药品监管部门推行的食品安全信用等级管理，都是实施分级分类管理的有益探索。当前，要在科学继承的基础上，积极探索诚信制度建设与分类监管制度的有机结合方式，推进食品生产经营主体强化自我约束、自我激励和自我提高。

7. 信用奖惩机制

现代社会是以信用为基础的社会。在市场经济条件下，信用不仅是重要的交易条件和交易环境，而且是重要的交易要素和交易方式，信用可以倍增或倍减企业的形象和产品的价值。目前，部分食品企业冲破道德底线，绞尽脑汁地逃避监管，制售假冒伪劣、有毒和有害食品，严重损害了广大消费者的切身利益。近几年，有关部门密切合作，积极推动信用体系建设，取得了一定的效果。但由于缺乏社会系统支持，目前，食品安全信用的价值还远远没有充分发挥出来。应当加快建立健全科学的食品企业信用评价机制，将各行各类食品企业全员纳入信用征集、评价和披露网络，其信用状况能够全面、客观并及时予以披露，从而便于广大消费者进行消费选择，便于监管部门进行分类监管，便于食品企业强化自律管理。

8. 社会参与机制

确保食品安全需要全社会的共同参与。经验表明，仅仅依靠监管部门的有限力量进行监管，无论是监管的广度，还是监管的深度，都将受到一定的制约和影响。社会参与可以有效弥补目前监管资源的严重不足。新《食品安全法》第10条规定：新闻媒体应当开展食品安全法律、法规以及食品安全标准和知识的公益宣传，并对食品安全违法行为进行舆论监督。有关食品安全的宣传报道应当真实、公正；任何组织或者个人有权举报食品安全违法行为，依法向有关部门了解食品安全信息，对食品安全监督管理工作提出意见和建议。这些规定均体现了保障食品安全的社会治理理念。许多地方建立食品安全有奖举报机制，如举报查实，可根据不同的情况给予举报人以适当的奖励，激发广大人民群众同违法违规行为进行斗争。此外，公益诉讼机制和集团诉讼机制也是调动社会参与食品安全监督，有效震慑违法行为的有效手段。

9. 督查督办机制

近年来，为保障中央有关食品安全治理的各项方针政策和重大举措能够在基层得到有效落实，各级政府普遍开展了食品安全督查督办工作。食品安全治理包括治理目标、治理任务和治理措施等。为保障各项治理任务能够按时保质完成，上级监管部门有必要坚持过程控制，对下级监管部门工作情况及时进行检查，以便及时发现问题，及时督促进行整改。为强化督查督办的权威和效果，有必要督查督办与绩效考核有机结合。

10. 案件移送机制

近年来，食品违法犯罪行为猖獗，其中重要的原因之一就是以罚代刑和以罚代管。这种情况的发生既有立法方面的问题，如无法可依或者有法难依，但更多的是执法方面的问题。必须建立犯罪案件及时移送机制，加大刑事处罚力度，提升法律的威慑力和震撼力。近年来，国家出台了有关食品违法犯罪案件及时移送的有关制度和机制，需要不折不扣地加以贯彻执行。

机制创新是推动社会安全治理进步的不竭动力。坚持人民性、体现时代性、把握规律性和富于创造性，是食品安全治理机制创新的重要原则。实践启迪，只要解放思想，开动脑筋，大胆实践，就能逐步建立起更加符合我国国情的食品安全治理机制，推动食品安全工作不断实现新跨越，早日步入科学发展的轨道。

重点法规解读篇

　　《中华人民共和国食品安全法》的颁布实施，标志着我国食品安全法制化管理进入了一个新时代。国务院以及食品安全监管各部门在此基础上，出台了《中华人民共和国食品安全法实施条例》（下文简称《实施条例》）及一系列部门规章和规范性文件，共同形成了比较完善的食品安全法规体系。国务院卫生行政部门重新组建了食品安全国家标准审评委员会，对现有各类食品标准进行清理整合，颁布了一大批食品安全国家标准。与此同时，《刑法修正案（八）》对涉及食品犯罪的修改内容加大了对生产有毒有害食品的惩处力度，我国食品安全的法制化环境日趋健全。

第四章　食品安全法律法规

　　涉及食品安全的法律法规有很多，本章仅就较为核心的《食品安全法》及其实施条例、《中华人民共和国农产品质量安全法》（下文简称《农产品质量安全法》）、《中华人民共和国进出境动植物检疫法》（进出境动植物检疫法）、《乳品质量安全监督管理条例》等作概要介绍。

一、《食品安全法》及其实施条例

　　2009 年 2 月 28 日，《中华人民共和国食品安全法》经第十一届全国人大常委会第七次会议审议通过，并于 2009 年 6 月 1 日起实施。2015 年 4 月 24 日，《中华人民共和国食品安全法》经中华人民共和国第十二届全国人民代表大会常务委员会第十四次会议修订通过，并于 2015 年 10 月 1 日起实施。新修订的《食品安全法》全文共 154 条，包括总则、食品安全风险监测和评估、食品安全标准、食品生产经营、食品检验、食品进出口、食品安全事故处置、监督管理、法律责任以及附则十章。

　　《食品安全法》是一部直接关系到人民群众身体健康和生命安全，关系到经济健康发展、社会和谐稳定的重要法律。该法的草案自国务院签署提交全国人民代表大会常务委员会审议到通过，历经 1 年多的时间，经过四次审议。制定《食品安全法》的重要目的是通过法制化的手段，保证食品安全，保障公众身体健康和生命安全，是实践科学发展观的具体体现。《食品安全法》的公布实施，对于从法律上明确食品安全的风险评估、标准制定、食品生产经营以及检验、监督等方面出现的问题，防止、控制和消除食品污染以及食品中有害因素对人体的危害，预防和减少食源性疾病的发生，保证食品安全，切实保障人民群众的切身利益，有力促进社会主义和谐社会建设，具有重要意义。

　　2015 年国家食品药品监督管理总局根据新《食品安全法》起草了《食品安全法实施条例修订草案（征求意见稿）》并征求民意。草案比现行条例增加了 136 条内容，首次明确了网售食品的抽检标准，要求网络食品交易平台需备案

IP 地址、IP 审查许可证明、网址等信息，未按要求公开入网商户信息的，或面临 20 万元罚款。此外，草案还拟建立食品生产经营者征信系统，与融资信贷等挂钩，以此制约食品经营者的失信行为。

新《食品安全法》全文共 3 万字，比 2009 年版的《食品安全法》多出 1.5 万字。新《食品安全法》，一共为 154 条，比原《食品安全法》多了 50 条。其中，在 154 条中修改了近 80 条。

在新《食品安全法》中，"食品"这两个字共出现 931 次，"食品添加剂"共出现 101 次，"食品相关产品"共出现 39 次。这三类产品在新《食品安全法》中出现的次数达到 1071 次。在新《食品安全法》中，"食品药品监督管理"一词出现了 115 次，"卫生行政"出现了 53 次，"质量监督"出现了 27 次，"农业行政"出现了 19 次，"公安机关"出现了 8 次。从这几个数字能看出这部新《食品安全法》的主要执法部门定位、覆盖面、相关部门所承担的职责。与之前的《食品安全法》相比，本次修订有以下九方面改革。

（一）用法律的形式巩固体制改革的成果

第一方面的改革是完善了体制，用法律的形式来进一步巩固和完善体制改革的成果。在完善体制这个方面，有以下几方面的内容。

1. 明确了农业部门的职责

农业部门负责食用农产品从种、养殖环节到进入批发、零售市场或生产加工企业前的质量安全监督管理，同时还负责牲畜屠宰环节和生鲜乳收购环节的质量安全的监督管理。食品药品监督管理部门是食用农产品进入批发零售市场或者生产加工企业后，按食品由食品药品监督管理部门负责监督管理。

2. 明确了卫生计生部门的职责

卫生部门是承担负责食品安全的风险评估，会同国家食品药品监督管理总局制定公布食品安全国家标准，制定实施食品安全风险监测计划等。在新《食品安全法》中，质量监督管理部门的职责是负责食品相关产品生产加工管理的管理，同时还负责食品进出口安全质量的监督管理。

3. 明确了公安部门的职责

一是建立行政执法与刑事司法工作的衔接机制；二是食品安全的监管部门，发现涉嫌犯罪的食品安全犯罪行为，要及时移送案件；三是在查处过程中迅速进行审查，依法作出决定；四是公安部门在办案的过程中请求食品药品监管部门给予支持的，后者还应当依法予以协助。

4. 在完善体制方面，新《食品安全法》还增设了基层食品药品的监管机构

新《食品安全法》第 6 条明确规定，县级人民政府食品药品监督管理部门可以在乡镇或者特定区域设立派出机构。因为食品安全在农村是薄弱环节，农村既是监管的薄弱环节，也是食品安全的薄弱环节。

（二）突出风险治理

新《食品安全法》的第二大改革是突出风险治理。

1. 确立了食品安全风险治理的理念

新《食品安全法》在"总则"第 3 条里面明确规定，食品安全工作实行预防为主、风险管理、全程控制、社会共治，建立科学、严格的监督管理制度。

2. 确立了食品安全风险分级制度

新《食品安全法》第 109 条规定，县级以上人民政府食品药品监督管理、质量监督部门根据食品安全风险监测、风险评估结果和食品安全状况等，确定监督管理的重点、方式和频次，实施风险分级管理。县级以上地方人民政府组织本级食品药品监督管理、质量监督、农业行政等部门制定本行政区域的食品安全年度监督管理计划，向社会公布并组织实施。第 109 条还规定，食品安全年度监督管理计划应当将下列事项作为监督管理的重点：专供婴幼儿和其他特定人群的主辅食品；保健食品生产过程中的添加行为和按照注册或者备案的技术要求组织生产的情况，保健食品标签、说明书以及宣传材料中有关功能宣传的情况；发生食品安全事故风险较高的食品生产经营者；食品安全风险监测结果表明可能存在食品安全隐患的事项。这些都是作为年度监管管理计划中的重点。

3. 完善食品安全风险监测的制度

一是确定风险监测的行为规范。新《食品安全法》第 15 条明确规定，承担食品安全风险监测工作的技术机构应当根据食品安全风险监测计划和监测方案开展监测工作，保证监测数据真实、准确，并按照食品安全风险监测计划和监测方案的要求报送监测数据和分析结果。食品安全风险监测工作人员有权进入相关食用农产品种植养殖、食品生产经营场所采集样品、收集相关数据。采集样品应当按照市场价格支付费用。二是加强风险监测的结果通报。新《食品安全法》第 16 条明确规定，食品安全风险监测结果表明可能存在食品安全隐患的，县级以上人民政府卫生行政部门应当及时将相关信息通报同级食品药品监督管理等部门，并报告本级人民政府和上级人民政府卫生行政部门。食品药品监督管理等部门应当组织开展进一步调查。同时，第 20 条规定，省级以上人民政府卫生行政、农业行政部门应当及时相互通报食品、食用农产品安全风险监测信息。国务院卫生行政、农业行政部门应当及时相互通报食品、食用农产品安全风险评估结果等信息。

4. 完善食品安全的风险评估制度

（1）增加食品相关产品的评估。第 17 条规定，国家建立食品安全风险评估制度，运用科学方法，根据食品安全风险监测信息、科学数据以及有关信息，对食品、食品添加剂、食品相关产品中生物性、化学性和物理性危害因素进行风险评估。

（2）明确开展风险评估的情形。第 18 条明确规定，有下列情形之一的，应当进行食品安全风险评估：通过食品安全风险监测或者接到举报发现食品、食品添加剂、食品相关产品可能存在安全隐患的；为制定或者修订食品安全国家标准提供科学依据需要进行风险评估的；为确定监督管理的重点领域、重点品种需要进行风险评估的；发现新的可能危害食品安全因素的；需要判断某一因素是否构成食品安全隐患的；国务院卫生行政部门认为需要进行风险评估的其他情形。

（3）强化了及时进行风险评估的要求。第 19 条规定，属于本法第十八条规定情形的，国务院卫生行政部门应当及时进行食品安全风险评估，并向国务院有关部门通报评估结果。

（4）建立了食品安全风险的交流制度。第 23 条规定，县级以上人民政府食品药品监督管理部门和其他有关部门、食品安全风险评估专家委员会及其技术机构，应当按照科学、客观、及时、公开的原则，组织食品生产经营者、食品检验机构、认证机构、食品行业协会、消费者协会以及新闻媒体等，就食品安全风险评估信息和食品安全监督管理信息进行交流沟通。

（5）建立食品安全风险的自查制度。第 47 条规定，食品生产经营者应当建立食品安全自查制度，定期对食品安全状况进行检查评价。生产经营条件发生变化，不再符合食品安全要求的，食品生产经营者应当立即采取整改措施；有发生食品安全事故潜在风险的，应当立即停止食品生产经营活动，并向所在地县级人民政府食品药品监督管理部门报告。

（三）突出全程治理的理念

新《食品安全法》的第三大突破是突出了全程治理的理念。

1. 确立了食品安全全程治理的理念

"总则"中第 3 条明确规定，食品安全工作实行预防为主、风险管理、全程控制、社会共治，建立科学、严格的监督管理制度。

2. 加强食品安全的产地、源头的把关

（1）加强农业投入的监管。第 11 条规定，国家对农药的使用实行严格的管理制度，加快淘汰剧毒、高毒、高残留农药，推动替代产品的研发和应用，鼓励使用高效低毒低残留农药。同时第 49 条还规定，食用农产品生产者应当按照食品安全标准和国家有关规定使用农药、肥料、兽药、饲料和饲料添加剂等农业投入品，严格执行农业投入品使用安全间隔期或者休药期的规定，不得使用国家明令禁止的农业投入品。禁止将剧毒、高毒农药用于蔬菜、瓜果、茶叶和中草药材等国家规定的农作物。

（2）加强食用农产品批发市场的检验。第 64 条规定，食用农产品批发市场应当配备检验设备和检验人员或者委托符合本法规定的食品检验机构，对进入该批发市场销售的食用农产品进行抽样检验；发现不符合食品安全标准的，应当要求销售者立即停止销售，并向食品药品监督管理部门报告。

（3）加强食用农产品销售的管理。第 65 条规定，食用农产品销售者应当建立食用农产品进货查验记录制度，如实记录食用农产品的名称、数量、进货日期以及供货者名称、地址、联系方式等内容，并保存相关凭证。记录和凭证保存期限不得少于六个月。同时第 66 条规定，进入市场销售的食用农产品在包装、保鲜、贮存、运输中使用保鲜剂、防腐剂等食品添加剂和包装材料等食品相关产品，应当符合食品安全国家标准。

3. 建立食品安全全程追溯制度

新《食品安全法》第 42 条明确规定，国家建立食品安全全程追溯制度。食品生产经营者应当依照本法的规定，建立食品安全追溯体系，保证食品可追溯。国家鼓励食品生产经营者采用信息化手段采集、留存生产经营信息，建立食品安全追溯体系。国务院食品药品监督管理部门会同国务院农业行政等有关部门建立食品安全全程追溯协作机制。

4. 完善生产经营者的过程控制

（1）生产过程中的要求。第 46 条明确规定，食品生产企业应当就下列事项制定并实施控制要求，保证所生产的食品符合食品安全标准：原料采购、原料验收、投料等原料控制；生产工序、设备、贮存、包装等生产关键环节控制；原料检验、半成品检验、成品出厂检验等检验控制；运输和交付控制。

（2）在储存运输装卸、包装、保鲜的过程中的要求。法律第 33 条规定，贮存、运输和装卸食品的容器、工具和设备应当安全、无害，保持清洁，防止食品污染，并符合保证食品安全所需的温度、湿度等特殊要求，不得将食品与有毒、有害物品一同贮存、运输。

（3）对非食品生产经营者也提出了明确要求。法律第 33 条同时规定，非食品生产经营者从事食品贮存、运输和装卸的，应当符合前款第六项的规定。即贮存、运输和装卸食品的容器、工具和设备应当安全、无害，保持清洁，防止食品污染，并符合保证食品安全所需的温度、湿度等特殊要求，不得将食品与有毒、有害物品一同贮存、运输。在这里，新《食品安全法》对非食品生产经营者的要求和对食品生产经营者的要求是完全一样的。

（4）完善了生产经营的过程控制。即对进入市场销售的农产品提出了要求。第 66 条规定，进入市场销售的食用农产品在包装、保鲜、贮存、运输中使用保鲜剂、防腐剂等食品添加剂和包装材料等食品相关产品，应当符合食品安全国家标准。

（四）突出企业的责任

新《食品安全法》的第四大改革是突出了企业的责任。

1. 完善各类食品主体的共同义务

（1）确定企业是第一责任人的原则。第 4 条明确规定，食品生产经营者对其生产经营的食品安全负责，食品生产经营者应当依照法律法规和食品安全标准，从事食品经营活动，保证食品安全，诚信自律，对社会和公众负责，接受制度监督，承担社会责任。

（2）确立企业主要负责人的全面责任。第 44 条规定，食品生产经营企业的主要负责，应当落实企业食品安全管理制度，对本企业食品安全工作全面负责。

（3）明确食品安全管理人员需要考核上岗。第 44 条规定，食品生产经营企业应当配备专职或者兼职的食品安全管理人员，加强对其的培训和考核，经考核不具备食品安全管理能力的，不得上岗。

（4）建立食品安全追溯体系。第42条规定，食品生产经营者应当依照本法的规定，建立食品安全追溯体系，保证食品可追溯。

（5）建立食品安全自查制度。第47条规定，食品生产经营者应当建立食品安全自查制度，定期对食品安全状况进行检查评价。生产经营条件发生变化，不再符合食品安全要求的，食品生产经营者应当立即采取整改措施，有发现食品安全潜在事故风险的，应当立即停止食品安全经营活动，并向所在地县级人民政府食品药品监督管理部门报告。

（6）强化问题食品的召回制度。第63条规定，国家建立食品召回制度。食品生产者发现其生产的食品不符合食品安全标准或者有证据证明可能危害人体健康的，应当立即停止生产，召回已经上市销售的食品，通知相关生产经营者和消费者，并记录召回和通知情况。食品经营者发现其经营的食品有前款规定情形的，应当立即停止经营，通知相关生产经营者和消费者，并记录停止经营和通知情况。食品生产者认为应当召回的，应当立即召回。由于食品经营者的原因造成其经营的食品有前款规定情形的，食品经营者应当召回。食品生产经营者应当对召回的食品采取无害化处理、销毁等措施，防止其再次流入市场。但是，对因标签、标志或者说明书不符合食品安全标准而被召回的食品，食品生产者在采取补救措施且能保证食品安全的情况下可以继续销售；销售时应当向消费者明示补救措施。食品生产经营者应当将食品召回和处理情况向所在地县级人民政府食品药品监督管理部门报告；需要对召回的食品进行无害化处理、销毁的，应当提前报告时间、地点。食品药品监督管理部门认为必要的，可以实施现场监督。食品生产经营者未依照本条规定召回或者停止经营的，县级以上人民政府食品药品监督管理部门可以责令其召回或者停止经营。

2.确定不同类别食品安全的主体义务

（1）明确食品添加剂生产经营使用者的义务。第39条规定，国家对食品添加剂生产实行许可制度。生产食品添加剂应当符合法律、法规和食品安全国家标准。第59条同时还规定，食品添加剂生产者应当建立食品添加剂出厂检验记录制度，查验出厂产品的检验合格证和安全状况，如实记录食品添加剂的名称、规格、数量、生产日期或者生产批号、保质期、检验合格证号、销售日期以及购货者的名称、地址、联系方式等相关内容，并保存相关凭证。第60条同时规定，食品添加剂经营者采购食品添加剂，应当依法查验供货者的许可证和产品合格证明文件，如实记录食品添加剂的名称、规格、数量、生产日期或者生产批号、保质期、进货日期以及供货者名称、地址、联系方式等内容，并保存相关凭证。记录和凭证保存期限应当符合新《食品安全法》第五十条第二款的要求。同时第 40 条还规定，食品生产经营者应当按照食品安全国家标准使用食品添加剂。

（2）明确食品相关产品的生产者的义务。新《食品安全法》第 41 条规定，生产食品相关产品应当符合法律、法规和食品安全国家标准。对直接接触食品的包装材料等具有较高风险的相关产品，按照国家有关工业产品许可证管理的规定实施生产许可。质量监督管理部门应当加强对食品相关产品生产活动的监督管理。

（3）明确网络食品交易者的义务。第 62 条明确规定，网络食品交易第三方平台提供者应当对入网食品经营者进行实名登记，明确其食品安全管理责任；依法应当取得许可证的，还应当审查其许可证。网络食品交易第三方平台提供者发现入网食品经营者有违反本法规定行为的，应当及时制止并立即报告所在地县级人民政府食品药品监督管理部门；发现严重违法行为的，应当立即停止提供网络交易平台服务。

（4）明确转基因食品的标识义务。第 69 条规定，生产经营转基因食品应当按照规定显著标示。

（5）明确餐饮服务提供者的义务。第 55 条规定，餐饮服务提供者应当制定并实施原料控制要求，不得采购不符合食品安全标准的食品原料。倡导餐饮服务提供者公开加工过程，公示食品原料及其来源等信息。餐饮服务提供者在加工过程中应当检查待加工的食品及原料，发现有本法第三十四条第六项规定情形的，不得加工或者使用。

（6）明确集中用餐单位食堂义务。第 57 条规定，学校、托幼机构、养老机构、建筑工地等集中用餐单位的食堂应当严格遵守法律、法规和食品安全标准；从供餐单位订餐的，应当从取得食品生产经营许可的企业订购，并按照要求对订购的食品进行查验。供餐单位应当严格遵守法律、法规和食品安全标准，当餐加工，确保食品安全。学校、托幼机构、养老机构、建筑工地等集中用餐单位的主管部门应当加强对集中用餐单位的食品安全教育和日常管理，降低食品安全风险，及时消除食品安全隐患。

（7）明确餐饮具集中消毒服务单位的义务。第 58 条规定，餐具、饮具集中消毒服务单位应当具备相应的作业场所、清洗消毒设备或者设施，用水和使用的洗涤剂、消毒剂应当符合相关食品安全国家标准和其他国家标准、卫生规范。餐具、饮具集中消毒服务单位应当对消毒餐具、饮具进行逐批检验，检验合格后方可出厂，并应当随附消毒合格证明。消毒后的餐具、饮具应当在独立包装上标注单位名称、地址、联系方式、消毒日期以及使用期限等内容。

（五）对特殊食品实行特殊监管

新《食品安全法》的第五大改革是对特殊食品实行特殊监管。

1. 保健食品

（1）对保健食品的原料和功能实行目录管理。第 75 条规定，保健食品声称保健功能，应当具有科学依据，不得对人体产生急性、亚急性或者慢性危害。保健食品原料目录和允许保健食品声称的保健功能目录，由国务院食品药品监督管理部门会同国务院卫生行政部门、国家中医药管理部门制定、调整并公布。保健食品原料目录应当包括原料名称、用量及其对应的功效；列入保健食品原料目录的原料只能用于保健食品生产，不得用于其他食品生产。

（2）对保健食品实行政策与备案相结合的管理模式。第 76 条规定，使用保健食品原料目录以外原料的保健食品和首次进口的保健食品应当经国务院食品药品监督管理部门注册。但是，首次进口的保健食品中属于补充维生素、矿物质等营养物质的，应当报国务院食品药品监督管理部门备案。其他保健食品应当报省、自治区、直辖市人民政府食品药品监督管理部门备案。进口的保健食品应当是出口国（地区）主管部门准许上市销售的产品。

（3）对保健食品的标签说明书进行管理规定。第 78 条规定，保健食品的标签、说明书不得涉及疾病预防、治疗功能，内容应当真实，与注册或者备案的内容相一致，载明适宜人群、不适宜人群、功效成分或者标志性成分及其含量等，并声明"本品不能代替药物"。保健食品的功能和成分应当与标签、说明书相一致。

（4）对保健食品的广告进行管理规定。第 79 条规定，保健食品广告除应当符合本法第七十三条第一款的规定外，还应当声明"本品不能代替药物"；其内容应当经生产企业所在地省、自治区、直辖市人民政府食品药品监督管理部门审查批准，取得保健食品广告批准文件。省、自治区、直辖市人民政府食品药品监督管理部门应当公布并及时更新已经批准的保健食品广告目录以及批准的广告内容。

（5）对保健食品的生产质量管理体系的要求。第 83 条规定，生产保健食品，特殊医学用途配方食品、婴幼儿配方食品和其他专供特定人群的主辅食品的企业，应当按照良好生产规范的要求建立与所生产食品相适应的生产质量管理体系，定期对该体系的运行情况进行自查，保证其有效运行，并向所在地县级人民政府食品药品监督管理部门提交自查报告。

2. 特殊医学用途配方食品

（1）特殊医学用途配方食品施行注册管理。第80条规定，特殊医学用途配方食品应当经国务院食品药品监督管理部门注册。注册时，应当提交产品配方、生产工艺、标签、说明书以及表明产品安全性、营养充足性和特殊医学用途临床效果的材料。

（2）特殊医学用途配方食品的广告管理。特殊医学用途配方食品广告适用《中华人民共和国广告法》和其他法律、行政法规关于药品广告管理的规定。

3. 婴幼儿配方食品

（1）对婴幼儿配方食品实行全程的质量控制。第81条规定，婴幼儿配方食品生产企业应当实施从原料进厂到成品出厂的全过程质量控制，对出厂的婴幼儿配方食品实施逐批检验，保证食品安全。

（2）对婴幼儿配方食品的原料和食品添加剂进行严格管理。第81条规定，生产婴幼儿配方食品使用的生鲜乳、辅料等食品原料、食品添加剂等，应当符合法律、行政法规的规定和食品安全国家标准，保证婴幼儿生长发育所需的营养成分。

（3）对婴幼儿配方食品实行备案。第81条规定，婴幼儿配方食品生产企业应当将食品原料、食品添加剂、产品配方及标签等事项向省、自治区、直辖市人民政府食品药品监督管理部门备案。

（4）对婴幼儿配方乳粉产品配方实行注册。婴幼儿配方乳粉的产品配方应当经国务院食品药品监督管理部门注册。注册时，应当提交配方研发报告和其他表明配方科学性、安全性的材料。

（5）婴幼儿配方乳粉严禁产品分装和一方多牌。第81条规定，不得以分装方式生产婴幼儿配方乳粉，同一企业不得用同一配方生产不同品牌的婴幼儿配方乳粉。

（6）婴幼儿配方乳粉目录实施公布。第82条规定，婴幼儿配方乳粉的注册人或者备案人应当对其提交材料的真实性负责。省级以上人民政府食品药品监督管理部门应当及时公布注册或者备案的保健食品、特殊医学用途配方食品、婴幼儿配方乳粉目录，并对注册或者备案中获知的企业商业秘密予以保密。保健食品、特殊医学用途配方食品、婴幼儿配方乳粉生产企业应当按照注册或者备案的产品配方、生产工艺等技术要求组织生产。

（六）突出地方政府的责任

新《食品安全法》的第六大改革是突出了地方责任。

1. 加强食品安全的管理能力建设

第 8 条规定，县级以上人民政府应当将食品安全工作纳入本级国民经济和社会发展规划，将食品安全工作经费列入本级政府财政预算，加强食品安全监督管理能力建设，为食品安全工作提供保障。

2. 整合食品检验机构

第 84 条规定，县级以上人民政府应当整合食品检验资源，实现资源共享。

3. 综合治理食品安全经营小单位

第 36 条规定，食品生产加工小作坊和食品摊贩等从事食品生产经营活动，应当符合本法规定的与其生产经营规模、条件相适应的食品安全要求，保证所生产经营的食品卫生、无毒、无害，食品药品监督管理部门应当对其加强监督管理。县级以上地方人民政府应当对食品生产加工小作坊、食品摊贩等进行综合治理，加强服务和统一规划，改善其生产经营环境，鼓励和支持其改进生产经营条件，进入集中交易市场、店铺等固定场所经营，或者在指定的临时经营区域、时段经营。食品生产加工小作坊和食品摊贩等的具体管理办法由省、自治区、直辖市制定。

4. 完善食品安全评议考核

第 7 条规定，县级以上地方人民政府实行食品安全监督管理责任制。上级人民政府负责对下一级人民政府的食品安全监督管理工作进行评议、考核。县级以上地方人民政府负责对本级食品药品监督管理部门和其他有关部门的食品安全监督管理工作进行评议、考核。

5. 实施食品安全的责任约谈

第 117 条规定，县级以上人民政府食品药品监督管理等部门未及时发现食品安全系统性风险，未及时消除监督管理区域内的食品安全隐患的，本级人民政府可以对其主要负责人进行责任约谈。地方人民政府未履行食品安全职责，未及时消除区域性重大食品安全隐患的，上级人民政府可以对其主要负责人进行责任约谈。被约谈的食品药品监督管理等部门、地方人民政府应当立即采取措施，对食品安全监督管理工作进行整改。责任约谈情况和整改情况应当纳入地方人民政府和有关部门食品安全监督管理工作评议、考核记录。

6. 加强食品安全的宣传教育

第 10 条规定，各级人民政府应当加强食品安全的宣传教育，普及食品安全知识，鼓励社会组织、基层群众性自治组织、食品生产经营者开展食品安全法律、法规以及食品安全标准和知识的普及工作，倡导健康的饮食方式，增强消费者食品安全意识和自我保护能力。

（七）创新机制

新《食品安全法》的第七大改革是创新机制。

1. 建立贡献褒奖机制

第 13 条规定，对在食品安全工作中做出突出贡献的单位和个人，按照国家有关规定，给予表彰和奖励。

2. 建立抽考监督机制

第 44 条规定，食品生产经营企业应当配备食品安全管理人员，加强对其的培训和考核。经考核不具备食品安全能力的，不得上岗。食品药品监督管理部门应当对企业食品安全管理人员随机进行监督抽查考核并公布考核情况。监督抽查考核不得收取费用。第 116 条还规定，县级以上人民政府食品药品监督管理、质量监督等部门应当加强对执法人员食品安全法律、法规、标准和专业知识与执法能力等的培训，并组织考核。不具备相应知识和能力的，不得从事食品安全执法工作。

3. 建立部门协作机制

第 42 条规定，国务院食品药品监督管理部门会同国务院农业行政等有关部门建立食品安全全程追溯的协作机制。这里既有国务院食品药品监督管理部门会同其他部门的一些工作机制，也有国务院其他部门会同国务院食品药品监督管理部门的一些协作机制。

4. 建立信息共享机制

第 6 条规定，县级以上地方人民政府对本行政区域的食品安全监督管理工作负责，统一领导、组织、协调本行政区域的食品安全监督管理工作以及食品安全突发事件应对工作，建立健全食品安全全程监督管理工作机制和信息共享机制。

5. 建立责任约谈机制

在新《食品安全法》中，采用的责任约谈有 3 种方式。①上级人民政府对下级人民政府实行约谈。②本级人民政府对本级的食品药品监督管理部门负责人进行约谈。③食品药品监督管理部门对食品生产经营者进行责任约谈。食品生产经营者应当立即采取整改措施，消除隐患。同时监督管理部门还应当把约谈的情况和整改的情况纳入食品生产经营者食品安全的信用档案中。

6. 建立责任连带机制

第 131 条还规定，违反本法规定，网络食品交易第三方平台提供者未对入网食品经营者进行实名登记、审查许可证，或者未履行报告、停止提供网络交易平台服务等义务的，由县级以上人民政府食品药品监督管理部门责令改正，没收违法所得，并处五万元以上二十万元以下罚款；造成严重后果的，责令停业，直至由原发证部门吊销许可证；使消费者的合法权益受到损害的，应当与食品经营者承担连带责任。消费者通过网络食品交易第三方平台购买食品，其合法权益受到损害的，可以向入网食品经营者或者食品生产者要求赔偿。网络食品交易第三方平台提供者不能提供入网食品经营者的真实名称、地址和有效联系方式的，由网络食品交易第三方平台提供者赔偿。网络食品交易第三方平台提供者赔偿后，有权向入网食品经营者或者食品生产者追偿。网络食品交易第三方平台提供者作出更有利于消费者承诺的，应当履行其承诺。同时第 138 条还明确，食品检验机构出具虚假检验报告，使消费者的合法权益受到损害的，应当与食品生产经营者承担连带责任。

7. 建立信用奖惩机制

第 113 条规定，县级以上人民政府食品药品监督管理部门应当建立食品生产经营者食品安全信用档案，记录许可颁发、日常监督检查结果、违法行为查处等情况，依法向社会公布并实时更新；对有不良信用记录的食品生产经营者增加监督检查频次，对违法行为情节严重的食品生产经营者，可以通报投资主管部门、证券监督管理机构和有关的金融机构。

8. 建立信息衔接机制

新《食品安全法》第 121 条规定，县级以上人民政府食品药品监督管理、质量监督等部门发现涉嫌食品安全犯罪的，应当按照有关规定及时将案件移送公安机关。对移送的案件，公安机关应当及时审查；认为有犯罪事实需要追究刑事责任的，应当立案侦查。公安机关在食品安全犯罪案件侦查过程中认为没有犯罪事实，或者犯罪事实显著轻微，不需要追究刑事责任，但依法应当追究行政责任的，应当及时将案件移送食品药品监督管理、质量监督等部门和监察机关，有关部门应当依法处理。公安机关商请食品药品监督管理、质量监督、环境保护等部门提供检验结论、认定意见以及对涉案物品进行无害化处理等协助的，有关部门应当及时提供，予以协助。

9. 完善食品安全的标准机制

（1）明确标准的制定部门。第27条规定，食品安全国家标准由国务院卫生行政部门会同国务院食品药品监督管理部门制定、公布，国务院标准化行政部门提供国家标准编号。食品中农药残留、兽药残留的限量规定及其检验方法与规程由国务院卫生行政部门、国务院农业行政部门会同国务院食品药品监督管理部门制定。屠宰畜、禽的检验规程由国务院农业行政部门会同国务院卫生行政部门制定。

（2）限定食品安全的地方准则。第29条明确规定，对地方特色食品，没有食品安全国家标准的，省、自治区、直辖市人民政府卫生行政部门可以制定并公布食品安全地方标准，报国务院卫生行政部门备案。食品安全国家标准制定后，该地方标准即行废止。

（3）确定企业标准的地位。第30条规定，国家鼓励食品生产企业制定严于食品安全国家标准或者地方标准的企业标准，在本企业适用，并报省、自治区、直辖市人民政府卫生行政部门备案。

（4）明确标准的公布、查阅、下载、指导和解答。第31条明确规定，省级以上人民政府卫生行政部门应当在其网站上公布制定和备案的食品安全国家标准、地方标准和企业标准，供公众免费查阅、下载。对食品安全标准执行过程中的问题，县级以上人民政府卫生行政部门应当会同有关部门及时给予指导、解答。

（5）明确标准执行跟踪评价。第32条规定，省级以上人民政府卫生行政部门应当会同同级食品药品监督管理、质量监督、农业行政等部门，分别对食品安全国家标准和地方标准的执行情况进行跟踪评价，并根据评价结果及时修订食品安全标准。

（6）规定临时限量值和临时检验方法。第 111 条规定，对食品安全风险评估结果证明食品存在安全隐患，需要制定、修订食品安全标准的，在制定、修订食品安全标准前，国务院卫生行政部门应当及时会同国务院有关部门规定食品中有害物质的临时限量值和临时检验方法，作为生产经营和监督管理的依据。

（7）明确食品复检机构的确定方法。第 88 条规定，对依照本法规定实施的检验结论有异议的，食品生产经营者可以自收到检验结论之日起七个工作日内向实施抽样检验的食品药品监督管理部门或者其上一级食品药品监督管理部门提出复检申请，由受理复检申请的食品药品监督管理部门在公布的复检机构名录中随机确定复检机构进行复检。复检机构出具的复检结论为最终检验结论。

（8）明确快检方法的法律地位。第 112 条规定，县级以上人民政府食品药品监督管理部门在食品安全监督管理工作中可以采用国家规定的快速检测方法对食品进行抽查检测。对抽查检测结果表明可能不符合食品安全标准的食品，应当依照本法第八十七条的规定进行检验。抽查检测结果确定有关食品不符合食品安全标准的，可以作为行政处罚的依据。

（八）突出社会共治

新《食品安全法》第八大改革是突出了社会共治。

1. 确立了食品安全，社会治理的理念

"总则"第 3 条中明确规定，食品安全工作实施"社会共治"。

2. 建立食品安全有奖举报制度

第 115 条明确规定，县级以上人民政府食品药品监督管理、质量监督等部门应当公布本部门的电子邮件地址或者电话，接受咨询、投诉、举报。接到咨询、投诉、举报，对属于本部门职责的，应当受理并在法定期限内及时答复、核实、处理；对不属于本部门职责的，应当移交有权处理的部门并书面通知咨询、投诉、举报人。有权处理的部门应当在法定期限内及时处理，不得推诿。对查证属实的举报，给予举报人奖励。有关部门应当对举报人的信息予以保密，保护举报人的合法权益。举报人举报所在企业的，该企业不得以解除、变更劳动合同或者其他方式对举报人进行打击报复。

3. 强化部门之间的重大事项协同

比如第 38 条规定，生产经营的食品中不得添加药品，但是可以添加按照传统既是食品又是中药材的物质。按照传统既是食品又是中药材的物质目录由国

务院卫生行政部门会同国务院食品药品监督管理部门制定、公布。

4. 充分发挥社会中介机构的作用

第 9 条规定，食品行业协会应当加强行业自律，按照章程建立健全行业规范和奖惩机制，提供食品安全信息、技术等服务，引导和督促食品生产经营者依法生产经营，推动行业诚信建设，宣传、普及食品安全知识。消费者协会和其他消费者组织对违反本法规定，损害消费者合法权益的行为，依法进行社会监督。

5. 完善食品安全信息发布制度

第 118 条规定，国家建立统一的食品安全信息平台，实行食品安全信息统一公布制度。国家食品安全总体情况、食品安全风险警示信息、重大食品安全事故及其调查处理信息和国务院确定需要统一公布的其他信息由国务院食品药品监督管理部门统一公布。食品安全风险警示信息和重大食品安全事故及其调查处理信息的影响限于特定区域的，也可以由有关省、自治区、直辖市人民政府食品药品监督管理部门公布。未经授权不得发布上述信息。县级以上人民政府食品药品监督管理、质量监督、农业行政部门依据各自职责公布食品安全日常监督管理信息。公布食品安全信息，应当做到准确、及时，并进行必要的解释说明，避免误导消费者和社会舆论。同时第 120 条规定，任何单位和个人不得编造、散布虚假食品安全信息。

（九）突出法律责任

新《食品安全法》的第九大改革是突出了法律责任。

1. 坚持刑事责任优先的原则

法律明确对部分严重危害食品安全的违法行为，如对非法添加化学物质、生产经营有害物质超过标准限量的食品等违法行为，首先判断是否构成犯罪，对涉嫌构成犯罪的，坚决移送公安机关追究刑事责任。对于不构成犯罪的，再按照新《食品安全法》的规定予以行政处罚。同时，为强化食品安全违法犯罪的惩戒，新《食品安全法》第 135 条规定，因食品安全犯罪被判处有期徒刑以上刑罚的，终身不得从事食品生产经营管理工作，也不得担任食品生产经营企业食品安全管理人员。

2. 增加行政管理和治安管理的处罚

第 123 条规定，违法使用剧毒、高毒农药的，除依照有关法律、法规规定给予处罚外，可以由公安机关依照第一款规定给予拘留。第133条规定，违反本法规定，拒绝、阻挠、干涉有关部门、机构及其工作人员依法开展食品安全监督检查、事故调查处理、风险监测和风险评估的，由有关主管部门按照各自职责分工责令停产停业，并处二千元以上五万元以下罚款；情节严重的，吊销许可证；构成违反治安管理行为的，由公安机关依法给予治安管理处罚。违反本法规定，对举报人以解除、变更劳动合同或者其他方式打击报复的，应当依照有关法律的规定承担责任。第141条规定，违反本法规定，编造、散布虚假食品安全信息，构成违反治安管理行为的，由公安机关依法给予治安管理处罚。

3. 提高财产罚款的数额

第123条规定，违法生产经营的食品货值金额不足一万元的，并处十万元以上十五万元以下罚款；货值金额一万元以上的，并处货值金额十五倍以上三十倍以下罚款。

4. 加大处罚的力度

第135条规定，被吊销许可证的食品生产经营者及其法定代表人、直接负责的主管人员和其他直接责任人员自处罚决定作出之日起五年内不得申请食品生产经营许可，或者从事食品生产经营管理工作、担任食品生产经营企业食品安全管理人员。因食品安全犯罪被判处有期徒刑以上刑罚的，终身不得从事食品生产经营管理工作，也不得担任食品生产经营企业食品安全管理人员。食品生产经营者聘用人员违反前两款规定的，由县级以上人民政府食品药品监督管理部门吊销许可证。

5. 确立了首付责任制

第148条规定，消费者因不符合食品安全标准的食品受到损害的，可以向经营者要求赔偿损失，也可以向生产者要求赔偿损失。接到消费者赔偿要求的生产经营者，应当实行首负责任制，先行赔付，不得推诿；属于生产者责任的，经营者赔偿后有权向生产者追偿；属于经营者责任的，生产者赔偿后有权向经营者追偿。

6. 加大惩罚性赔款

第148条规定，生产不符合食品安全标准的食品或者经营明知是不符合食品安全标准的食品，消费者除要求赔偿损失外，还可以向生产者或者经营者要求支付价款十倍或者损失三倍的赔偿金；增加赔偿的金额不足一千元的，为一千元。但是，食品的标签、说明书存在不影响食品安全且不会对消费者造成误导的瑕疵的除外。

7. 加大对违法行为的处罚

第134条规定，食品生产经营者在一年内累计三次因违反本法规定受到责令停产停业、吊销许可证以外处罚的，由食品药品监督管理部门责令停产停业，直至吊销许可证。

8. 增加违法、执法的责任

第146条规定，食品药品监督管理、质量监督等部门在履行食品安全监督管理职责过程中，违法实施检查、强制等执法措施，给生产经营者造成损失的，应当依法予以赔偿，对直接负责的主管人员和其他直接责任人员依法给予处分。

9. 对食品生产经营小单位的处罚

第127条规定，对食品生产加工小作坊、食品摊贩等的违法行为的处罚，依照省、自治区、直辖市制定的具体管理办法执行。

二、有关食品经营服务法律责任的规定

《食品安全法》基于保证食品安全，保障公众身体健康和生命安全，有效处理和打击危害公众健康和生命安全的餐饮服务违法行为，加大和统一了食品安全违法行为的行政责任。为进一步规范食品生产经营许可活动，加强食品生产经营监督管理，2015年8月26日，国家食品药品监督管理总局审议通过《食品生产许可管理办法》《食品经营许可管理办法》，于2015年10月1日起正式施行。

食品生产经营许可是通过事先审查方式提高食品安全保障水平的重要预防性措施。根据十八届三中、四中全会和国务院政府职能转变的精神，按照确保食品安全、简政放权、简化审批手续、提高审批效率的要求，国家食品药品监督管理总局坚持科学立法和民主立法，结合基层监管需求和社会反映意见，吸收借鉴国内外有益经验，着力破解许可工作重点难点问题，经广泛调研、多次论证，形成《食品生产许可管理办法》和《食品经营许可管理办法》。主要内容包括以下7项。

1. 简政放权

（1）将食品流通许可与餐饮服务许可两个许可整合为食品经营许可，减少许可数量。

（2）将食品添加剂生产许可纳入《食品生产许可管理办法》，规定食品添加剂生产许可申请符合条件的，颁发食品生产许可证，并标注食品添加剂。

2. 明确许可原则

（1）食品生产经营许可应当遵循依法、公开、公平、公正、便民、高效的原则。

（2）食品生产许可实行一企一证原则，即同一个食品生产者从事食品生产活动，应当取得一个食品生产许可证；食品经营许可实行一地一证原则，即食品经营者在一个经营场所从事食品经营活动，应当取得一个食品经营许可证。

（3）食品药品监督管理部门按照食品的风险程度对食品生产经营实施分类许可。

3. 实施分类许可

（1）食品生产分为粮食加工品，食用油、油脂及其制品，调味品，肉制品，乳制品，饮料，方便食品，饼干，罐头，冷冻饮品，速冻食品，薯类和膨化食品，糖果制品，茶叶及相关制品，酒类，蔬菜制品，水果制品，炒货食品及坚果制品，蛋制品，可可及焙烤咖啡产品，食糖，水产制品，淀粉及淀粉制品，糕点，豆制品，蜂产品，保健食品，特殊医学用途配方食品，婴幼儿配方食品，特殊膳食食品，其他食品31个类别。

（2）食品经营主体业态分为食品销售经营者、餐饮服务经营者、单位食堂。食品经营项目分为预包装食品销售、散装食品销售、特殊食品销售、其他类食品销售；热食类食品制售、冷食类食品制售、生食类食品制售、糕点类食品制售、自制饮品制售、其他类食品制售10个类别。

4. 特殊食品生产从严许可

（1）省级食品药品监督管理部门负责特殊食品的生产许可审查工作。

（2）特殊食品生产企业除需要具备普通食品的许可条件外，还应当提交与所生产食品相适应的生产质量管理体系文件以及产品注册和备案文件。

5. 明确许可证编号规则

（1）食品生产许可证编号由 SC（"生产"的汉语拼音字母缩写）和 14 位阿拉伯数字组成。数字从左至右依次为：3 位食品类别编码、2 位省（自治区、直辖市）代码、2 位市（地）代码、2 位县（区）代码、4 位顺序码、1 位校验码。

（2）食品经营许可证编号由 JY（"经营"的汉语拼音字母缩写）和 14 位阿拉伯数字组成。数字从左至右依次为：1 位主体业态代码、2 位省（自治区、直辖市）代码、2位市（地）代码、2位县（区）代码、6位顺序码、1位校验码。

6.明确许可证载明事项

（1）食品生产许可证应当载明：生产者名称、社会信用代码、法定代表人、住所、生产地址、食品类别、许可证编号、有效期、日常监督管理机构、日常监督管理人员、投诉举报电话、发证机关、签发人、发证日期和二维码。

（2）食品经营许可证应当载明：经营者名称、社会信用代码、法定代表人、住所、经营场所、主体业态、经营项目、许可证编号、有效期、日常监督管理机构、日常监督管理人员、投诉举报电话、发证机关、签发人、发证日期和二维码。

7.增强可操作性

（1）明确食品添加剂生产许可的管理原则、程序、监督检查和法律责任，适用有关食品生产许可的规定。

（2）生产同一食品类别内的事项、外设仓库地址等事项发生变化的，食品生产者不需要增加或者变更许可，只需要在变化后10个工作日内向原发证的食品药品监督管理部门报告即可。

（3）在变更或者延续食品生产经营许可申请中，申请人声明生产经营条件未发生变化的，食品药品监督管理部门可以不再进行现场核查。

三、《中华人民共和国刑法》

刑法是规定犯罪、刑事责任和刑罚的法律，是为了惩罚犯罪、保护人民而制定的法律。刑法有广义刑法与狭义刑法之分。广义刑法是指一切规定犯罪、刑事责任和刑罚的法律规范的总和，包括刑法典、单行刑法以及非刑事法律中的刑事责任条款。狭义刑法是指刑法典，即《中华人民共和国刑法》（下文简称《刑法》）。

《刑法》的任务，是用刑罚与一切犯罪行为作斗争，以保卫国家安全，保卫人民民主专政的政权和社会主义制度，保护国有财产和劳动群众集体所有的财产，保护公民私人所有的财产，保护公民的人身权利、民主权利和其他权利，维护社会秩序和经济秩序，保障社会主义建设事业的顺利进行。

我国原《刑法》对涉及食品安全领域的犯罪只规定有两项罪名，即"生产、销售不符合卫生标准的食品罪"和"生产、销售有毒、有害食品罪"。2011年5月1日起施行的《刑法修正案（八）》对涉及食品安全领域的犯罪进行了重大修改和补充，将"生产、销售不符合卫生标准的食品罪"修改为"生产、销售不符合食品安全标准的食品罪"，并增加了"食品监管渎职罪"。此次单独列明食品安全监管渎职犯罪，修改了食品安全犯罪的刑罚条件，强化了《刑法》对食品安全这一重大民生问题的保护。2015年8月29日第十二届全国人民代表大会常务委员会第十六次会议通过的《刑法修正案（九）》在涉及食品药品的，与《刑法修正案（八）》并没有变化。因此下面以《刑法修正案（八）》与原《刑法》进行比较。

（一）生产销售不符合食品安全标准的食品罪

1. 修改罪名

原《刑法》第143条规定的罪名是"生产、销售不符合卫生标准的食品罪"，《刑法修正案（八）》第24条将罪名修改为"生产、销售不符合食品安全标准的食品罪"。用"安全"代替了"卫生"，这一修改也与2009年6月1日起施行的《食品安全法》有关规定相衔接。

2. 取消单处罚金和按销售金额比例处罚金的规定

《刑法修正案（八）》将《刑法》第143条修改为"处三年以下有期徒刑或者拘役，并处罚金……"，直接取消了单处罚金的规定，对处罚金的数额不再以销售金额为依据，对罚金的上限也未作出规定。

3. 规定该罪为"情节加重犯"和"结果加重犯"

《刑法修正案（八）》将《刑法》第143条修改为："对人体健康造成严重危害或者有其他严重情节的，处三年以上七年以下有期徒刑，并处罚金……"，增加了"或者有其他严重情节的"规定，属于情节加重犯。该条同时规定："后果特别严重的，处七年以上有期徒刑或者无期徒刑，并处罚金或者没收财产。"可见，该罪同时也是结果加重犯。

4. 规定该罪属于"危险犯"而不是"行为犯"

《刑法》第143条在修正前后都有"足以造成严重食物中毒事故或者其他严重食源性疾病的"规定，说明生产、销售不符合食品安全标准的食品，只有"足以造成严重食物中毒事故"或"其他严重食源性疾病"的情形才构成此罪，否则就不构成此罪。如果生产、销售不符合食品安全标准的食品不足以造成严重食物中毒事故或者其他严重食源性疾病，但其销售金额在5万元以上的，则按照《刑法》第149条第一款的规定构成"生产、销售伪劣产品罪"。

（二）生产、销售有毒、有害食品罪

《刑法修正案（八）》将《刑法》第 144 条修改为："在生产、销售的食品中掺入有毒、有害的非食品原料的，或者销售明知掺有有毒、有害的非食品原料的食品的，处五年以下有期徒刑或者拘役，并处罚金；对人体健康造成严重危害或者有其他严重情节的，处五年以上十年以下有期徒刑，并处罚金；致人死亡或者有其他严重情节的，依照一百四十一条规定处罚。"

1. 规定该罪属于"行为犯""结果加重犯"和"情节加重犯"

去掉了"造成严重食物中毒事故或者其他严重食源性疾患"的内容，即不论是否中毒或患病，只要生产经营的食品中掺入有毒、有害的非食品原料的，就将受到处罚。同时该条款中也增加了"或者有其他严重情节的"刑罚条件，强化了对食品安全的保护。该罪属于"行为犯"和"结果加重犯"，同时增加为"情节加重犯"。"行为犯"是指，只要有生产、销售有毒、有害食品的行为就构成此罪，而不管其是否造成后果。"结果加重犯"是指，生产、销售的有毒、有害食品对人体健康造成严重危害或致人死亡的结果将加重处罚，最高可判处死刑。同时，《刑法修正案（八）》第 25 条增加该罪为"情节加重犯"，对"有其他严重情节"和"其他特别严重情节"的情形将分别加重处罚，最高也可判处死刑。该条款的修改，降低了食品安全犯罪侦查、调查举证的难度。这意味着食品本身的危害性明确，尽管没有造成严重后果，但从非法获利的金额、销售食品的数量和食品扩散的范围等角度能够证明其严重危害的，仍然可依法给予刑罚。

2. 取消"拘役"的处罚

《刑法修正案（八）》第 25 条规定，将原《刑法》第 144 条生产、销售有毒、有害食品罪中"处五年以下有期徒刑或拘役"中的"拘役"取消，修改为"处五年以下有期徒刑，并处罚金"。

3. 取消了单处罚金和按销售金额比例处罚金的规定

只要构成"生产、销售有毒、有害食品罪"便将并处罚金，且没有规定并处罚金的上限。

4. 规定了对"情节加重犯"的处罚

规定"生产、销售有毒、有害食品罪"中"致人死亡或者有其他特别严重情节的，依照本法第 141 条规定处罚"。《刑法》第 141 条是关于"生产、销售假

药罪"的规定，不能简单理解为"生产、销售有毒、有害食品罪"是按照"生产、销售假药罪"的罪名来处罚的，而是指，如果生产、销售的有毒、有害食品与生产、销售的假药同样出现有"致人死亡或者有其他特别严重情节"的后果，将依照《刑法》第 141 条规定的"生产、销售假药罪"的法定刑"处十年以上有期徒刑、无期徒刑或者死刑，并处罚金或者没收财产"。

（三）食品监管渎职罪

《刑法修正案（八）》第 49 条规定，在《刑法》第 408 条后增加一条："负有食品安全监督管理职责的国家机关工作人员，滥用职权或者玩忽职守，导致发生重大食品安全事故或者造成其他严重后果的，处五年以下有期徒刑或者拘役；造成特别严重后果的，处五年以上十年以下有期徒刑。"同时规定，"徇私舞弊犯前款罪的，从重处罚。"2011 年 4 月 27 日，最高人民法院、最高人民检察院关于执行《中华人民共和国刑法》确定罪名的补充规定（五）中，将第 408 条之一的罪名确定为"食品监管渎职罪"。

1. 食品监管渎职罪的特征

（1）侵犯的客体是国家机关对食品安全正常的监管活动。

（2）在客观方面表现为负有食品安全监管职责的国家机关工作人员，滥用职权或者玩忽职守，导致发生重大食品安全事故或者造成其他严重后果。

（3）犯罪主体是特殊主体，只能是负有食品安全监管职责的国家机关工作人员，根据《食品安全法》的规定，负责食品安全监督管理的国家机关主要包括质量监督部门、工商行政管理部门和食品药品监督管理部门，且是负有直接监管职责的部门的机关工作人员才符合食品安全监管渎职罪的主体条件。

（4）主观方面一般表现为过失，也可以是故意。滥用职权或玩忽职守造成后果表现为过失，而徇私舞弊导致发生重大食品安全事故或者造成其他严重后果则表现为故意，将从重处罚。

2. 食品监管渎职罪的认定

（1）渎职失职行为必须发生在食品安全监管领域。

（2）渎职失职行为必须导致了重大食品安全事故或者造成其他严重后果。"造成其他严重后果"是指，造成与食品安全事故有关的其他严重后果。

（3）负有食品安全监管职责的国家机关工作人员在食品安全监管过程中，因渎职失职但没有造成重大食品安全事故或没有造成与食品安全事故有关的其他严重后果的，则不构成食品监管渎职罪，但可能构成其他犯罪。

3. 食品安全渎职罪是典型的"结果犯"

以导致发生重大食品安全事故或者造成其他严重后果为犯罪的构成要件，没有出现这样的结果就不构成本罪，行为与法定结果二者缺一不可。食品监管渎职罪同时属于"结果加重犯"。修正后的《刑法》第408条之一规定："造成特别严重后果的，处五年以上十年以下有期徒刑"，就是对结果加重的处罚规定。本条还同时规定："徇私舞弊犯前款罪的，从重处罚。"意思是，负有食品安全监管职责的国家机关工作人员，在食品安全监管中有徇私舞弊行为，导致发生重大食品安全事故或者造成其他严重后果的将从重处罚。

除了上述直接规制食品犯罪的刑法条文外，还有些刑法条款虽然不是专门针对食品犯罪设置，但也能对食品安全起到相应的保护作用。如，三鹿奶粉事件中，被称为最大"源凶"的"毒老大"张玉军及其"下线"张彦章，分别因犯有以危险方法危害公共安全罪被石家庄市中级人民法院判处死刑和无期徒刑。除了第114条规定的以危险方法危害公共安全罪以外，《刑法》对食品安全的间接保护还体现在第140条规定的生产、销售伪劣产品罪，第222条规定的虚假广告罪，第225条规定的非法经营罪，第229条规定的提供虚假证明文件罪等。

四、其他食品安全相关法律法规

我国食品安全法律体系主要以《食品安全法》为主导的,《食品安全法实施条例》、《中华人民共和国农产品质量安全法》(下文简称《农产品质量安全法》)、《中华人民共和国进出境动植物检疫法》(下文简称《进出境动植物检疫法》)、《乳品质量安全监督管理条例》、《餐饮服务食品安全监督管理办法》、《餐饮服务许可管理办法》等数部单行的食品安全法律、法规及其他规范性文件组成的法律体系，并且包括国家刑法、行政复议法、行政诉讼法等法律、国务院及部委规章和"两高"司法解释等有关食品安全规定构成集合法律体系。餐饮服务方面的规章及规范性文件将在后面的章节详细介绍，本章节主要介绍其他食品安全相关的法律法规。

（一）《农产品质量安全法》

《农产品质量安全法》由中华人民共和国第十届全国人民代表大会常务委员

会第二十一次会议于 2006 年 4 月 29 日表决通过, 于 2006 年 11 月 1 日起实施。该法是专门的农产品质量安全法。

1. 制定该法的目的

农产品质量安全, 是指农产品的质量符合保障人的健康与安全的要求。农产品的质量安全状况如何, 直接关系着人民群众的身体健康乃至生命安全。不但要保证老百姓吃得饱, 还要保证老百姓吃得安全、吃得放心, 这是坚持以人为本、对人民高度负责的体现。为了从源头上保障农产品质量安全, 维护公众的身体健康, 促进农业和农村经济的发展, 制定出台了《农产品质量安全法》。

2. 该法规定的基本制度

《农产品质量安全法》从我国农业生产的实际出发, 遵循农产品质量安全管理的客观规律, 针对保障农产品质量安全的主要环节和关键点, 主要确立了以下 7 项基本制度。①政府统一领导、农业主管部门依法监管和其他有关部门分工负责的农产品质量安全管理体制。②农产品质量安全标准的强制实施制度。政府有关部门应当按照保障农产品质量安全的要求, 依法制定和发布农产品质量安全标准并监督实施; 不符合农产品质量安全标准的农产品, 禁止销售。③防止因农产品产地污染而危及农产品质量安全的农产品产地管理制度。④农产品的包装和标识管理制度。⑤农产品质量安全监督检查制度。⑥农产品质量安全的风险分析、评估制度和农产品质量安全的信息发布制度。⑦对农产品质量安全违法行为的责任追究制度。

3. 对农产品产地管理的规定

《农产品质量安全法》规定, 县级以上政府应当加强农产品产地管理, 改善农产品生产条件。禁止违反法律、法规的规定向农产品产地排放或者倾倒废水、废气、固体废物或者其他有毒有害物质; 禁止在有毒有害物质超过规定标准的区域生产、捕捞、采集农产品和建立农产品生产基地。县级以上地方政府农业主管部门按照保障农产品质量安全的要求, 根据农产品品种特性和生产区域大气、土壤和水体中有毒有害物质状况等因素, 认为不适宜特定农产品生产的, 应当提出禁止生产的区域, 报本级政府批准后公布执行。

4. 对农产品生产者的规定

农产品生产者在生产过程中应当遵守相应的质量安全规定, 主要包括: 依照规定合理使用化肥、农药、兽药、饲料和饲料添加剂等农业投入品, 严格执行农业投入品使用安全间隔期或者休药期的规定, 禁止使用国家明令禁止使用的农业投入品，防止因违反规定使用农业投入品危及农产品质量安全；依照规定建立农产品生产记录，如实记载使用农业投入品的有关情况、动物疫病和植物病虫害的发生和防治情况，以及农产品收获、屠宰或捕捞的日期等情况；对其生产的农产品的质量安全状况进行检测，经检测不符合农产品质量安全标准的，不得销售。

5. 对禁止进入市场销售的农产品的规定

根据《农产品质量安全法》规定，以下 5 种农产品禁止进入市场销售：①含有国家禁止使用的农药、兽药或者其他化学物质的。②农药、兽药等化学物质残留或者含有重金属等有毒有害物质不符合农产品质量安全标准的。③含有的致病性寄生虫、微生物或者生物毒素不符合农产品质量安全标准的。④使用的保鲜剂、防腐剂和添加剂等材料不符合国家有关强制性的技术规范的。⑤其他不符合农产品质量安全标准的。

6. 对农产品包装和标识方面的要求

逐步建立农产品的包装和标识制度，对于方便消费者识别农产品质量安全状况，对于逐步建立农产品质量安全追溯制度，都具有重要作用。《农产品质量安全法》对于农产品包装和标识的规定主要包括 3 个方面。①对国务院农业主管部门规定在销售时应当包装和附加标识的农产品，农产品生产企业、农民专业合作经济组织以及从事农产品收购的单位或者个人，应当按照规定包装或者附加标识后方可销售；属于农业转基因生物的农产品，应当按照农业转基因生物安全管理的规定进行标识。依法需要实施检疫的动植物及其产品，应当附具检疫合格的标志和证明。②农产品在包装、保鲜、贮存和运输中使用的保鲜剂、防腐剂和添加剂等材料，应当符合国家有关强制性的技术规范。③销售的农产品符合农产品质量安全标准的，生产者可以申请使用无公害农产品标识；农产品质量符合国家规定的有关优质农产品标准的，生产者可以申请使用相应的农产品质量标志。

7. 对农产品质量安全监督检查的制度

依法实施对农产品质量安全状况的监督检查，是防止不符合农产品质量安全标准的产品流入市场或进入消费，产生或可能产生危害人民群众健康与安全后果的必要措施，是农产品质量安全监管部门必须履行的法定职责。《农产品质量安全法》规定的农产品质量安全监督检查制度的主要内容包括：①县级以上政府农业主管部门应当制定并组织实施农产品质量安全监测计划，对生产中或者市场上销售的农产品进行监督抽查，监督抽查结果由省级以上政府农业主管部门予以公告，以保证公众对农产品质量安全状况的知情权。②监督抽查检测应当委托具有相应的检测条件和能力检测机构承担，并不得向被抽查人收取费用，被抽查人对监督抽查结果有异议的，可以申请复检。③县级以上农业主管部门可以对生产和销售的农产品进行现场检查，查阅并复制与农产品质量安全有关的记录和其他资料，调查了解有关情况。对经检测不符合农产品质量安全标准的农产品，有权查封和扣押。④对检查发现的不符合农产品质量安全标准的产品，责令停止销售、进行无害化处理或者予以监督销毁；对责任者依法给予没收违法所得和罚款等行政处罚；对构成犯罪的，由司法机关依法追究刑事责任。

（二）《进出境动植物检疫法》

1991 年 10 月 30 日第七届全国人民代表大会常务委员会第二十二次会议通过了《进出境动植物检疫法》。这部法律的出台，有助于防止动植物病虫害传入和传出国境，保护农、林、牧、渔业生产和人体健康，促进对外经济贸易的发展。

《进出境动植物检疫法》对动植物及其产品的进境、出境和过境，进出境的携带物和邮寄物，以及进出境的运输工具等的检疫工作作了具体规定，同时规定在国务院设立国家动植物检疫机关，统一管理全国进出境动植物检疫工作。国家动植物检疫机关在对外开放的口岸和进出境动植物检疫业务集中的地点设立口岸动植物检疫机关，对进出境的动植物、动植物产品和其他检疫物，装载动植物、动植物产品和其他检疫物的装载容器和包装物，以及来自动植物疫区的运输工具施行检疫。

该法第二章至第六章对应报检的事项分别作了规定，第七章对责任人应承担的法律责任作了具体规定。另外，对动植物检疫人员的法律责任也作了规定：凡滥用职权、徇私舞弊、伪造检疫结果或玩忽职守，延误检疫出证，构成犯罪的，依法追究刑事责任；不构成犯罪的，则给予行政处分。

（三）《乳品质量安全监督管理条例》

为确保乳品质量安全提供有效的法律制度保障，2008 年 10 月 6 日国务院第二十八次常务会议审议通过了《乳品质量安全监督管理条例》，条例共 8 章 64 条，自公布之日起施行。

该条例进一步完善了乳品质量安全管理制度，加强了从奶畜养殖、生鲜乳收购到乳制品生产和乳制品销售等全过程的质量安全管理，加大了对违法生产经营行为的处罚力度，以及监督管理部门不依法履行职责的法律责任。

1. 监管部门的职责和法律责任

该条例对监管部门的职责和法律责任作了以下 3 个方面的规定。

（1）明确各监管部门职责及其要求。条例规定，畜牧兽医部门负责奶畜饲养以及生鲜乳生产环节和收购环节的监督管理；质量监督、检验和检疫部门负责乳制品生产环节和乳品进出口环节的监督管理；工商管理部门负责乳制品销售环节的监督管理；食品药品监督部门负责乳制品餐饮服务环节的监督管理；卫生部门负责乳品质量安全监督管理的综合协调，组织查处食品安全重大事故，组织制定乳品质量安全国家标准。监管部门对乳品要定期监督抽查，公布举报方式和监管信息，并建立违法生产经营者"黑名单"制度。

（2）严格领导责任。发生乳品质量安全事故，造成严重后果或者恶劣影响的，对有关人民政府和有关部门负有领导责任的负责人依法追究责任。

（3）明确监管部门失职的法律责任。监管部门不履行条例规定的职责造成后果的、滥用职权和有其他渎职行为的，由监察机关或者任免机关对其主要负责人、直接负责的主管人员和其他直接责任人员给予记大过或者降级的处分；造成严重后果的，给予撤职或者开除的处分；构成犯罪的，依法追究刑事责任。

2. 质量安全国家标准方面的规定

乳品质量安全国家标准是检测乳品是否安全的重要依据，针对三鹿牌婴幼儿奶粉事件暴露出来的问题，条例作了以下 3 个方面的规定。

（1）明确标准的制定部门。条例规定，生鲜乳和乳制品应当符合乳品质量安全国家标准。乳品质量安全国家标准由卫生部（现为国家卫生计生委）组织制定。

（2）对标准的及时完善和修订作了规范。条例规定，卫生部（现为国家卫生计生委）应当根据疾病信息和监督管理部门的监督管理信息等对发现添加或者可能添加到乳品中的非食品用化学物质和其他可能危害人体健康的物质，立即组织进行风险评估，采取相应的监测、检测和监督措施，并根据风险监测和风险评估的结果及时组织修订标准。

（3）规范标准的内容。条例规定，乳品质量安全国家标准应当包括乳品中的致病性微生物、农药残留、兽药残留、重金属以及其他危害人体健康物质的限量规定，乳品生产经营过程的卫生要求，通用的乳品检验方法与规程，与乳品安全有关的质量要求，以及其他需要制定为乳品质量安全国家标准的内容。

3. 生产经营者的法律责任

条例对生产经营者不得从事的行为作了明确规定，并对违反禁止性规定的行为设定了法律责任。

（1）禁止在生鲜乳收购、贮存、运输和销售过程中添加任何物质；禁止在乳制品生产过程中添加非食品用化学物质或者其他可能危害人体健康的物质。对在生鲜乳收购和乳制品生产过程中加入非食品用化学物质或者其他可能危害人体健康的物质的，依照《刑法》第144条的规定，构成犯罪的，依法追究刑事责任，并由发证机关吊销许可证照；尚不构成犯罪的，由监管部门依据各自职责没收违法所得和违法生产的乳品以及相关的工具和设备等物品，并处违法乳品货值金额15倍以上30倍以下罚款，由发证机关吊销许可证照。在婴幼儿奶粉生产过程中，加入非食品用化学物质和其他可能危害人体健康的物质的，从重处罚。

（2）禁止在生产过程中使用不符合乳品质量安全国家标准的生鲜乳；禁止购进和销售过期、变质或者不符合乳品质量安全国家标准的乳制品。对生产和销售不符合乳品质量安全国家标准的乳制品，依照《刑法》第143条的规定，构成犯罪的，依法追究刑事责任，并由发证机关吊销许可证照；尚不构成犯罪的，由监管部门依据各自职责没收违法所得、违法乳制品和相关的工具及设备等物品，并处违法乳制品货值金额10倍以上20倍以下罚款，由发证机关吊销许可证照。生产、销售的婴幼儿奶粉营养成分不足、不符合国家乳品质量安全标准的，从重处罚。

（3）禁止不符合条例规定的单位或者个人开办生鲜乳收购站，收购生鲜乳；禁止收购不符合乳品质量安全国家标准的生鲜乳。违反上述规定，由畜牧兽医主管部门没收违法所得、违法收购的生鲜乳和相关的设备及设施等物品，并处违法乳品货值金额5倍以上10倍以下罚款；有许可证照的，由发证机关吊销许可证照。

（4）禁止未取得食品生产许可证的任何单位和个人从事乳制品生产；禁止购进和销售无质量合格证明、无标签或者标签残缺不清的乳制品；乳制品销售者不得伪造产地，不得伪造或者冒用他人的厂名和厂址，不得伪造或者冒用认证标志等质量标志。违反上述规定，乳制品生产企业和销售者未取得许可证，或者取得许可证后不按照法定条件和法定要求从事生产销售活动的，由质量监督部门和工商管理部门依照《国务院关于加强食品等产品安全监督管理的特别规定》等法律和行政法规的规定处罚。

4. 奶畜养殖环节的规定

优质的奶源是提高乳制品质量的重要保障，科学和规范的奶畜养殖，有利于从源头上提高乳品质量安全水平。条例对奶畜养殖环节作了以下3个方面的规定。

（1）建立奶业发展支持保护体系。条例规定，国务院畜牧兽医主管部门会同国务院发展改革部门、工业和信息化部门、商务部门，制定全国奶业发展规划，县级以上地方人民政府应当合理确定奶畜养殖规模，科学安排生鲜乳生产收购布局；国家建立奶畜政策性保险制度，省级以上财政应当安排支持奶业发展资金，并鼓励对奶畜养殖者和奶农专业生产合作社等给予信贷支持；畜牧兽医技术推广机构应当为奶畜养殖者提供养殖技术和疫病防治等方面的服务。

（2）对奶畜养殖场和养殖小区加强规范。条例规定，设立奶畜养殖场、养殖小区要符合规定条件，并向当地畜牧兽医主管部门备案；奶畜养殖场要建立养殖档案，如实记录奶畜品种和数量以及饲料和兽药使用情况，载明奶畜检疫、免疫和发病等情况。

（3）对生鲜乳生产加强质量安全管理。条例规定，养殖奶畜应当遵守生产技术规程，做好防疫工作，不得使用国家禁用的饲料、饲料添加剂、兽药以及其他对动物和人体具有直接或者潜在危害的物质，不得销售用药期和休药期内奶畜产的生鲜乳；奶畜应当接受强制免疫，符合健康标准；挤奶设施和生鲜乳贮存设施应当及时清洗并消毒；生鲜乳应当冷藏，超过2小时未冷藏的生鲜乳，不得销售。

5. 生鲜乳收购方面的规定

生鲜乳收购是奶农和乳制品生产者的中间环节，针对当前存在的问题，条例作了以下3个方面的规定。

（1）建立生鲜乳收购市场准入制度。条例规定，开办生鲜乳收购站应当取得畜牧兽医主管部门的许可，符合建设规划布局，有必要的设备设施，达到相应的技术条件和管理要求；生鲜乳收购站应当由乳制品生产企业、奶畜养殖场或者奶农专业生产合作社开办，其他单位与个人不得从事生鲜乳收购。

（2）规范生鲜乳收购站的经营行为。条例规定，生鲜乳收购站应当按照乳品质量安全国家标准对生鲜乳进行常规检测，不得收购可能危害人体健康的生鲜乳，并建立和保存收购、销售及检测记录，保证生鲜乳质量；贮存和运输生鲜乳应当符合冷藏和卫生等方面的要求。

（3）加强对生鲜乳收购站的监督管理。条例规定，价格部门应当加强对生鲜乳价格的监控和通报，必要时县级以上地方人民政府可以组织有关部门、协会和奶农代表确定生鲜乳交易参考价格；畜牧兽医主管部门应当制定并组织实施生鲜乳质量安全监测计划，对生鲜乳进行监督抽查，并公布抽查结果。

6. 乳制品生产方面的规定

为了确保乳制品质量安全，条例对健全乳制品生产作了以下 3 个方面的规定。

（1）强化乳制品生产企业的检验义务。在现行乳制品生产许可制度的基础上，条例进一步细化了相关条件和要求，并规定乳制品生产企业应当严格执行生鲜乳进货查验和乳制品出厂检验制度，对收购的生鲜乳和出厂的乳制品都必须实行逐批检验检测，不符合乳品质量安全国家标准的，一律不得购进和销售，并对检验检测情况和生鲜乳来源和乳制品流向等予以记录和保存。

（2）规范乳制品的生产、包装和标识。条例规定，乳制品生产企业应当符合良好生产规范要求，对乳制品生产从原料进厂到成品出厂实行全过程质量控制；生鲜乳、辅料、添加剂、包装和标签等必须符合乳品质量安全国家标准；使用复原乳生产液态奶的必须标明"复原乳"字样。

（3）建立健全不安全乳制品召回制度。条例规定，乳制品生产企业发现其生产的乳制品不符合乳品质量安全国家标准和存在危害人体健康和生命安全危险的，应当立即停止生产，报告有关主管部门，告知销售者、消费者，召回已经出厂和上市销售的乳制品；对召回的乳制品应当采取销毁、无害化处理等措施，防止其再次流入市场。质检、工商部门发现乳制品不安全的，应当责令并监督生产企业召回。

7. 销售环节保障质量安全的措施

为确保销售环节乳制品的质量安全，条例作了以下 2 个方面的规定。

（1）强化乳制品销售者的质量安全义务。条例规定，乳制品销售者应当建立进货查验制度，审验乳制品供货商经营资格和产品合格证明，建立进货台账；从事乳制品批发业务的销售企业还应当建立销售台账，如实记录批发的乳制品品种、规格、数量和流向等内容。乳制品销售者不得销售不合格乳制品，不得伪造和冒用质量标志。

（2）建立不合格乳制品退市制度。条例规定，乳制品不符合乳品质量安全国家标准、存在危害人体健康和生命安全危险的，其销售者应当立即停止销售，追回已经售出的乳制品；销售者发现乳制品不安全的，还应当立即报告有关主管部门，通知乳制品生产者。

第五章　食品安全监管规章及规范性文件

一、《食品召回管理办法》

为落实食品生产经营者食品安全第一责任，强化食品安全监管，减少和避免不安全食品的危害，保障公众身体健康和生命安全，2015 年 2 月 9 日，国家食品药品监督管理总局局务会议审议通过《食品召回管理办法》。2015 年 3 月 11 日，国家食品药品监督管理总局毕井泉局长签署第 12 号令，该局令于 2015 年 9 月 1 日起施行。该办法主要包括以下 3 个方面内容。

（一）强化食品安全风险防控

（1）在生产经营过程中发现不安全食品的，食品生产经营者应当立即停止生产经营；产品已经进入市场的，食品生产经营者应当严格按照期限召回不安全食品，并告知相关食品生产经营者停止生产经营、消费者停止食用，并采取必要的措施防控食品安全风险。

（2）食品集中交易市场的开办者、食品经营柜台的出租者、食品展销会的举办者、网络食品交易第三方平台提供者发现不安全食品的，应当及时采取有效措施确保相关经营者停止经营不安全食品。

（3）规范食品生产经营者召回时限。一级召回是食用后已经或者可能导致严重健康损害甚至死亡的，应当在知悉食品安全风险后 24 小时内启动，并在 10 个工作日内完成；二级召回是食用后已经或者可能导致一般健康损害的应当在知悉食品安全风险后 48 小时内启动，在 20 个工作日内完成；三级召回是对标签、标识存在虚假标注的食品，应当在知悉相关食品安全风险后 72 小时内启动，在 30 个工作日内完成。

（4）对违法添加非食用物质、腐败变质、病死畜禽等严重危害人体健康和生命安全的不安全食品，应当立即就地销毁。

（二）强化企业主体责任落实

1. 明确主体义务

食品生产经营者应当承担食品安全第一责任人的义务，依法履行不安全食品的停止生产经营、召回和处置责任。

2. 规范公告发布

食品生产经营者应当在省级以上食品药品监管部门网站和主要媒体上发布不安全食品召回公告。

3. 严格书面报告

不安全食品存在较大食品安全风险的，食品生产经营者应当在停止生产经营、召回和处置不安全食品结束后 5 个工作日内向食品药品监管部门书面报告。

4. 规范信息记录

食品生产经营者应当如实记录停止生产经营、召回和处置不安全食品的名称、商标、规格、生产日期、批次、数量等内容。记录保存期限不得少于 2 年。

5. 强化责任追究

对不立即停止生产经营、不主动召回、不按规定时限启动召回、不按照召回计划召回不安全食品或者不按照规定处置不安全食品等行为均设定了法律责任。在强化食品生产经营者主体责任的同时，还规定对食品生产经营者主动采取停止生产经营、召回和处置不安全食品措施，消除或者减轻危害后果的，依法从轻或者减轻处罚；违法情节轻微并及时纠正，没有造成危害后果的，不予行政处罚。

（三）强化依法严格监管

1. 依法责令履行

食品生产经营者未依法停止生产经营、召回和处置不安全食品的，县级以上食品药品监管部门可以责令其履行上述义务。

2. 发布预警信息

为有效防控风险，食品药品监管部门可以发布预警信息，要求相关食品生产经营者停止生产经营不安全食品，并提示消费者停止食用。

3. 现场监督检查

食品药品监管部门可以对食品生产经营者停止生产经营、召回和处置不安全食品情况进行现场监督检查。

4. 开展效果评价

食品药品监管部门可以对食品生产经营者提交的不安全食品停止生产经营、召回和处置报告进行评价。评价结论认为食品生产经营者采取的措施不足以控制食品安全风险的，食品药品监管部门应当责令食品生产经营者采取更为有效的措施停止生产经营、召回和处置不安全食品。食品药品监管部门组织建立食品安全专家库，为不安全食品的停止生产经营、召回和处置提供专业支持。

5. 强化责任落实

食品药品监管部门不依法履行职责，造成不良后果的，依法对直接负责的主管人员和其他直接责任人员给予行政处分。

国家食品药品监督管理总局要求各地食品药品监管部门认真做好《食品召回管理办法》的宣传贯彻工作，进一步规范不安全食品的停止生产经营、召回和处置工作，不断提高食品安全监管能力和水平，有效防控食品安全风险，确保公众饮食安全。

二、《食品安全抽样检验管理办法》

《食品安全抽样检验管理办法》经国家食品药品监督管理总局局务会议审议通过，2014年12月31日国家食品药品监督管理总局令第11号公布。共计总则、计划、抽样、检验、处理、法律责任、附则7章53条，自2015年2月1日起施行。

此办法共7章53条，规定了食品安全抽样检验的原则、计划、抽样、检验、处理、法律责任等方面的内容。

食品安全抽样检验是食品安全监督抽检与风险监测的基础性工作，是食药监管部门防控食品安全风险、实现科学监管的重要手段。国家食品药品监督管理总局认真吸收原质检、工商、食品药品监管等部门相关制度建设的有益经验，制定了《食品安全抽样检验管理办法》。

此办法中强化了食品生产经营者的主体责任，要求食品生产经营者应当依法配合食品药品监督管理部门组织实施的食品安全抽样检验工作，同时要求食品生产经营者收到不合格检验结论后，应当立即采取封存库存问题食品，暂停生产、销售和使用问题食品等措施控制食品安全风险。

此办法中规定，承检机构应当对检验工作负责，按照食品检验技术要求开展检验工作，如实、准确、完整、及时地填写检验原始记录，保证检验工作的科学、独立、客观和规范。

同时，此办法还强化了监管部门的主动作为，完善了不合格检验结论的报告通报程序和不合格检验结论的复检程序。

另外，此办法简化了真实性异议的处置程序，强化了依法调查处理不合格检验结论的职责，完善了抽样检验信息的公布程序。

三、《食用农产品市场销售质量安全监督管理办法》

《食用农产品市场销售质量安全监督管理办法》经 2015 年 12 月 8 日国家食品药品监督管理总局局务会议审议通过，2016 年 1 月 5 日国家食品药品监督管理总局令第 20 号公布。该办法分总则、集中交易市场开办者义务、销售者义务、监督管理、法律责任、附则 6 章 60 条，自 2016 年 3 月 1 日起施行。

（一）调整范围

食用农产品市场销售质量安全及其监督管理适用本办法，主要包含以下 3 个方面内容。

（1）食用农产品市场销售质量安全监督管理。

（2）通过批发市场、零售市场（含农贸市场）等集中交易市场、商场、超市、便利店等销售食用农产品的活动。

（3）柜台出租者和展销会举办者销售食用农产品的，参照集中交易市场开办者的规定执行。

（二）对食用农产品含义的规定

此办法规定：食用农产品是指在农业活动中获得的供人食用的植物、动物、微生物及其产品。农业活动，指传统的种植、养殖、采摘、捕捞等农业活动，以及设施农业、生物工程等现代农业活动。植物、动物、微生物及其产品，指在农业活动中直接获得的，以及经过分拣、去皮、剥壳、干燥、粉碎、清洗、切割、冷冻、打蜡、分级、包装等加工，但未改变其基本自然性状和化学性质的产品。

（三）对各级食品药品监督管理部门的职责划分

此办法中明确了各级食品药品监督管理部门的职责，并强化了属地监管责任，对市、县级食品药品监督管理部门的职责进行了重点规定。

（1）国家食品药品监督管理总局负责监督指导全国食用农产品市场销售质量安全的监督管理工作。

（2）省、自治区、直辖市食品药品监督管理部门负责监督指导本行政区域食用农产品市场销售质量安全的监督管理工作。

（3）市、县级食品药品监督管理部门负责本行政区域食用农产品市场销售质量安全的监督管理工作。

（四）加强集中交易市场开办者食用农产品质量安全管理

（1）建立健全食品安全管理制度，督促销售者履行义务，加强食用农产品质量安全风险防控。

（2）配备专职或者兼职食品安全管理人员、专业技术人员，明确入场销售者的食品安全管理责任，组织食品安全知识培训。

（3）建立入场销售者档案，如实记录销售者名称或者姓名、社会信用代码或者身份证号码、联系方式、住所、食用农产品主要品种、进货渠道、产地等信息。

（4）查验并留存入场销售者的社会信用代码或者身份证复印件，食用农产品产地证明或者购货凭证、合格证明文件。

（5）建立食用农产品检查制度，对销售者的销售环境和条件以及食用农产品质量安全状况进行检查。

（6）在醒目位置及时公布食品安全管理制度、食品安全管理人员、食用农产品抽样检验结果以及不合格食用农产品处理结果、投诉举报电话等信息。

（五）对食用农产品批发市场开办者的规定义务

食用农产品批发市场开办者除了履行集中交易市场开办者的一般义务外，还要履行以下义务。

（1）与入场销售者签订食用农产品质量安全协议。明确双方食用农产品质量安全权利义务；未签订食用农产品质量安全协议的，不得进入批发市场进行销售。

（2）对进场销售的食用农产品进行抽样检验。批发市场开办者应当配备检验设备和检验人员，或者委托具有资质的食品检验机构，开展食用农产品抽样检验或者快速检测，并根据食用农产品种类和风险等级确定抽样检验或者快速检测频次。

（3）印制统一格式的销售凭证。载明食用农产品名称、产地、数量、销售日期以及销售者名称、地址、联系方式等项目。销售凭证可以作为销售者的销售记录和其他购货者的进货查验记录凭证。

（4）与屠宰厂（场）、食用农产品种植养殖基地签订协议的批发市场开办者应当对屠宰厂（场）和食用农产品种植养殖基地进行实地考察，了解食用农产品生产过程以及相关信息，查验种植养殖基地食用农产品相关证明材料以及票据等。

（六）对食用农产品市场准入规定

1. 规定市场准入的条件

此办法规定，食用农产品进入批发、零售等集中交易市场，必须提供食用农产品产地证明或者购货凭证、合格证明文件；无法提供产地证明或者购货凭证、合格证明文件的，必须进行抽样检验或者快速检测；检验合格的，方可进入市场销售。

2. 对肉类和进口食用农产品市场准入作了重点规定

销售按照有关规定需要检疫、检验的肉类，应当提供检疫合格证明、肉类检验合格证明等证明文件。销售进口食用农产品，应当提供出入境检验检疫部门出具的入境货物检验检疫证明等证明文件。

3. 对批发市场食用农产品准入作了专门规定

食用农产品进入批发市场销售，批发市场开办者应当与入场销售者签订食用农产品质量安全协议，未签订食用农产品质量安全协议的，不准进入批发市场进行销售。

（七）食用农产品市场准入产地证明或者购货凭证、合格证明文件具体内容

（1）食用农产品生产企业或者农民专业合作经济组织及其成员生产的食用农产品，由本单位出具产地证明；其他食用农产品生产者或者个人生产的食用农产品，由村民委员会或者乡镇政府等出具产地证明。

（2）无公害农产品、绿色食品、有机农产品以及农产品地理标志等食用农产品标志上所标注的产地信息，可以作为产地证明。

（3）供货者提供的销售凭证、销售者与供货者签订的食用农产品采购协议，可以作为食用农产品购货凭证。

（4）有关部门出具的食用农产品质量安全合格证明或者销售者自检合格证明等可以作为合格证明文件。

（5）销售按照有关规定需要检疫、检验的肉类，应当提供检疫合格证明、肉类检验合格证明等证明文件。

（6）销售进口食用农产品，应当提供出入境检验检疫部门出具的入境货物检验检疫证明等证明文件。

（八）对食用农产品销售者的销售和贮存场所、设施设备要求

（1）应当具有与其销售的食用农产品品种、数量相适应的销售和贮存场所，保持场所环境整洁，并与有毒、有害场所以及其他污染源保持适当的距离。

（2）应当具有与其销售的食用农产品品种、数量相适应的销售设备或者设施。

（3）销售冷藏、冷冻食用农产品的，应当配备与销售品种相适应的冷藏、冷冻设施，并符合保证食用农产品质量安全所需要的温度、湿度和环境等特殊要求。

（4）销售者租赁仓库的，应当选择能够保障食用农产品质量安全的食用农产品贮存服务提供者。

（九）禁止销售的食用农产品

（1）使用国家禁止的兽药和剧毒、高毒农药，或者添加食品添加剂以外的化学物质和其他可能危害人体健康的物质的。

（2）致病性微生物、农药残留、兽药残留、生物毒素、重金属等污染物质以及其他危害人体健康的物质含量超过食品安全标准限量的。

（3）超范围、超限量使用食品添加剂的。

（4）腐败变质、油脂酸败、霉变生虫、污秽不洁、混有异物、掺假掺杂或者感官性状异常的。

（5）病死、毒死或者死因不明的禽、畜、兽、水产动物肉类。

（6）未按规定进行检疫或者检疫不合格的肉类。

（7）未按规定进行检验或者检验不合格的肉类。

（8）使用的保鲜剂、防腐剂等食品添加剂和包装材料等食品相关产品不符合食品安全国家标准的。

（9）被包装材料、容器、运输工具等污染的。

（10）标注虚假生产日期、保质期或者超过保质期的。

（11）国家为防病等特殊需要明令禁止销售的。

（12）标注虚假的食用农产品产地、生产者名称、生产者地址，或者标注伪造、冒用的认证标志等质量标志的。

（13）其他不符合法律、法规或者食品安全标准的。

（十）对食用农产品进货查验记录制度规定

（1）销售者采购食用农产品，应当按照规定查验相关证明材料，不符合要求的，不得采购和销售。

（2）销售者应当建立食用农产品进货查验记录制度，如实记录食用农产品名称、数量、进货日期以及供货者名称、地址、联系方式等内容，并保存相关凭证。

（3）实行统一配送销售方式的食用农产品销售企业，可以由企业总部统一建立进货查验记录制度；所属各销售门店应当保存总部的配送清单以及相应的合格证明文件。

（4）从事食用农产品批发业务的销售企业，应当建立食用农产品销售记录制度，如实记录批发食用农产品名称、数量、销售日期以及购货者名称、地址、联系方式等内容，并保存相关凭证。

（5）鼓励和引导有条件的销售企业采用扫描、拍照、数据交换、电子表格等方式，建立食用农产品进货查验记录制度。

（十一）对贮存、运输食用农产品要求

（1）销售者贮存食用农产品，应当定期检查库存，及时清理腐败变质、油脂酸败、霉变生虫、污秽不洁或者感官性状异常的食用农产品。

（2）销售者贮存食用农产品，应当如实记录食用农产品名称、产地、贮存日期、生产者或者供货者名称或者姓名、联系方式等内容，并在贮存场所保存记录。

（3）销售者运输食用农产品，运输容器、工具和设备应当安全无害，保持

清洁，防止污染，并符合保证食用农产品质量安全所需的温度、湿度和环境等特殊要求，不得将食用农产品与有毒、有害物品一同运输。

（十二）对贮存服务提供者贮存食用农产品的要求

贮存服务提供者应当按照食用农产品质量安全的要求贮存食用农产品，履行下列义务。

（1）如实向所在地县级食品药品监督管理部门报告其名称、地址、法定代表人或者负责人姓名、社会信用代码或者身份证号码、联系方式以及所提供服务的销售者名称、贮存的食用农产品品种、数量等信息。

（2）查验所提供服务的销售者的营业执照或者身份证明和食用农产品产地或者来源证明、合格证明文件，并建立进出货台账，记录食用农产品名称、产地、贮存日期、出货日期、销售者名称或者姓名、联系方式等。进出货台账和相关证明材料保存期限不得少于6个月。

（3）保证贮存食用农产品的容器、工具和设备安全无害，保持清洁，防止污染，保证食用农产品质量安全所需的温度、湿度和环境等特殊要求，不得将食用农产品与有毒、有害物品一同贮存。

（4）贮存肉类冻品应当查验并留存检疫合格证明、肉类检验合格证明等证明文件。

（5）贮存进口食用农产品，应当查验并记录出入境检验检疫部门出具的入境货物检验检疫证明等证明文件。

（6）定期检查库存食用农产品，发现销售者有违法行为的，应当及时制止并立即报告所在地县级食品药品监督管理部门。

（7）法律、法规规定的其他义务。

（十三）对销售者委托承运人运输食用农产品要求

（1）销售者委托承运人运输食用农产品的，运输容器、工具和设备应当安全无害，保持清洁，防止污染，并符合保证食用农产品质量安全所需的温度、湿度和环境等特殊要求，不得将食用农产品与有毒、有害物品一同运输。

（2）承运人应当按照有关部门的规定履行相关食品安全义务。

（十四）对食用农产品包装、标签要求

（1）销售按照规定应当包装或者附加标签的食用农产品，在包装或者附加标签后方可销售。

（2）包装或者标签上应当按照规定标注产品名称、产地、生产者、生产日期等内容；对保质期有要求的，应当标注保质期；保质期与贮藏条件有关的，应当予以标明。

（3）有分级标准或者使用食品添加剂的，应当标明产品质量等级或者食品添加剂名称。

（4）食用农产品标签所用文字应当使用规范的中文，标注的内容应当清楚、明显，不得含有虚假、错误或者其他误导性内容。

（5）销售获得无公害农产品、绿色食品、有机农产品等认证的食用农产品以及省级以上农业行政部门规定的其他需要包装销售的食用农产品应当包装，并标注相应标志和发证机构，鲜活畜、禽、水产品等除外。

（6）销售未包装的食用农产品，应当在摊位（柜台）明显位置如实公布食用农产品名称、产地、生产者或者销售者名称或者姓名等信息。

（7）鼓励采取附加标签、标示带、说明书等方式标明食用农产品名称、产地、生产者或者销售者名称或者姓名、保存条件以及最佳食用期等内容。

（十五）对进口食用农产品包装、标签要求

（1）进口食用农产品的包装或者标签应当符合我国法律、行政法规的规定和食品安全国家标准的要求，并载明原产地、境内代理商的名称、地址、联系方式。

（2）进口鲜冻肉类产品的包装应当标明产品名称、原产国（地区）、生产企业名称、地址以及企业注册号、生产批号；外包装上应当以中文标明规格、产地、目的地、生产日期、保质期、储存温度等内容。

（3）分装销售的进口食用农产品，应当在包装上保留原进口食用农产品全部信息以及分装企业、分装时间、地点、保质期等信息。

（十六）对市、县级食品药品监督管理部门加强食用农产品监督检查的措施

市、县级食品药品监督管理部门按照地方政府属地管理要求，可以依法采取下列措施，对集中交易市场开办者、销售者、贮存服务提供者遵守本办法情况进行日常监督检查。

（1）对食用农产品销售、贮存和运输等场所进行现场检查。

（2）对食用农产品进行抽样检验。

（3）向当事人和其他有关人员调查了解与食用农产品销售活动和质量安全有关的情况。

（4）检查食用农产品进货查验记录制度落实情况，查阅、复制与食用农产品质量安全有关的记录、协议、发票以及其他资料。

（5）对有证据证明不符合食品安全标准或者有证据证明存在质量安全隐患以及用于违法生产经营的食用农产品，有权查封、扣押、监督销毁。

（6）查封违法从事食用农产品销售活动的场所。集中交易市场开办者、销售者、贮存服务提供者对食品药品监督管理部门实施的监督检查应当予以配合，不得拒绝、阻挠、干涉。

（十七）对县级以上食品药品监督管理部门的监督抽检职责规定

（1）县级以上地方食品药品监督管理部门应当将食用农产品监督抽检纳入年度检验检测工作计划，对食用农产品进行定期或者不定期抽样检验，并依据有关规定公布检验结果。

（2）市、县级食品药品监督管理部门可以采用国家规定的快速检测方法对食用农产品质量安全进行抽查检测，抽查检测结果表明食用农产品可能存在质量安全隐患的，销售者应当暂停销售；抽查检测结果确定食用农产品不符合食品安全标准的，可以作为行政处罚的依据。

（3）被抽查人对快速检测结果有异议的，可以自收到检测结果时起4小时内申请复检。复检结论仍不合格的，复检费用由申请人承担。复检不得采用快速检测方法。

（十八）对市、县级食品药品监督管理部门信息公布要求

（1）市、县级食品药品监督管理部门应当依据职责公布食用农产品监督管理信息。

（2）公布食用农产品监督管理信息，应当做到准确、及时、客观，并进行必要的解释说明，避免误导消费者和社会舆论。

（十九）对食品药品监督管理部门应承担的法律责任

县级以上地方食品药品监督管理部门不履行食用农产品质量安全监督管理职责，或者滥用职权、玩忽职守、徇私舞弊的，依法追究直接负责的主管人员和其他直接责任人员的行政责任。

第六章　食品安全标准

食品安全标准是食品安全法规的重要组成部分，包含了食品安全方方面面的技术要求，也是食品生产企业必须强制执行的内容。《食品安全法》规定，食品安全国家标准是唯一强制的食品类标准。我国目前正在构建以安全标准为基础，各类推荐性质量标准相配套的食品标准体系。

一、食品标准化管理的沿革

按照一般工业标准的概念，标准是对重复性事物和概念所作的统一规定。1988 年颁布的《标准化法》规定，工业产品的品种、规格、质量、等级和设计等需要统一的技术要求，都应该制定标准。食品作为一种特殊的工业产品，需要以标准的形式规定蛋白含量或果汁浓度等质量要求，更需要对产品中可能危害人体健康的各类因素进行管理。其中，食品的质量要求由食品质量标准约束，而食品的安全和卫生要求则由卫生标准进行规定。长期以来，受《标准化法》的影响，上述强制或非强制的技术要求统称为标准。

在 2003 年以前，轻工、农业和质量等部门均可以制定涉及食品质量的标准，标准的效力既有强制性的，也有推荐性的。卫生标准则一直由国务院卫生行政部门依照《食品卫生法》负责制定并发布，不同于前述的质量标准，其本质是需要强制执行的技术法规。2003 年，国务院重新调整了食品监管的分工，国家标准化管理委员会开始与原卫生部联合发布标准，参与制定食品标准的部门越来越多，直接导致了我国食品标准重复、交叉矛盾的乱象。

2009 年，颁布实施的《食品安全法》提出了食品安全标准的概念，并将食品安全标准作为食品领域唯一强制执行的标准体系。食品安全标准是国家食品安全法规框架中的重要组成部分，其技术法规属性更加明确。新《食品安全法》第 4 条规定，食品生产经营者对其生产经营食品的安全负责。食品生产经营者应当依照法律、法规和食品安全标准从事生产经营活动，保证食品安全，诚信自律，对社会和公众负责，接受社会监督，承担社会责任。

二、标准体系

《食品安全法》颁布实施以后，在原有卫生部食品卫生标准体系基础上，我国已经初步建立了食品安全标准体系框架。新《食品安全法》第26条明确规定了食品安全标准应当包括下列内容：①食品、食品添加剂、食品相关产品中的致病性微生物，农药残留、兽药残留、生物毒素、重金属等污染物质以及其他危害人体健康物质的限量规定。②食品添加剂的品种、使用范围、用量。③专供婴幼儿和其他特定人群的主辅食品的营养成分要求。④对与卫生、营养等食品安全要求有关的标签、标志、说明书的要求。⑤食品生产经营过程的卫生要求。⑥与食品安全有关的质量要求。⑦与食品安全有关的食品检验方法与规程。⑧其他需要制定为食品安全标准的内容。

现行食品安全标准体系以上述8项内容为核心，共分为以下6大类别。

（一）基础（横向）标准

基础标准是一类最为重要的横向标准，适用于各类食品产品，包括食品中污染物和真菌毒素限量、食品中致病菌限量、食品中农药最大残留限量、食品中兽药最大残留限量、食品中添加剂与营养强化剂使用限量和食品标签标准等。

（二）食品产品标准

食品产品标准包括各类食品产品的食品安全标准，规定基础标准不能涵盖的食品产品中其他健康危害因素的限量；还包括特殊膳食类标准，规定了专供婴幼儿和其他特定人群的主辅食品的营养成分要求。

（三）食品添加剂标准

除食品添加剂的使用标准外，食品添加剂本身的质量规格也是食品安全标准体系的重要组成部分。在我国添加剂使用标准中，目前允许使用的有防腐剂、着色剂和甜味剂等332个，其中，274个已有产品标准，覆盖率已达82.5%。

（四）食品相关产品标准

食品相关产品的标准体系包括对各类食品包装材料允许使用的原料规定、食品包装材料产品的规格要求、食品包装材料生产加工中可以使用的添加剂规定和食品用洗涤剂与消毒剂的规格要求等。

（五）生产经营规范类标准

对食品生产经营过程的卫生管理是保证食品安全的重要环节。食品生产经营规范类标准是食品安全标准框架体系中的一个重要部分，规定从初级生产到最终消费的全过程中每一阶段的基本卫生要求和关键卫生控制措施。目前我国有食品生产过程卫生规范 20 余项，正在进行进一步的修订完善，升级为食品安全国家标准。

（六）检验方法与规程

检验方法类标准是标准体系的重要组成部分，是验证基础标准和产品标准是否得到执行的重要手段。我国已有食品理化检测方法、食品微生物学检验和食品安全毒理学评价程序三大系列的方法标准体系，食品安全标准中的各项指标均有相应的检验方法。

三、工作进展

截至 2016 年，国家卫生计生委共取得以下五大成绩。

1. 全面完成标准清理整合，初步构建一整套较为完善的食品安全国家标准框架体系

建立完善标准管理制度，清理整合近 5000 项食品标准，解决长期以来食品标准之间交叉、重复、矛盾等问题。制定公布 926 项新的食品安全国家标准，涵盖 1 万余项参数指标，基本覆盖所有食品类别和主要危害因素。担任国际食品添加剂、农药残留法典委员会主持国，牵头研制多项国际标准，协调解决涉外贸易食品安全标准问题。

2. 食品安全风险监测工作全面推进，为保障食品安全提供有力技术支持

设立风险监测点 2656 个，覆盖所有省、地市和 92% 的县级行政区域，建立起以国家食品安全风险评估中心为技术核心，各级疾病预防控制和医疗机构为主体，相关部门技术机构参与的食品安全风险监测网络。制定实施国家食品安全风险监测计划，监测品种涉及 30 大类食品，囊括 300 余项指标，累积获得 1500 余万个监测数据，基本建立了国家食品安全风险监测数据库。

3. 风险评估工作不断深入，为食品安全标准制定和风险管理提供重要依据

制定一系列风险评估相关规定和技术指南，开展食物消费量调查、总膳食

研究、食品毒理学研究等风险评估基础性工作，逐步构建食品安全风险评估基础数据库。累计开展近百项风险评估项目。

4. 食源性疾病监测报告网络覆盖所有县级行政区域，初步掌握了我国食源性疾病分布及流行趋势

在全国设置主动监测哨点医院 3883 家，建成覆盖全部县级行政区域的食源性疾病监测报告系统。

5. 完善配套管理制度，履职能力不断提升

制定修订食品安全标准、监测和评估等管理办法，规范工作程序，制定疾病预防控制、监督机构食品安全工作规范，明确职责任务。组建国家食品安全风险评估中心，成立由 8 个部门、10 余个领域 400 余名专家组成的国家食品安全标准审评委员会和风险评估专家委员会。中央投资 23 亿元，支持建立 8 个国家级参比实验室、32 个省级风险监测中心，加强 400 余个地市级技术机构建设，提升基层履职能力。

监管实务篇

第七章　食品生产许可

一、概述

根据《食品安全法》规定，我国对食品生产实施许可制度。此制度的实施，应当说，对于规范企业必备生产条件、督促企业加强生产过程控制、落实食品安全主体责任，以及改善食品安全总体水平，乃至推动食品工业健康持续发展都发挥了积极而重要的作用。新《食品安全法》第 35 条规定，国家对食品生产经营实行许可制度。从事食品生产、食品销售、餐饮服务，应当依法取得许可。但是，销售食用农产品，不需要取得许可。

二、申请与受理

（一）申请主体

申请食品生产许可，应当先行取得营业执照等合法主体资格。企业法人、合伙企业、个人独资企业、个体工商户等，以营业执照载明的主体作为申请人。

（二）申请类别

申请食品生产许可，应当按照以下食品类别提出：粮食加工品，食用油、油脂及其制品，调味品，肉制品，乳制品，饮料，方便食品，饼干，罐头，冷冻饮品，速冻食品，薯类和膨化食品，糖果制品，茶叶及相关制品，酒类，蔬菜制品，水果制品，炒货食品及坚果制品，蛋制品，可可及焙烤咖啡产品，食糖，水产制品，淀粉及淀粉制品，糕点，豆制品，蜂产品，保健食品，特殊医学用途配方食品，婴幼儿配方食品，特殊膳食食品，其他食品等。国家食品药品监督管理总局可以根据监督管理工作需要对食品类别进行调整。

（三）申请条件

（1）具有与生产的食品品种、数量相适应的食品原料处理和食品加工、包装、贮存等场所，保持该场所环境整洁，并与有毒、有害场所以及其他污染源保持规定的距离。

（2）具有与生产的食品品种、数量相适应的生产设备或者设施，有相应的消毒、更衣、盥洗、采光、照明、通风、防腐、防尘、防蝇、防鼠、防虫、洗涤以及处理废水、存放垃圾和废弃物的设备或者设施；保健食品生产工艺有原料提取、纯化等前处理工序的，需要具备与生产的品种、数量相适应的原料前处理设备或者设施。

（3）有专职或者兼职的食品安全管理人员和保证食品安全的规章制度。

（4）具有合理的设备布局和工艺流程，防止待加工食品与直接入口食品、原料与成品交叉污染，避免食品接触有毒物、不洁物。

（5）法律、法规规定的其他条件。

（四）申请材料

申请食品生产许可，应当向申请人所在地县级以上地方食品药品监督管理部门提交下列材料：①食品生产许可申请书。②营业执照复印件。③食品生产加工场所及其周围环境平面图、各功能区间布局平面图、工艺设备布局图和食品生产工艺流程图。④食品生产主要设备、设施清单。⑤进货查验记录、生产过程控制、出厂检验记录、食品安全自查、从业人员健康管理、不安全食品召回、食品安全事故处置等保证食品安全的规章制度。申请人委托他人办理食品生产许可申请的，代理人应当提交授权委托书以及代理人的身份证明文件。

申请保健食品、特殊医学用途配方食品、婴幼儿配方食品的生产许可，还应当提交与所生产食品相适应的生产质量管理体系文件以及相关注册和备案文件。

从事食品添加剂生产活动，应当依法取得食品添加剂生产许可。申请食品添加剂生产许可，应当具备与所生产食品添加剂品种相适应的场所、生产设备或者设施、食品安全管理人员、专业技术人员和管理制度。

申请食品添加剂生产许可，应当向申请人所在地县级以上地方食品药品监督管理部门提交下列材料：①食品添加剂生产许可申请书。②营业执照复印件。③食品添加剂生产加工场所及其周围环境平面图和生产加工各功能区间布局平面图。④食品添加剂生产主要设备、设施清单及布局图。⑤食品添加剂安全自查、进货查验记录、出厂检验记录等保证食品添加剂安全的规章制度。

申请人应当如实向食品药品监督管理部门提交有关材料和反映真实情况，

对申请材料的真实性负责，并在申请书等材料上签名或者盖章。

县级以上地方食品药品监督管理部门对申请人提出的食品生产许可申请，应当根据下列情况分别作出处理：

（1）申请事项依法不需要取得食品生产许可的，应当即时告知申请人不受理。

（2）申请事项依法不属于食品药品监督管理部门职权范围的，应当即时作出不予受理的决定，并告知申请人向有关行政机关申请。

（3）申请材料存在可以当场更正的错误的，应当允许申请人当场更正，由申请人在更正处签名或者盖章，注明更正日期。

（4）申请材料不齐全或者不符合法定形式的，应当当场或者在5个工作日内一次告知申请人需要补正的全部内容。当场告知的，应当将申请材料退回申请人；在5个工作日内告知的，应当收取申请材料并出具收到申请材料的凭据。逾期不告知的，自收到申请材料之日起即为受理。

（5）申请材料齐全、符合法定形式，或者申请人按照要求提交全部补正材料的，应当受理食品生产许可申请。

县级以上地方食品药品监督管理部门对申请人提出的申请决定予以受理的，应当出具受理通知书；决定不予受理的，应当出具不予受理通知书，说明不予受理的理由，并告知申请人依法享有申请行政复议或者提起行政诉讼的权利。

三、许可管理

（一）审查

县级以上地方食品药品监督管理部门应当对申请人提交的申请材料进行审查。需要对申请材料的实质内容进行核实的，应当进行现场核查。

（二）核查

食品药品监督管理部门在食品生产许可现场核查时，可以根据食品生产工艺流程等要求，核查试制食品检验合格报告。在食品添加剂生产许可现场核查时，可以根据食品添加剂品种特点，核查试制食品添加剂检验合格报告、复配食品添加剂组成等。现场核查应当由符合要求的核查人员进行。核查人员不得少于2人。核查人员应当出示有效证件，填写食品生产许可现场核查表，制作现场核查记录，经申请人核对无误后，由核查人员和申请人在核查表和记录上签名或者盖章。申请人拒绝签名或者盖章的，核查人员应当注明情况。

申请保健食品、特殊医学用途配方食品、婴幼儿配方乳粉生产许可，在产品注册时经过现场核查的，可以不再进行现场核查。

食品药品监督管理部门可以委托下级食品药品监督管理部门，对受理的食品生产许可申请进行现场核查。核查人员应当自接受现场核查任务之日起10个工作日内，完成对生产场所的现场核查。

（三）时限要求

除可以当场作出行政许可决定的外，县级以上地方食品药品监督管理部门应当自受理申请之日起20个工作日内作出是否准予行政许可的决定。因特殊原因需要延长期限的，经本行政机关负责人批准，可以延长10个工作日，并应当将延长期限的理由告知申请人。

县级以上地方食品药品监督管理部门应当根据申请材料审查和现场核查等情况，对符合条件的，作出准予生产许可的决定，并自作出决定之日起10个工作日内向申请人颁发食品生产许可证；对不符合条件的，应当及时作出不予许可的书面决定并说明理由，同时告知申请人依法享有申请行政复议或者提起行政诉讼的权利。

食品添加剂生产许可申请符合条件的，由申请人所在地县级以上地方食品药品监督管理部门依法颁发食品生产许可证，并标注食品添加剂。

食品生产许可证发证日期为许可决定作出的日期，有效期为5年。

（四）听证程序

县级以上地方食品药品监督管理部门认为食品生产许可申请涉及公共利益的重大事项，需要听证的，应当向社会公告并举行听证。

食品生产许可直接涉及申请人与他人之间重大利益关系的，县级以上地方食品药品监督管理部门在作出行政许可决定前，应当告知申请人、利害关系人享有要求听证的权利。申请人、利害关系人在被告知听证权利之日起5个工作日内提出听证申请的，食品药品监督管理部门应当在20个工作日内组织听证。听证期限不计算在行政许可审查期限之内。

四、许可证管理

食品生产许可证分为正本、副本。正本、副本具有同等法律效力。国家食品药品监督管理总局负责制定食品生产许可证正本、副本式样。省、自治区、直辖市食品药品监督管理部门负责本行政区域食品生产许可证的印制、发放等管理工作。

食品生产许可证编号由 SC（"生产"的汉语拼音字母缩写）和 14 位阿拉伯数字组成。数字从左至右依次为：3 位食品类别编码、2 位省（自治区、直辖市）代码、2 位市（地）代码、2 位县（区）代码、4 位顺序码、1 位校验码。

食品、食品添加剂类别编码由 3 位数字标识，具体为：第 1 位数字代表食品、食品添加剂生产许可识别码，阿拉伯数字"1"代表食品、阿拉伯数字"2"代表食品添加剂。第 2、3 位数字代表食品、食品添加剂类别编号。其中食品类别编号按照《食品生产许可管理办法》第十一条所列食品类别顺序依次标识，即："01"代表粮食加工品，"02"代表食用油、油脂及其制品，"03"代表调味品，以此类推……，"27"代表保健食品，"28"代表特殊医学用途配方食品，"29"代表婴幼儿配方食品，"30"代表特殊膳食食品，"31"代表其他食品。食品添加剂类别编号标识为："01"代表食品添加剂，"02"代表食品用香精，"03"代表复配食品添加剂。

日常监督管理人员为负责对食品生产活动进行日常监督管理的工作人员。日常监督管理人员发生变化的，可以通过签章的方式在许可证上变更。

食品生产者应当妥善保管食品生产许可证，不得伪造、涂改、倒卖、出租、出借、转让。食品生产者应当在生产场所的显著位置悬挂或者摆放食品生产许可证正本。

五、许可证的变更、延续、补办与注销

（一）变更、延续

食品生产许可证有效期内，现有工艺设备布局和工艺流程、主要生产设备设施、食品类别等事项发生变化，需要变更食品生产许可证载明的许可事项的，食品生产者应当在变化后 10 个工作日内向原发证的食品药品监督管理部门提出变更申请。生产场所迁出原发证的食品药品监督管理部门管辖范围的，应当重新申请食品生产许可。食品生产许可证副本载明的同一食品类别内的事项、外设仓库地址发生变化的，食品生产者应当在变化后 10 个工作日内向原发证的食品药品监督管理部门报告。

申请变更食品生产许可的，应当提交下列申请材料：①食品生产许可变更

申请书。②食品生产许可证正本、副本。③与变更食品生产许可事项有关的其他材料。

食品生产者需要延续依法取得的食品生产许可的有效期的，应当在该食品生产许可有效期届满30个工作日前，向原发证的食品药品监督管理部门提出申请。

食品生产者申请延续食品生产许可，应当提交下列材料：①食品生产许可延续申请书。②食品生产许可证正本、副本。③与延续食品生产许可事项有关的其他材料。保健食品、特殊医学用途配方食品、婴幼儿配方食品的生产企业申请延续食品生产许可的，还应当提供生产质量管理体系运行情况的自查报告。

县级以上地方食品药品监督管理部门应当根据被许可人的延续申请，在该食品生产许可有效期届满前作出是否准予延续的决定。

县级以上地方食品药品监督管理部门应当对变更或者延续食品生产许可的申请材料进行审查。申请人声明生产条件未发生变化的，县级以上地方食品药品监督管理部门可以不再进行现场核查。申请人的生产条件发生变化，可能影响食品安全的，食品药品监督管理部门应当就变化情况进行现场核查。保健食品、特殊医学用途配方食品、婴幼儿配方食品注册或者备案的生产工艺发生变化的，应当先办理注册或者备案变更手续。

原发证的食品药品监督管理部门决定准予变更的，应当向申请人颁发新的食品生产许可证。食品生产许可证编号不变，发证日期为食品药品监督管理部门作出变更许可决定的日期，有效期与原证书一致。但是，对因迁址等原因而进行全面现场核查的，其换发的食品生产许可证有效期自发证之日起计算。

对因产品有关标准、要求发生改变，国家和省级食品药品监督管理部门决定组织重新核查而换发的食品生产许可证，其发证日期以重新批准日期为准，有效期自重新发证之日起计算。

原发证的食品药品监督管理部门决定准予延续的，应当向申请人颁发新的食品生产许可证，许可证编号不变，有效期自食品药品监督管理部门作出延续许可决定之日起计算。不符合许可条件的，原发证的食品药品监督管理部门应当作出不予延续食品生产许可的书面决定，并说明理由。

（二）补办

食品生产许可证遗失、损坏的，应当向原发证的食品药品监督管理部门申请补办，并提交下列材料：①食品生产许可证补办申请书。②食品生产许可证遗失的,申请人应当提交在县级以上地方食品药品监督管理部门网站或者其他县级以上主要媒体上刊登遗失公告的材料;食品生产许可证损坏的,应当提交损坏的食品生产许可证原件。

材料符合要求的,县级以上地方食品药品监督管理部门应当在受理后 20 个工作日内予以补发。因遗失、损坏补发的食品生产许可证,许可证编号不变,发证日期和有效期与原证书保持一致。

(三)注销

食品生产者终止食品生产,食品生产许可被撤回、撤销或者食品生产许可证被吊销的,应当在 30 个工作日内向原发证的食品药品监督管理部门申请办理注销手续。

食品生产者申请注销食品生产许可的,应当向原发证的食品药品监督管理部门提交下列材料:①食品生产许可注销申请书。②食品生产许可证正本、副本。③与注销食品生产许可有关的其他材料。

食品生产者未按规定申请办理注销手续的,出现下列情形之一,原发证的食品药品监督管理部门应当依法办理食品生产许可注销手续:①食品生产许可有效期届满未申请延续的。②食品生产者主体资格依法终止的。③食品生产许可依法被撤回、撤销或者食品生产许可证依法被吊销的。④因不可抗力导致食品生产许可事项无法实施的。⑤法律法规规定的应当注销食品生产许可的其他情形。

食品生产许可被注销的,许可证编号不得再次使用。

第八章 食品经营许可

一、概述

为全面贯彻落实《中华人民共和国食品安全法》、《食品经营许可管理办法》（国家食品药品监督管理总局令第 17 号）等法律、法规及规章要求，国家食品药品监督管理总局决定自 2015 年 10 月 1 日起，正式启用《食品经营许可证》。原食品流通、餐饮服务许可证有效期未届满的继续有效；食品经营者在原食品流通、餐饮服务许可证有效期内申请更换为食品经营许可证的，许可机关应按照有关规定予以更换；原食品流通、餐饮服务许可证有效期届满，由原发证机关予以注销。

二、申报条件

在中华人民共和国境内，从事食品销售和餐饮服务活动，应当依法取得食品经营许可。

申请食品经营许可，应当先行取得营业执照等合法主体资格。企业法人、合伙企业、个人独资企业、个体工商户等，以营业执照载明的主体作为申请人。机关、事业单位、社会团体、民办非企业单位、企业等申办单位食堂，以机关或者事业单位法人登记证、社会团体登记证或者营业执照等载明的主体作为申请人。

申请食品经营许可，应当按照食品经营主体业态和经营项目分类提出。食品经营主体业态分为食品销售经营者、餐饮服务经营者、单位食堂。食品经营者申请通过网络经营、建立中央厨房或者从事集体用餐配送的，应当在主体业态后以括号标注。食品经营项目分为预包装食品销售（含冷藏冷冻食品、不含冷藏冷冻食品）、散装食品销售（含冷藏冷冻食品、不含冷藏冷冻食品）、特殊食品销售（保健食品、特殊医学用途配方食品、婴幼儿配方乳粉、其他婴幼儿配方食品）、其他类食品销售；热食类食品制售、冷食类食品制售、生食类食品制售、糕点类食品制售、自制饮品制售、其他类食品制售等。列入其他类食品销售和其他类食品制售的具体品种应当报国家食品药品监督管理总局批准后执行，并明确标注。具有热、冷、生、固态、液态等多种情形，难以明确归类的食品，可以按照食品安全风险等级最高的情形进行归类。国家食品药品监督管理总局可以根据监督管理工作需要对食品经营项目类别进行调整。

申请食品经营许可，应当符合下列条件：

（1）具有与经营的食品品种、数量相适应的食品原料处理和食品加工、销售、贮存等场所，保持该场所环境整洁，并与有毒、有害场所以及其他污染源保持规定的距离。

（2）具有与经营的食品品种、数量相适应的经营设备或者设施，有相应的消毒、更衣、盥洗、采光、照明、通风、防腐、防尘、防蝇、防鼠、防虫、洗涤以及处理废水、存放垃圾和废弃物的设备或者设施。

（3）有专职或者兼职的食品安全管理人员和保证食品安全的规章制度。

（4）具有合理的设备布局和工艺流程，防止待加工食品与直接入口食品、原料与成品交叉污染，避免食品接触有毒物、不洁物。

（5）法律、法规规定的其他条件。

三、办理所需材料

（1）食品经营许可申请书。

（2）营业执照或者其他主体资格证明文件（申请人在2015年10月1日前取得营业执照的，请提供本企业组织机构代码证复印件；个体工商户仅提交营业执照即可）。

（3）法定代表人（负责人）的身份证明；委托他人办理的需提供委托书及受托人身份证。

（4）从业人员健康体检合格证明。从事接触直接入口食品工作的人员应当接受健康检查，并取得健康证明，患有国务院卫生行政部门规定的痢疾、伤寒、甲型病毒性肝炎、戊型病毒性肝炎、活动性肺结核、化脓性或者渗出性皮肤病等有碍食品安全的疾病的，不得从事接触直接入口食品的工作。健康证明在全省范围内有效。

（5）经营场所和布局、加工操作流程、设施设备等示意图及说明。

（6）保证食品安全的管理制度（食品经营者应当建立保证食品安全的管理制度，包括：从业人员健康管理制度、食品安全自检自查与报告制度、索证索票制度、进货查验制度、食品召回及停止经营制度等。食品经营企业和大型单位食堂还应当建立进货查验记录制度、从业人员培训管理制度、食品安全管理员制度、食品经营过程与控制制度、场所及设施设备清洗消毒和维修保养制度、食品贮存管理制度、废弃物处置制度、食品安全突发事件应急处置方案等。从事批发业务的经营企业，应建立食品销售记录制度。食用农产品销售者应当建立食用农产品进货查验记录制度。鼓励企业制定更加严格、健全的食品安全管理制度）。

（7）设置食品安全管理岗位及人员的证明资料。

（8）其他资料

①利用自动售货设备从事食品销售的，需另提交自动售货设备的产品合格证明、具体放置地点，经营者名称、住所、联系方式、食品经营许可证的公示方法等材料。

②申请销售散装熟食制品的，需另提交与挂钩生产单位的合作协议（合同），提交生产单位的《食品生产许可证》复印件。

③实行连锁方式经营的企业，其门店在申请食品经营许可时，应当填报连锁企业总部的地址和联系方式。提供经营过程中由总部统一保存的进货查验记录等材料目录。

[注意事项]

（1）无实体门店经营的互联网食品经营者不得申请所有食品制售项目以及散装熟食销售。

（2）职业学校、普通中等学校、小学、特殊教育学校、托幼机构的食堂原则上不得申请生食类食品制售项目。

（3）申请人请将所需材料的原件、复印件一并提交，复印件上由申请人或者指定代表（委托代理人）签字加盖公章，并注明"复印件与原件一致"。

（4）食品经营企业应当配备食品安全管理人员。食品经营企业食品安全管理人员须经过培训和考核，取得国家或行业规定的食品安全相关资质的，通过HACCP认证的食品经营企业直接质量负责人，能够提供证明材料的，可免于考核。经过培训和考核的食品安全管理人员，应达到食品药品监督管理部门的监督抽查考核要求。

（5）食品经营场所和食品贮存场所不得设在易受到污染的区域，距离粪坑、污水池、暴露垃圾场（站）、旱厕等污染源25米以上。确不能满足要求的，应采取有效措施防范虫害、规避粉尘、有害气体等环境污染源。

（6）在餐饮服务中提供自酿酒的经营者在申请许可前应当先行取得具有资质的食品安全第三方机构出具的对成品安全性的检验合格报告。自酿酒不得使用压力容器，自酿酒只限于在本门店销售，不得在本门店外销售。

备注：餐饮服务经营者用水应当符合国家规定的生活饮用水卫生标准。其他未尽事项请参照《食品药品监管总局关于印发食品经营许可审查通则（试行）》（食药监食监二〔2015〕228号）以及各省、市食品药品监督管理局的相关要求执行。

四、办理流程

（1）申请：申报人向县食品药品监督管理局窗口报送申请材料。

（2）县食品药品监督管理局审核：材料齐全、符合法定形式，或申办人按要求提交全部补正材料的，区局发给申办人《受理通知书》。

（3）现场检查。

（4）县食品药品监督管理局审批。除可以当场作出行政许可决定的外，县级以上地方食品药品监督管理部门应当自受理申请之日起20个工作日内作出是否准予行政许可的决定。因特殊原因需要延长期限的，经本行政机关负责人批准，可以延长10个工作日，并应当将延长期限的理由告知申请人。

（5）县食品药品监督管理局审批大厅发放许可证。自作出决定之日起10个工作日内向申请人颁发食品经营许可证；对不符合条件的，应当及时作出不予许可的书面决定并说明理由，同时告知申请人依法享有申请行政复议或者提起行政诉讼的权利。

备注：

申请人应当如实向食品药品监督管理部门提交有关材料和反映真实情况，对申请材料的真实性负责，并在申请书等材料上签名或者盖章。

县级以上地方食品药品监督管理部门对申请人提出的食品经营许可申请，应当根据下列情况分别作出处理：

（1）申请事项依法不需要取得食品经营许可的，应当即时告知申请人不受理。

（2）申请事项依法不属于食品药品监督管理部门职权范围的，应当即时作出不予受理的决定，并告知申请人向有关行政机关申请。

（3）申请材料存在可以当场更正的错误的，应当允许申请人当场更正，由申请人在更正处签名或者盖章，注明更正日期。

（4）申请材料不齐全或者不符合法定形式的，应当当场或者在5个工作日内一次告知申请人需要补正的全部内容。当场告知的，应当将申请材料退回申请人；在5个工作日内告知的，应当收取申请材料并出具收到申请材料的凭据。逾期不告知的，自收到申请材料之日起即为受理。

（5）申请材料齐全、符合法定形式，或者申请人按照要求提交全部补正材料的，应当受理食品经营许可申请。

县级以上地方食品药品监督管理部门对申请人提出的申请决定予以受理的，应当出具受理通知书；决定不予受理的，应当出具不予受理通知书，说明不予受理的理由，并告知申请人依法享有申请行政复议或者提起行政诉讼的权利。

五、变更、延续、补办与注销

（一）变更

食品经营许可证载明的许可事项发生变化的，食品经营者应当在变化后 10 个工作日内向原发证的食品药品监督管理部门申请变更经营许可。

经营场所发生变化的，应当重新申请食品经营许可。外设仓库地址发生变化的，食品经营者应当在变化后 10 个工作日内向原发证的食品药品监督管理部门报告。

申请变更食品经营许可的，应当提交下列申请材料：①食品经营许可变更申请书。②食品经营许可证正本、副本。③与变更食品经营许可事项有关的其他材料。

原发证的食品药品监督管理部门决定准予变更的，应当向申请人颁发新的食品经营许可证。食品经营许可证编号不变，发证日期为食品药品监督管理部门作出变更许可决定的日期，有效期与原证书一致。

（二）延续

食品经营者需要延续依法取得的食品经营许可的有效期的，应当在该食品经营许可有效期届满 30 个工作日前，向原发证的食品药品监督管理部门提出申请。

食品经营者申请延续食品经营许可，应当提交下列材料：①食品经营许可延续申请书。②食品经营许可证正本、副本。③与延续食品经营许可事项有关的其他材料。

县级以上地方食品药品监督管理部门应当根据被许可人的延续申请，在该食品经营许可有效期届满前作出是否准予延续的决定。县级以上地方食品药品监督管理部门应当对变更或者延续食品经营许可的申请材料进行审查。申请人声明经营条件未发生变化的，县级以上地方食品药品监督管理部门可以不再进行现场核查。申请人的经营条件发生变化，可能影响食品安全的，食品药品监督管理部门应当就变化情况进行现场核查。

原发证的食品药品监督管理部门决定准予延续的，应当向申请人颁发新的食品经营许可证，许可证编号不变，有效期自食品药品监督管理部门作出延续许可决定之日起计算。

不符合许可条件的，原发证的食品药品监督管理部门应当作出不予延续食品经营许可的书面决定，并说明理由。

（三）补办

食品经营许可证遗失、损坏的，应当向原发证的食品药品监督管理部门申请补办，并提交下列材料：①食品经营许可证补办申请书。②食品经营许可证遗失的，申请人应当提交在县级以上地方食品药品监督管理部门网站或者其他县级以上主要媒体上刊登遗失公告的材料；食品经营许可证损坏的，应当提交损坏的食品经营许可证原件。

材料符合要求的，县级以上地方食品药品监督管理部门应当在受理后20个工作日内予以补发。因遗失、损坏补发的食品经营许可证，许可证编号不变，发证日期和有效期与原证书保持一致。

（四）注销

食品经营者终止食品经营，食品经营许可被撤回、撤销或者食品经营许可证被吊销的，应当在30个工作日内向原发证的食品药品监督管理部门申请办理注销手续。

食品经营者申请注销食品经营许可的，应当向原发证的食品药品监督管理部门提交下列材料：①食品经营许可注销申请书。②食品经营许可证正本、副本。③与注销食品经营许可有关的其他材料。

食品经营者未按规定申请办理注销手续的，有下列情形之一，原发证的食品药品监督管理部门应当依法办理食品经营许可注销手续：①食品经营许可有效期届满未申请延续的。②食品经营者主体资格依法终止的。③食品经营许可依法被撤回、撤销或者食品经营许可证依法被吊销的。④因不可抗力导致食品经营许可事项无法实施的。⑤法律法规规定的应当注销食品经营许可的其他情形。

食品经营许可被注销的，许可证编号不得再次使用。

第九章 日常监督检查

一、概述

2013 年，十二届全国人大一次会议批准的《国务院机构改革和职能转变方案》和《国务院办公厅关于印发国家食品药品监督管理总局主要职责内设机构和人员编制规定的通知》（国办发〔2013〕24 号）规定，食品安全监管职责由食品药品监管部门统一承担，原来由质监、工商、食药部门制定的有关食品生产、经营、餐饮服务监管制度已不能适应改革后的职能调整需要。2015 年 10 月 1 日，新修订的《中华人民共和国食品安全法》实施，进一步强化了食品生产经营过程控制，加强监督检查。此前国家质检总局制定的《食品生产加工企业质量安全监督管理实施细则（试行）》《关于食品生产加工企业落实质量安全主体责任监督检查规定的公告》，国家工商总局制定的《流通环节食品安全监督管理办法》，原卫生部制定的《餐饮服务食品安全监督管理办法》，已不能满足现阶段食品生产经营监管的需要。因此制定了专门的规章，对食品生产经营的监督检查工作进行规范。

为贯彻落实食品安全法，强化食品安全属地管理，建立一套科学、统一、高效的食品生产经营日常监督检查制度，国家食品药品监督管理总局制定了《食品生产经营日常监督检查管理办法》。

食品药品监督管理部门对食品生产经营者的日常监督检查，是指食品药品监督管理部门及其派出机构，组织食品生产经营监督检查人员依照《食品生产经营日常监督检查管理办法》对食品生产经营者执行食品安全法律、法规、规章及标准、生产经营规范等情况，按照年度监督检查计划和监督管理工作需要实施的监督检查，是基层监管人员按照相应检查表格对食品生产经营者基本生产经营状况开展的合规检查。日常监督检查也包括按照上级部门部署或根据本区食品安全状况开展的专项整治、接到投诉举报等开展的检查等情况。

二、职责

食品生产经营日常监督检查应当遵循属地负责、全面覆盖、风险管理、信息公开的原则。

国家食品药品监督管理总局负责监督指导全国食品生产经营日常监督检查工作；省级食品药品监督管理部门负责监督指导本行政区域内食品生产经营日常监督检查工作；市、县级食品药品监督管理部门负责实施本行政区域内食品生产经营日常监督检查工作。

市、县级食品药品监督管理部门实施食品生产经营日常监督检查，在全面覆盖的基础上，可以在本行政区域内随机选取食品生产经营者、随机选派监督检查人员实施异地检查、交叉互查。食品生产经营者及其从业人员应当配合食品药品监督管理部门实施食品生产经营日常监督检查，保障监督检查人员依法履行职责。

省级以上食品药品监督管理部门应当加强食品生产经营日常监督检查信息化建设，市、县级食品药品监督管理部门应当记录、汇总、分析食品生产经营日常监督检查信息，完善日常监督检查措施。

三、监督检查事项

（一）食品生产环节

食品生产环节监督检查事项包括食品生产者的生产环境条件、进货查验结果、生产过程控制、产品检验结果、贮存及交付控制、不合格品管理和食品召回、从业人员管理、食品安全事故处置等情况。

除前款规定的监督检查事项外，保健食品生产环节监督检查事项还包括生产者资质、产品标签及说明书、委托加工、生产管理体系等情况。

（二）食品销售环节

食品销售环节监督检查事项包括食品销售者资质、从业人员健康管理、一般规定执行、禁止性规定执行、经营过程控制、进货查验结果、食品贮存、不安全食品召回、标签和说明书、特殊食品销售、进口食品销售、食品安全事故处置、食用农产品销售等情况，以及食用农产品集中交易市场开办者、柜台出租者、展销会举办者、网络食品交易第三方平台提供者、食品贮存及运输者等履行法律义务的情况。

（三）餐饮服务环节

餐饮服务环节监督检查事项包括餐饮服务提供者资质、从业人员健康管理、原料控制、加工制作过程、食品添加剂使用管理及公示、设备设施维护和餐饮具清洗消毒、食品安全事故处置等情况。

四、监督检查要求

（一）细则

市、县级食品药品监督管理部门应当按照市、县人民政府食品安全年度监督管理计划，根据食品类别、企业规模、管理水平、食品安全状况、信用档案记录等因素，编制年度日常监督检查计划，实施食品安全风险管理。日常监督检查计划应当包括检查事项、检查方式、检查频次以及抽检食品种类、抽查比例等内容。检查计划应当向社会公开。

国家食品药品监督管理总局根据法律、法规、规章和食品安全国家标准有关食品生产经营者义务的规定，制定日常监督检查要点表。

省级食品药品监督管理部门可以根据需要，对日常监督检查要点表进行细化、补充。

市、县级食品药品监督管理部门应当按照日常监督检查要点表，对食品生产经营者实施日常监督检查。

县级以上地方食品药品监督管理部门应当对监督检查人员进行食品安全法律、法规、规章、标准、专业知识以及监督检查要点的培训与考核。

（二）规范要求

市、县级食品药品监督管理部门实施日常监督检查，应当由2名以上（含2名）监督检查人员参加。监督检查人员应当由食品药品监督管理部门随机选派。监督检查人员应当当场出示有效执法证件。

根据日常监督检查计划，市、县级食品药品监督管理部门可以随机抽取日常监督检查要点表中的部分内容进行检查，并可以随机进行抽样检验。相关检查内容应当在实施检查前由食品药品监督管理部门予以明确，检查人员不得随意更改检查事项。

市、县级食品药品监督管理部门每年对本行政区域内食品生产经营者的日常监督检查，原则上应当覆盖全部项目。实施食品生产经营日常监督检查，对重点项目应当以现场检查方式为主，对一般项目可以采取书面检查的方式。鼓励食品生产经营者选择食品安全第三方专业机构对自身的食品生产经营管理体系进行评价，评价结果作为日常监督检查的参考。

监督检查人员应当按照日常监督检查要点表和检查结果记录表的要求，对日常监督检查情况如实记录，并综合进行判定，确定检查结果。监督检查结果分为符合、基本符合与不符合3种形式。日常监督检查结果应当记入食品生产经营者的食品安全信用档案。

食品生产经营者应当按照食品药品监督管理部门的要求，开放食品生产经营场所，回答相关询问，提供相关合同、票据、账簿和其他有关资料，协助生产经营现场检查和抽样检验。食品生产经营者应当按照监督检查人员要求，在现场检查、询问和抽样检验等文书上签字或者盖章。

被检查单位拒绝在日常监督检查结果记录表上签字或者盖章的，监督检查人员应当在日常监督检查结果记录表上注明原因，并可以邀请有关人员作为见证人签字、盖章，或者采取录音、录像等方式进行记录，作为监督执法的依据。

市、县级食品药品监督管理部门应当于日常监督检查结束后2个工作日内，向社会公开日常监督检查时间、检查结果和检查人员姓名等信息，并在生产经营场所醒目位置张贴日常监督检查结果记录表。食品生产经营者应当将张贴的日常监督检查结果记录表保持至下次日常监督检查。

对日常监督检查结果属于基本符合的食品生产经营者，市、县级食品药品监督管理部门应当就监督检查中发现的问题书面提出限期整改要求。被检查单位应当按期进行整改，并将整改情况报告食品药品监督管理部门。监督检查人员可以跟踪整改情况，并记录整改结果。

日常监督检查结果为不符合，有发生食品安全事故潜在风险的，食品生产经营者应当立即停止食品生产经营活动。

市、县级食品药品监督管理部门在日常监督检查中发现食品生产经营者存在食品安全隐患，未及时采取有效措施消除的，可以对食品生产经营者的法定代表人或者主要负责人进行责任约谈。责任约谈情况和整改情况应当记入食品生产经营者食品安全信用档案。

市、县级食品药品监督管理部门实施日常监督检查，有权采取下列措施，被检查单位不得拒绝、阻挠、干涉：①进入食品生产经营等场所实施现场检查。②对被检查单位生产经营的食品进行抽样检验。③查阅、复制有关合同、票据、账簿以及其他有关资料。④查封、扣押有证据证明不符合食品安全标准或者有证据证明存在安全隐患以及用于违法生产经营的食品、工具和设备。⑤查封违法从事生产经营活动的场所。⑥法律法规规定的其他措施。

市、县级食品药品监督管理部门在日常监督检查中发现食品安全违法行为的，应当进行立案调查处理。立案调查制作的笔录，以及拍照、录像等的证据保全措施，应当符合食品药品行政处罚程序相关规定。

市、县级食品药品监督管理部门在日常监督检查中发现违法案件线索，对不属于本部门职责或者超出管辖范围的，应当及时移送有权处理的部门；涉嫌构成犯罪的，应当及时移送公安机关。

五、食品安全违法行为处罚依据简表

表 9-1　食品安全违法行为处罚依据简表

序号	违法行为	违反条款	处罚条款	处罚内容	备注
1	未取得食品生产经营许可从事食品生产经营活动	第三十五条第一款	第一百二十二条第一款	由县级以上人民政府食品药品监督管理部门没收违法所得和违法生产经营的食品、食品添加剂以及用于违法生产经营的工具、设备、原料等物品；违法生产经营的食品、食品添加剂货值金额不足一万元的，并处五万元以上十万元以下罚款；货值金额一万元以上的，并处货值金额十倍以上二十倍以下罚款	销售食用农产品，无需许可；食品生产加工小作坊和食品摊贩等的具体管理办法由省、自治区、直辖市制定
2	未取得食品添加剂生产许可从事食品添加剂生产活动	第三十九条第一款	第一百二十二条第一款		食品药品监督管理部门
3	明知未取得食品生产经营许可从事食品生产经营活动或者未取得食品添加剂生产许可从事食品添加剂生产活动的，仍为其提供生产经营场所或者其他条件		第一百二十二条第二款	由县级以上人民政府食品药品监督管理部门责令停止违法行为，没收违法所得，并处五万元以上十万元以下罚款	食品药品监督管理部门

序号	违法行为	违反条款	处罚条款	处罚内容	备注
4	用非食品原料生产食品、在食品中添加食品添加剂以外的化学物质和其他可能危害人体健康的物质，或者用回收食品作为原料生产食品，或者经营上述食品	第三十四条第（一）项	第一百二十三条第一款第（一）项	由县级以上人民政府食品药品监督管理部门没收违法所得和违法生产经营的食品，并可以没收用于违法生产经营的工具、设备、原料等物品；违法生产经营的食品货值金额不足一万元的，并处十万元以上十五万元以下罚款；货值金额一万元以上的，并处货值金额十五倍以上三十倍以下罚款；情节严重的，吊销许可证，并可以由公安机关对其直接负责的主管人员和其他直接责任人员处五日以上十五日以下拘留	食品药品监督管理部门 公安机关
5	生产经营营养成分不符合食品安全标准的专供婴幼儿和其他特定人群的主辅食品	第三十四条第（五）项	第一百二十三条第一款第（二）项		
6	经营病死、毒死或者死因不明的禽、畜、兽、水产动物肉类，或者生产经营其制品	第三十四条第（七）项	第一百二十三条第一款第（三）项		
7	经营未按规定进行检疫或者检疫不合格的肉类，或者生产经营未经检验或者检验不合格的肉类制品	第三十四条第（八）项	第一百二十三条第一款第（四）项		
8	生产经营国家为防病等特殊需要明令禁止生产经营的食品	第三十四条第（十二）项	第一百二十三条第一款第（五）项	由县级以上人民政府食品药品监督管理部门没收违法所得和违法生产经营的食品，并可以没收用于违法生产经营的工具、设备、原料等物品；违法生产经营的食品货值金额不足一万元的，并处十万元以上十五万元以下罚款；货值金额一万元以上的，并处货值金额十五倍以上三十倍以下罚款；情节严重的，吊销许可证，并可以由公安机关对其直接负责的主管人员和其他直接责任人员处五日以上十五日以下拘留	食品药品监督管理部门 公安机关
9	生产经营添加药品的食品	第三十八条	第一百二十三条第一款第（六）项		
10	明知从事第一百二十三条第一款规定的违法行为，仍为其提供生产经营场所或者其他条件的		第一百二十三条第二款	由县级以上人民政府食品药品监督管理部门责令停止违法行为，没收违法所得，并处十万元以上二十万元以下罚款	食品药品监督管理部门

序号	违法行为	违反条款	处罚条款	处罚内容	备注
11	违法使用剧毒、高毒农药的	第四十九条第一款	第一百二十三条第三款	由公安机关对其直接负责的主管人员和其他直接责任人员处五日以上十五日以下拘留	另需依照有关法律、法规规定给予处罚
12	生产经营致病性微生物，农药残留、兽药残留、生物毒素、重金属等污染物质以及其他危害人体健康的物质含量超过食品安全标准限量的食品、食品添加剂	第三十四条第（二）项	第一百二十四条第一款第（一）项	由县级以上人民政府食品药品监督管理部门没收违法所得和违法生产经营的食品、食品添加剂，并可以没收用于违法生产经营的工具、设备、原料等物品；违法生产经营的食品、食品添加剂货值金额不足一万元的，并处五万元以上十万元以下罚款；货值金额一万元以上的，并处货值金额十倍以上二十倍以下罚款；情节严重的，吊销许可证	食品药品监督管理部门
13	用超过保质期的食品原料、食品添加剂生产食品、食品添加剂，或者经营上述食品、食品添加剂	第三十四条第（三）项	第一百二十四条第一款第（二）项		
14	生产经营超范围、超限量使用食品添加剂的食品	第三十四条第（四）项	第一百二十四条第一款第（三）项		
15	生产经营腐败变质、油脂酸败、霉变生虫、污秽不洁、混有异物、掺假掺杂或者感官性状异常的食品、食品添加剂	第三十四条第（六）项	第一百二十四条第一款第（四）项		
16	生产经营标注虚假生产日期、保质期或者超过保质期的食品、食品添加剂	第三十四条第（十）项	第一百二十四条第一款第（五）项	由县级以上人民政府食品药品监督管理部门没收违法所得和违法生产经营的食品、食品添加剂，并可以没收用于违法生产经营的工具、设备、原料等物品；违法生产经营的食品、食品添加剂货值金额不足一万元的，并处五万元以上十万元以下罚款；货值金额一万元以上的，并处货值金额十倍以上二十倍以下罚款；情节严重的，吊销许可证	食品药品监督管理部门
17	生产经营未按规定注册的保健食品、特殊医学用途配方食品、婴幼儿配方乳粉，或者未按注册的产品配方、生产工艺等技术要求组织生产	第七十六条第八十条第八十一条第四款第八十二条第三款	第一百二十四条第一款第（六）项		
18	以分装方式生产婴幼儿配方乳粉，或者同一企业以同一配方生产不同品牌的婴幼儿配方乳粉	第八十一条第五款	第一百二十四条第一款第（七）项		

序号	违法行为	违反条款	处罚条款	处罚内容	备注
19	利用新的食品原料生产食品，或者生产食品添加剂新品种，未通过安全性评估	第三十七条第四十条第一款	第一百二十四条第一款第（八）项		
20	食品生产经营者在食品药品监督管理部门责令其召回或者停止经营后，仍拒不召回或者停止经营	第六十三条第五款	第一百二十四条第一款第（九）项		
21	除前款和本法第一百二十三条、第一百二十五条规定的情形外，生产经营不符合法律、法规或者食品安全标准的食品、食品添加剂	第三十四条第（十三）项	第一百二十四条第二款		
22	生产食品相关产品新品种，未通过安全性评估，或者生产不符合食品安全标准的食品相关产品的	第三十七条第四十一条	第一百二十四条第三款	没收违法所得和违法生产经营的食品、食品添加剂，并可以没收用于违法生产经营的工具、设备、原料等物品；违法生产经营的食品、食品添加剂货值金额不足一万元的，并处五万元以上十万元以下罚款；货值金额一万元以上的，并处货值金额十倍以上二十倍以下罚款；情节严重的，吊销许可证	由县级以上人民政府质量监督部门依照第一款规定给予处罚
23	生产经营被包装材料、容器、运输工具等污染的食品、食品添加剂	第三十四条第（九）项	第一百二十五条第一款第（一）项	由县级以上人民政府食品药品监督管理部门没收违法所得和违法生产经营的食品、食品添加剂，并可以没收用于违法生产经营的工具、设备、原料等物品；违法生产经营的食品、食品添加剂货值金额不足一万元的，并处五千元以上五万元以下罚款；货值金额一万元以上的，并处货值金额五倍以上十倍以下罚款；情节严重的，责令停产停业，直至吊销许可证	食品药品监督管理部门
24	生产经营无标签的预包装食品、食品添加剂或者标签、说明书不符合本法规定的食品、食品添加剂	第三十四条第（十一）项第六十七条第六十八条第七十条第七十一条第九十七条	第一百二十五条第一款第（二）项		

序号	违法行为	违反条款	处罚条款	处罚内容	备注
25	生产经营转基因食品未按规定进行标示	第六十九条	第一百二十五条第一款第（三）项		
26	食品生产经营者采购或者使用不符合食品安全标准的食品原料、食品添加剂、食品相关产品	第五十条第一款 第五十三条 第五十五条 第六十条	第一百二十五条第一款第（四）项		
27	生产经营的食品、食品添加剂的标签、说明书存在瑕疵但不影响食品安全且不会对消费者造成误导的		第一百二十五条第二款	由县级以上人民政府食品药品监督管理部门责令改正；拒不改正的，处二千元以下罚款	食品药品监督管理部门
28	食品、食品添加剂生产者未按规定对采购的食品原料和生产的食品、食品添加剂进行检验	第五十条第一款 第五十二条	第一百二十六条第一款第（一）项	由县级以上人民政府食品药品监督管理部门责令改正，给予警告；拒不改正的，处五千元以上五万元以下罚款；情节严重的，责令停产停业，直至吊销许可证	食品药品监督管理部门
29	食品生产经营企业未按规定建立食品安全管理制度，或者未按规定配备或者培训、考核食品安全管理人员	第四十四条	第一百二十六条第一款第（二）项		
30	食品、食品添加剂生产经营者进货时未查验许可证和相关证明文件，或者未按规定建立并遵守进货查验记录、出厂检验记录和销售记录制度	第五十条 第五十一条 第五十三条	第一百二十六条第一款第（三）项	由县级以上人民政府食品药品监督管理部门责令改正，给予警告；拒不改正的，处五千元以上五万元以下罚款；情节严重的，责令停产停业，直至吊销许可证	食品药品监督管理部门
31	食品生产经营企业未制定食品安全事故处置方案	第一百零二条第四款	第一百二十六条第一款第（四）项		
32	餐具、饮具和盛放直接入口食品的容器，使用前未经洗净、消毒或者清洗消毒不合格，或者餐饮服务设施、设备未按规定定期维护、清洗、校验	第三十三条第一款第（五）项 第五十六条	第一百二十六条第一款第（五）项		

序号	违法行为	违反条款	处罚条款	处罚内容	备注
33	食品生产经营者安排未取得健康证明或者患有国务院卫生行政部门规定的有碍食品安全疾病的人员从事接触直接入口食品的工作	第四十五条	第一百二十六条第一款第（六）项		
34	食品经营者未按规定要求销售食品	第三十三条第一款第（八）项 第七十二条	第一百二十六条第一款第（七）项		
35	保健食品生产企业未按规定向食品药品监督管理部门备案，或者未按备案的产品配方、生产工艺等技术要求组织生产	第七十六条 第八十二条第三款	第一百二十六条第一款第（八）项		
36	婴幼儿配方食品生产企业未将食品原料、食品添加剂、产品配方、标签等向食品药品监督管理部门备案	第八十一条第三款	第一百二十六条第一款第（九）项		
37	特殊食品生产企业未按规定建立生产质量管理体系并有效运行，或者未定期提交自查报告	第八十三条	第一百二十六条第一款第（十）项		
38	食品生产经营者未定期对食品安全状况进行检查评价，或者生产经营条件发生变化，未按规定处理	第四十七条	第一百二十六条第一款第（十一）项	由县级以上人民政府食品药品监督管理部门责令改正，给予警告；拒不改正的，处五千元以上五万元以下罚款；情节严重的，责令停产停业，直至吊销许可证	食品药品监督管理部门
39	学校、托幼机构、养老机构、建筑工地等集中用餐单位未按规定履行食品安全管理责任	第五十七条	第一百二十六条第一款第（十二）项		
40	食品生产企业、餐饮服务提供者未按规定制定、实施生产经营过程控制要求	第四十六条 第五十五条	第一百二十六条第一款第（十三）项		

序号	违法行为	违反条款	处罚条款	处罚内容	备注
41	餐具、饮具集中消毒服务单位违反本法规定用水,使用洗涤剂、消毒剂,或者出厂的餐具、饮具未按规定检验合格并随附消毒合格证明,或者未按规定在独立包装上标注相关内容的	第五十八条	第一百二十六条第二款	责令改正,给予警告;拒不改正的,处五千元以上五万元以下罚款;情节严重的,责令停产停业,直至吊销许可证	卫生行政部门依照前款规定给予处罚
42	食品相关产品生产者未按规定对生产的食品相关产品进行检验的	第五十二条	第一百二十六条第三款	责令改正,给予警告;拒不改正的,处五千元以上五万元以下罚款;情节严重的,责令停产停业,直至吊销许可证	质量监督部门依照第一款规定给予处罚
43	食用农产品销售者违反本法第六十五条规定的(食用农产品销售者应当建立食用农产品进货查验记录制度,如实记录食用农产品的名称、数量、进货日期以及供货者名称、地址、联系方式等内容,并保存相关凭证。记录和凭证保存期限不得少于六个月)	第六十五条	第一百二十六条第四款	由县级以上人民政府食品药品监督管理部门责令改正,给予警告;拒不改正的,处五千元以上五万元以下罚款;情节严重的,责令停产停业,直至吊销许可证	食品药品监督管理部门
44	违反本法规定,事故单位在发生食品安全事故后未进行处置、报告的	第一百零三条第一款	第一百二十八条	由有关主管部门按照各自职责分工责令改正,给予警告;造成严重后果的,吊销许可证	
45	隐匿、伪造、毁灭有关证据的	第一百零三条第四款	第一百二十八条	责令停产停业,没收违法所得,并处十万元以上五十万元以下罚款	有关主管部门
46	造成严重后果的		第一百二十八条	吊销许可证	

续　表

序号	违法行为	违反条款	处罚条款	处罚内容	备注
47	提供虚假材料，进口不符合我国食品安全国家标准的食品、食品添加剂、食品相关产品	第九十二条	第一百二十九条第一款第（一）项 第一百二十四条	没收违法所得和违法生产经营的食品、食品添加剂，并可以没收用于违法生产经营的工具、设备、原料等物品；违法生产经营的食品、食品添加剂货值金额不足一万元的，并处五万元以上十万元以下罚款；货值金额一万元以上的，并处货值金额十倍以上二十倍以下罚款；情节严重的，吊销许可证	出入境检验检疫机构依照第一百二十四条给予处罚
48	进口尚无食品安全国家标准的食品，未提交所执行的标准并经国务院卫生行政部门审查，或者进口利用新的食品原料生产的食品或者进口食品添加剂新品种、食品相关产品新品种，未通过安全性评估	第九十三条	第一百二十九条第一款第（二）项 第一百二十四条		
49	未遵守本法的规定出口食品	第九十九条	第一百二十九条第一款第（三）项 第一百二十四条		
50	进口商在有关主管部门责令其依照本法规定召回进口的食品后，仍拒不召回	第九十四条第三款	第一百二十九条第一款第（四）项 第一百二十四条		
51	违反本法规定，进口商未建立并遵守食品、食品添加剂进口和销售记录制度、境外出口商或者生产企业审核制度的	第九十八条 第九十四条第二款	第一百二十九条第二款 第一百二十四条		
52	违反本法规定，集中交易市场的开办者、柜台出租者、展销会的举办者允许未依法取得许可的食品经营者进入市场销售食品，或者未履行检查、报告等义务的	第六十一条	第一百三十条第一款	由县级以上人民政府食品药品监督管理部门责令改正，没收违法所得，并处五万元以上二十万元以下罚款；造成严重后果的，责令停业，直至由原发证部门吊销许可证	食品药品监督管理部门 原发证部门

序号	违法行为	违反条款	处罚条款	处罚内容	备注
53	食用农产品批发市场违反本法第六十四条规定的（食用农产品批发市场应当配备检验设备和检验人员或者委托符合本法规定的食品检验机构，对进入该批发市场销售的食用农产品进行抽样检验；发现不符合食品安全标准的，应当要求销售者立即停止销售，并向食品药品监督管理部门报告）	第六十四条	第一百三十条第二款	由县级以上人民政府食品药品监督管理部门责令改正，没收违法所得，并处五万元以上二十万元以下罚款；造成严重后果的，责令停业，直至由原发证部门吊销许可证	食品药品监督管理部门 原发证部门
54	违反本法规定，网络食品交易第三方平台提供者未对入网食品经营者进行实名登记、审查许可证，或者未履行报告、停止提供网络交易平台服务等义务的	第六十二条	第一百三十一条第一款	由县级以上人民政府食品药品监督管理部门责令改正，没收违法所得，并处五万元以上二十万元以下罚款；造成严重后果的，责令停业，直至由原发证部门吊销许可证	食品药品监督管理部门 原发证部门
55	违反本法规定，未按要求进行食品贮存、运输和装卸的	第三十三条第一款第（六）项 第三十三条第二款 第五十四条	第一百三十二条	由县级以上人民政府食品药品监督管理等部门按照各自职责分工责令改正，给予警告；拒不改正的，责令停产停业，并处一万元以上五万元以下罚款；情节严重的，吊销许可证	食品药品监督管理部门 原发证部门
56	违反本法规定，拒绝、阻挠、干涉有关部门、机构及其工作人员依法开展食品安全监督检查、事故调查处理、风险监测和风险评估的	第一百零八条	第一百三十三条	由有关主管部门按照各自职责分工责令停产停业，并处二千元以上五万元以下罚款；情节严重的，吊销许可证；构成违反治安管理行为的，由公安机关依法给予治安管理处罚	有关主管部门 公安机关
57	食品生产经营者在一年内累计三次因违反本法规定受到责令停产停业、吊销许可证以外处罚的		第一百三十四条	由食品药品监督管理部门责令停产停业，直至吊销许可证	食品药品监督管理部门

序号	违法行为	违反条款	处罚条款	处罚内容	备注
58	食品生产经营者聘用人员违反第一百三十五条第一款、第二款规定的		第一百三十五条第三款	由县级以上人民政府食品药品监督管理部门吊销许可证	食品药品监督管理部门
59	违反本法规定，承担食品安全风险监测、风险评估工作的技术机构、技术人员提供虚假监测、评估信息的		第一百三十七条	有执业资格的，由授予其资格的主管部门吊销执业证书	授予其资格的主管部门
60	违反本法规定，食品检验机构、食品检验人员出具虚假检验报告的	第八十五条第二款	第一百三十八条第一款	由授予其资质的主管部门或者机构撤销该食品检验机构的检验资质，没收所收取的检验费用，并处检验费用五倍以上十倍以下罚款，检验费用不足一万元的，并处五万元以上十万元以下罚款	授予其资质的主管部门或者机构
61	违反本法规定，认证机构出具虚假认证结论		第一百三十九条第一款	由认证认可监督管理部门没收所收取的认证费用，并处认证费用五倍以上十倍以下罚款，认证费用不足一万元的，并处五万元以上十万元以下罚款；情节严重的，责令停业，直至撤销认证机构批准文件，并向社会公布；对直接负责的主管人员和负有直接责任的认证人员，撤销其执业资格	认证认可监督管理部门
62	违反本法规定，食品药品监督管理等部门、食品检验机构、食品行业协会以广告或者其他形式向消费者推荐食品，消费者组织以收取费用或者其他牟取利益的方式向消费者推荐食品的	第七十三条第二款	第一百四十条第四款	由有关主管部门没收违法所得	有关主管部门

续　表

序号	违法行为	违反条款	处罚条款	处罚内容	备注
63	对食品作虚假宣传且情节严重的，省级以上人民政府食品药品监督管理部门决定暂停销售该食品后仍然销售该食品的		第一百四十条第五款	由县级以上人民政府食品药品监督管理部门没收违法所得和违法销售的食品，并处二万元以上五万元以下罚款	食品药品监督管理部门
64	违反本法规定，编造、散布虚假食品安全信息，构成违反治安管理行为的	第一百二十条	第一百四十一条第一款	由公安机关依法给予治安管理处罚	公安机关
65	媒体编造、散布虚假食品安全信息的	第一百二十条	第一百四十一条第二款	由有关主管部门依法给予处罚	有关主管部门

第十章 食品监管典型案例

一、2013 年典型案例

（一）河南民权 "5.24" 特大病死肉案

2013 年 9 月，在公安部统一协调指挥下，河南、云南等地公安机关成功侦破特大生产、销售病死肉系列案件，抓获犯罪嫌疑人 105 名，查扣病死牛马肉 80 余吨，摧毁一跨 7 省区犯罪网络。查明自 2008 年以来，云南昭通、曲靖等地犯罪嫌疑人从当地农户收购病死、死因不明的牛、马、驴，屠宰加工、贩运到省内外农贸市场、熟食摊点等，案值 9000 余万元。

（二）湖北武汉闵某某等涉嫌给生猪非法注射沙丁胺醇案

2013 年 6 月，湖北省武汉市公安机关侦破一起特大给生猪注射沙丁胺醇案，一举打掉以闵某某为首的犯罪团伙，端掉 6 个 "黑窝点"，查获有毒有害生猪 525 头及注射器、沙丁胺醇药水等作案工具，抓获涉案人员 38 人。经查，2012 年下半年以来，闵某某犯罪团伙在武汉城乡接合部控制 6 个屠宰点屠宰生猪，并向生猪注射沙丁胺醇。该犯罪团伙直接经营其中一个窝点，并负责向另外 5 个无证屠宰点供应生猪，销售 "沙丁胺醇" 注射剂，按每头猪 40 元的标准收取 "保护费"，案值 3000 余万元。

（三）陕西西安李某等涉嫌生产、销售假牛肉案

2013 年 9 月，根据群众举报线索，在食品药品监管部门配合下，陕西省西安市公安机关成功侦破一起特大生产、销售假牛肉案，抓获嫌疑人 45 名，捣毁 "黑窝点" 6 个，当场收缴成品、半成品假牛肉 17.5 吨，案值 6000 余万元。

（四）山东枣庄盖某等涉嫌生产、销售不符合安全标准的食品案

2013 年 6 月，根据当地监管部门移送线索，山东省枣庄市公安机关成功侦破一起生产、销售不符合安全标准的食品案，抓获犯罪嫌疑人 18 人，现场查获

未经检疫牛肉制品 54 吨，查明盖某等人通过非法渠道经由香港购入未经检疫的巴西牛肉制品，再通过物流公司运输至山东等多地，案值 1400 余万元。

（五）辽宁本溪徐某等涉嫌生产、销售伪劣保健食品、药品案

2013 年 3 月，在食品药品监管部门配合下，辽宁省本溪市公安机关成功侦破徐某等生产、销售伪劣保健食品、药品案件，抓获犯罪嫌疑人 52 名，缴获生产设备 2 套、原材料胶囊 200 余万板、包装物 60 余万套、生物降压素牌双参胶囊等 20 种伪劣保健食品、药品 20 余万盒，捣毁生产、加工、储存、销售黑窝点 11 处，案值 2000 余万元。

（六）江苏沛县蒋某等涉嫌生产、销售伪劣保健食品案

2013 年 5 月，根据群众举报，江苏省沛县公安机关联合食品药品监管部门破获一起特大生产、销售伪劣深海鱼油案，打掉"黑工厂"6 家，抓获犯罪嫌疑人 20 余名，查扣假劣鱼油胶囊 180 万粒，查明犯罪嫌疑人蒋某从山东、江苏多家公司利用废弃深海鱼油下脚料生产伪劣鱼油 250 余吨，案值近 1 亿元。

（七）广善堂销售伪劣保健酒 10 倍赔偿

[基本案情] 2013 年 7 月 10 日，吴德贤在广善堂新民路店购买"晟仁十全大补酒"和"晟仁虫草养生酒"各 5 盒（以下简称涉案产品），支付价款共计 1880 元。吴德贤购买涉案产品后没有食用。"晟仁十全大补酒"外包装标明主要原料中含有党参、当归、黄芪等。"晟仁虫草养生酒"外包装标明主要原料中含有冬虫夏草、灵芝等。2013 年 9 月，樟树市质量技术监督局根据申诉举报，对涉案产品外包装标注的生产企业"江西省同乐堂医药生物科技有限公司"进行相关检查，未发现申诉举报的"晟仁十全大补酒""晟仁虫草养生酒"的生产原料、包装材料、产品和相关进货记录，亦未在申诉举报提到的地址发现有"江西省同乐堂医药生物科技有限公司"的任何生产公司或销售公司。广善堂新民路店销售的涉案产品，系一个体食品商行供货，广善堂公司、广善堂新民路店向法庭提交的供货商行相关证照及生产方的相关证照均系复印件。

[审判结果] 法院一审判决新疆广善堂医药连锁有限公司乌鲁木齐新民路店返还吴德贤购物款 1880 元；新疆广善堂医药连锁有限公司乌鲁木齐新民路店支付吴德贤赔偿金 18800 元；新疆广善堂医药连锁有限公司对上列判项承担补充清偿责任；驳回吴德贤要求新疆广善堂医药连锁有限公司乌鲁木齐新民路店支付交通费、误工费 315 元的诉讼请求。

广善堂公司不服原审判决，向二审法院提起上诉，称涉案产品属合法渠道进货，我公司已尽相关审查义务。吴德贤是在明知产品成分的情况下购买涉案产品，存在过错在先；原审法院采信证据程序违法且适用法律错误，请求二审法院撤销原审判决，依法改判驳回吴德贤的诉讼请求。

经二审法院审理查明事实与原审判决相同，驳回被告上诉请求，维持原判。

二、2014 年典型案例

（一）王某甲等生产、销售"毒豆芽"

[**基本案情**] 2013 年 9 月至 2014 年 1 月，王某甲伙同郝某某、王某乙，在西宁市城北区某粮油店内使用购进的 AB 粉及无根豆芽剂，加工有毒、有害"毒豆芽"，并以盈利为目的销售"毒豆芽"。2014 年 1 月 2 日，西宁市公安局城北区分局从 3 人经营的豆芽作坊内查获价值 6139 元的豆芽 4900 斤、半成品绿豆芽 432 斤，无根豆芽剂 1497 支、AB 粉 4 包。经陕西省产品质量监督检验研究院鉴定，查获的豆芽中的 6–苄基腺嘌呤含量为 2.6μg/kg。

[**审判结果**] 3 名被告王某甲、郝某某、王某乙犯生产、销售有毒、有害食品罪，分别被判处有期徒刑一年零两个月，并处罚金人民币 20000 元；有期徒刑 8 个月，并处罚金人民币 15000 元；有期徒刑 8 个月，并处罚金人民币 15000 元。扣押物证无根豆芽剂 1497 支、AB 粉 4 包，没收销毁。

原审被告人王某甲、郝某某向二审法院提起上诉，经审理，维持一审法院分别对王某甲、郝某某和王某乙的定罪及附加刑部分的判决，及对扣押的物证无根豆芽剂 1497 支、AB 粉 4 包，没收销毁。但鉴于 3 人生产、销售有毒、有害食品的犯罪行为被较早查处，造成的社会危害性相对较小，其 3 人在归案后认罪态度好，二审期间足额缴纳罚金，对 3 人的有期徒刑部分的刑罚作出了分别予以从轻处罚的判决。

（二）汉丽轩烤肉店剩菜流回餐桌

[**基本案情**] 2014 年 7 月 28 日，《新京报》记者接到汉丽轩烤肉昌平店原店员的举报，记者应聘进店暗访，发现其存在剩菜回收、重复利用、发臭食物重新加工、后厨卫生差等情况。经报道后，此事引起社会广泛关注。

[**查处结果**] 报道刊登后，昌平区食品药品监管局组成检查小组来到事发的

烤肉店。经查，该餐饮企业员工有 10 人无健康体检证明，同时，检查人员还发现其存放的真空包装羊腰子、预包装鱿鱼片，存在无标签标识和冷面过期的情况。根据检查结果，昌平区永安路的汉丽轩烤肉店被责令停业整顿。同时还被开出全市首张餐饮企业违法行为公示书，张贴在该店门前，以示警戒。

（三）食品加工滥用工业原料生产的"毒明胶"

［**基本案情**］2014 年 3 月 15 日，央视报道，福建三铭公司从制革厂大量采购经有毒有害工业原料处理过的垃圾皮料，通过一系列漂洗处理，最后生产出所谓的药用明胶。这种有毒、有害工业原料处理过的垃圾皮料，不但做成了所谓的药用明胶，而且还被加工成大量的食用明胶，作为食品添加剂原料被广泛用于糖果、乳品、饮料和冰淇淋等食品加工。经调查，雅客、金冠、蜡笔小新等大型糖果企业都使用此类所谓食用明胶生产糖果。

［**查处结果**］自 3 月 15 日央视披露了与福建省有关的明胶事件后，福建省、市、县食品药品监管局启动应急预案，联合调查并前往现场调查核实。其中，福建三铭胶业有限公司已停产，有关的药用明胶库存量也被查封。调查组对库存的所有批次产品进行抽验，并对原材料供应商评估情况进行核查。福建省食品药品监管局根据国家总局统一部署，下发《关于对明胶、明胶用空心胶囊和软胶囊药品开展监督检查的紧急通知》。

（四）亨氏公司高蛋白营养米粉严重铅超标

［**基本案情**］杭州市市场监督管理局在 2014 年二季度流通环节食品抽检中，发现亨氏联合有限公司生产的 AD 钙高蛋白营养米粉严重铅超标。对此，浙江省食品药品监督管理局第一时间向省内各市市场监管局下发通知，在全省范围内开展了专项清查行动，对全省涉及经营该批次亨氏米粉的食品经营户进行了检查，封存 9.4 吨问题批次产品。浙江省食品药品监管局已约谈了生产企业亨氏联合有限公司，并责成生产企业密切配合各地查处工作。

［**查处结果**］2014 年 8 月 15 日，亨氏联合有限公司发布公告致歉，称召回问题批次的"AD 钙高蛋白营养米粉"，并预防性召回与该批次产品所用同批"脱脂豆粉"原料的另外 3 个批次。消费者可以将包装盒、小票、个人收款银行卡信息、联系方式等以邮费到付形式与问题产品一同快递寄送到其广州公司，公司协调退货。对召回的产品，亨氏公司进行了单独封存，在政府监督部门的指导及监督下进行无害化彻底销毁。

（五）皮口镇养殖海参大量添加抗生素

[**基本案情**] 2014 年 9 月，央视曝光辽宁大连普兰店市皮口镇——大连周边海域养殖海参最大的一片区域，由于养殖户大量添加抗生素等药物，导致近海物种几乎灭绝。记者调查发现，每当海参圈放水的时候，周边就会有死鱼，对于近海的候鸟来说充满威胁。据一位海参养殖场老板介绍，他们清理海参粪便或污渍，使用的都是次氯酸钠和医用双氧水。最终，这些养殖废水都将排到海里。除了漂白剂，养殖中还要投药杀死海参圈里的其他生物，以便其他生物不会与海参争营养。为了提高海参幼苗成活率，防止生病，养殖户会在参苗池里大量添加抗生素等药物。不仅仅是大连庄河，整个渤海湾的辽东半岛至山东半岛一带，生态系统已经处于亚健康状态，水体呈严重富营养化，氮磷比重已严重失衡。

[**各方意见**] 针对央视曝光"大连养殖户大量使用抗生素等药物养海参"事件，2014 年 9 月 16 日，辽宁省海洋水产养殖协会组织专家召开发布会回应称，报道以偏概全，已对当地海参产业造成冲击。与会专家强调大连海参养殖"工艺已经非常成熟"，仅在育苗期用药，上市时已降解。国家对养殖业使用抗生素有严格的规定，正确使用抗生素是安全的。也有观点认为水产养殖中不应使用抗生素。这种做法十分有害，不仅会加重养殖业者的经济负担，还会造成药品的浪费，更重要的是会因抗生素的过滥使用而造成水产养殖动物产生耐药菌和正常菌群失调的结果，从而影响机体健康。

（六）王申良等生产、销售"毒腐竹"被判刑

[**基本案情**] 2014 年 1 月 7 日，济宁市任城区人民检察院向济宁市任城区人民法院提起公诉，指控被告人王申良、关参风、孙某犯生产、销售有毒有害食品罪。济宁市任城区人民法院经审理查明：2012 年 2 月至 2013 年 9 月，在济宁市任城区长沟镇鲁电水泥厂东南角出租厂房内，被告王申良、孙某夫妇在没有取得相关手续的情况下，雇佣被告人关参风等十几名工人非法生产腐竹，在生产过程中添加"增筋剂"等有毒、有害非食品原料，并进行销售，销售金额为337.8367 万元。

王申良、关参风、孙某等人明知在腐竹中添加"增筋剂"等非食品原料会对消费者的身体健康造成严重损害，为了牟取暴利，仍然在生产过程中大量添加，并进行销售，其行为均已构成生产、销售有毒、有害食品罪。

[**审判结果**] 2014 年 4 月 4 日，济宁市任城区人民法院以共同犯生产、销售

有毒、有害食品罪判处被告人王申良有期徒刑 12 年，并处罚金 100 万；判处被告人关参风有期徒刑 5 年，并处罚金 30 万元；判处被告人孙某有期徒刑一年六个月，并处罚金 10 万元。

（七）广西南百超市出售不达标商品赔偿 10 倍

［**基本案情**］2013 年 6 月 26 日，韦坚在南百超市 25 倍积分促销活动中购买了 3 盒 125 克装 "华娇菊花翅"，每盒 468 元，合计 1404 元。这些商品包装上未标明贮存条件。韦坚以南百超市销售不合格 "华娇菊花翅" 为由，向南宁市兴宁区工商行政管理局举报。

［**审判结果**］根据《中华人民共和国合同法》规定，合同形成的合同关系，如一方当事人要求解除，应存在合同目的的无法实现，且是由对方当事人违约行为造成的情形。同时，根据《中华人民共和国食品安全法》（2009 年版）第九十六条规定，违反本法规定，造成人身、财产或者其他损害的，依法承担赔偿责任。生产不符合食品安全标准的食品或者销售明知是不符合食品安全标准的食品，消费者除要求赔偿损失外，还可以向生产者或者销售者要求支付价款 10 倍的赔偿金。据此法院作出以下判决：南百超市退回韦坚货款 1404 元；南百超市赔偿韦坚 14040 元。

宣判后，南百超市对一审判决不服，二审法院经审理，认定一审事实清楚，适用法律正确，处理得当。依据《中华人民共和国刑事诉讼法》第一百七十条第一款第一项、第一百七十五条之规定，驳回上诉，维持原判。

（八）上海福喜公司高管涉嫌生产、销售伪劣食品罪

［**基本案情**］2014 年 7 月 20 日，上海本地东方卫视播放了一则深度调查的 "卧底" 新闻，上海福喜食品公司被曝使用过期劣质肉，并向知名餐饮企业供应，且在厂区之外还有一个神秘的仓库，专门把别的品牌的产品搬到仓库里，再换上福喜自己的包装。2014 年 7 月 22 日，初步调查表明，上海福喜食品有限公司涉嫌有组织实施违法生产经营食品行为，并查实了 5 批次问题产品，涉及麦乐鸡、迷你小牛排、烟熏风味肉饼、猪肉饼，共 5108 箱。上海公安局介入调查，初步查明，麦当劳、必胜客、汉堡王、棒约翰、德克士、7-11 等连锁企业及中外运普菲斯冷冻仓储有限公司、上海昌优食品销售有限公司、上海真兴食品销售有限公司普陀分公司等 11 家企业使用了福喜公司的产品。

［**查处结果**］2014 年 7 月 24 日，市公安局依法对上海福喜食品有限公司负

责人、质量经理等 6 名涉案人员予以刑事拘留，对经营、使用福喜公司产品的问题食品，均已采取下架、封存等控制措施。2014 年 8 月 29 日，因涉嫌生产、销售伪劣产品罪，胡骏等 6 名上海福喜公司的涉案高管被上海市人民检察院第二分院依法批准逮捕。2014 年 9 月起，福喜公司陆续召回全部问题食品，并集中实施焚烧等无害处理，并由当地公证机关全程予以公证。

三、2015 年典型案例

（一）浙江温州赖中超卤味烤肉店加工销售有毒有害食品案

2015 年 7 月，浙江省温州市瓯海区食品药品监管部门接到群众举报，称对赖中超、蒋成全经营的卤味烤肉店销售的卤肉上瘾，怀疑添加违禁物质。瓯海区食品药品监管部门联合公安机关对该店进行了突击检查，现场查获混有罂粟粉的调味料 20 克、罂粟壳 350 克。经查，赖中超为拉拢回头客，自 2014 年 8 月，在加工卤肉时采用将完整罂粟壳放在汤料包里置于卤汤中，或将罂粟壳碾磨成粉末，混入其他香料，直接撒在卤肉上等方式，进行非法添加。根据赖中超供述，执法人员查处了向其销售罂粟壳的仟家味调味品店，以及该店的上线位于福建省福州市的淑芳香料商行，共查获罂粟壳 19 千克。卤味烤肉店经营者赖中超、蒋成全被瓯海区食品药品监管部门列入 2015 年第二期瓯海区食品安全黑名单，向社会公示。

依据《刑法》第一百四十四条和《最高人民法院最高人民检察院关于办理危害食品安全刑事案件适用法律若干问题的解释》第九条第一款的规定，上述人员的行为涉嫌构成生产、销售有毒、有害食品罪，根据《行政处罚法》第二十二条的规定，瓯海区食品药品监管部门将案件移送公安机关。仟家味调味品店和淑芳香料商行的经营者黄剑文、傅莉莉、葛淑芳 3 人已被人民检察院以贩毒罪提起公诉。

（二）陕西秦晋中医糖尿病研究所生产销售有毒有害食品案

2015 年 3 月，根据群众举报，陕西省西安市食品药品监管局对陕西秦晋中医糖尿病研究所进行现场检查，当场查扣"兴胰粉胶囊"、"森健降糖冲剂"、"天富生"菊花玉竹片、"天富生"芡实片等多种标注了保健食品批准文号的可疑产品。经检验，"兴胰粉胶囊""森健降糖冲剂"含有格列本脲和盐酸二甲双胍，属于在食品中违法添加药物成分，涉嫌犯罪，西安市食品药品监管局联合公安机关共同调查。经查，2014 年 11 月以来，犯罪嫌疑人张泽安家族利用陕西秦晋中医糖尿病研究所和其在全国 20 多个省市开设的诊所作为掩护，以看病开处方的形式，销售其违法生产的森健降糖冲剂等 10 种假冒保健食品。这些产品均标注虚假保健食品批准文号，在 11 批次产品中检出化学物质格列本脲、盐酸二甲双胍等药物成分。此案共查获上述假冒保健食品 35000 余瓶，涉案金额 1700 余万元，抓获犯罪嫌疑人 26 人。

依据《刑法》第一百四十四条和《最高人民法院最高人民检察院关于办理危害食品安全刑事案件适用法律若干问题的解释》第九条第一款、第三款的规定，上述人员的行为涉嫌构成生产、销售有毒、有害食品罪，根据《行政处罚法》第二十二条的规定，西安市食品药品监管局将案件移送公安机关追究刑事责任。

（三）江苏南京"7·21"特大生产销售有毒有害食品案

南京市建邺区食品药品监管局接到群众举报，称有多家成人用品店销售的保健食品疑似为假冒伪劣产品。2015 年 7 月 21 日，建邺区食品药品监管局联合公安机关对 11 家性保健店进行了突击查处，发现 11 家性保健店存在销售宣称壮阳功能的假冒保健食品行为。经检验，在相关产品中均检出"西地那非""他达拉非"等药物成分。经深入追查，涉案假冒保健食品的生产窝点位于河南郑州和三门峡市，犯罪嫌疑人檀伟强、席海霞、席兰伟等人以租赁的房屋为加工窝点，购买大量空胶囊、西地那非、淀粉等原料，以及空瓶子和外包装盒等包装材料，将西地那非和淀粉混合装进空胶囊，包装后制成成品销售至江苏、山东等多个省份。上述 11 家性保健店经营者通过陕西省西安市的郝辉和翟文静购进这些假冒保健食品进行销售。此案共查获"金伟哥""植物伟哥""德国黑蚂蚁"等有毒有害保健食品近百个品种共计 90 多万颗，西地那非粉末 25 公斤，涉案金额约 1300 万元，抓获犯罪嫌疑人 27 人。

依据《刑法》第一百四十四条和《最高人民法院最高人民检察院关于办理危害食品安全刑事案件适用法律若干问题的解释》第九条第一款、第三款的规定，上述人员的行为涉嫌构成生产、销售有毒、有害食品罪，根据《行政处罚法》第二十二条的规定，建邺区食品药品监管局将案件移送公安机关追究刑事责任。

（四）广西柳州市桂坤酒厂、德顺酒厂生产销售有毒有害配制酒案

2015 年 6 月 2 日，柳州市食品药品监管局根据公安机关通报的线索，到

柳州市桂坤酒厂进行调查，对该厂生产的"金锅功夫酒"进行抽检，在其中检出西地那非成分。经联合公安机关进一步调查，柳州市桂坤酒厂为使其产品达到宣称的功效，利用柳州绿神生物有限公司提供的含有西地那非成分的原料，生产"金锅功夫酒"。调查时发现，柳州市德顺酒厂也从柳州绿神生物有限公司购买含西地那非成分原料，生产"瑶健酒"和"柳霸神养生酒"进行销售。柳州市食品药品监管局联合公安机关共同行动，查获"金锅功夫酒""瑶健酒""柳霸神养生酒"共 17000 余瓶，相应半成品酒 1124 公斤；抓获犯罪嫌疑人 3 名。

依据《刑法》第一百四十四条和《最高人民法院最高人民检察院关于办理危害食品安全刑事案件适用法律若干问题的解释》第九条第一款的规定，上述人员的行为涉嫌构成生产、销售有毒、有害食品罪，根据《行政处罚法》第二十二条的规定，柳州市食品药品监管局将案件移送公安机关。德顺酒厂厂长韦茂来、桂坤酒厂厂长胡强、提供配制酒原料的麦广贤已被移送公安机关追究刑事责任。

（五）广东省惠州市老铁烤鱼店生产销售有毒有害食品案

2015 年 6 月，根据公安机关掌握的线索，惠州市惠阳区食品药品监管局联合公安机关对惠阳区孙长付经营的老铁烤鱼店进行突击检查，执法人员对餐后汤底和该店使用的调味料"草果粉"抽样检验。结果显示，在调味料"草果粉"中检出罂粟碱。2015 年 7 月 7 日，惠阳区食品药品监管局将此案移送公安机关。经查，老铁烤鱼店老板孙长付为吸引消费者来店就餐，在调味料"草果粉"中违法添加罂粟壳。惠阳区检察机关对老铁烤鱼店老板孙长付和厨师孙双利以涉嫌构成生产销售有毒有害食品罪批准逮捕并提起公诉。2015 年 12 月 16 日，经惠州区法院判决，被告人孙长付犯生产销售有毒有害食品罪，判处有期徒刑 1 年，并处罚金 2 万元；被告人孙双利犯生产、销售有毒、有害食品罪，判处有期徒刑 7 个月，并处罚金 5000 元。

（六）海南邓翔生产销售伪劣产品"糖精枣"案

2015 年 9 月 1 日，根据群众举报，海南省食品药品监管局在海口市南北水果批发市场查获疑似问题青枣 3.3 吨，经检测含有糖精钠（网友称之为"糖精枣"），含量为 0.3g/kg。海南省食品药品监管局执法人员联合公安机关成立专案组，经过缜密调查，会同广东食品药品监管部门在广东省雷州市英利镇一举捣毁加工"糖精枣"的"黑窝点",当场查获大量腐烂青枣及加工工具和设备。经查,2015 年 8 月 20 日以来,涉案人邓翔从外地运来青枣,先在烧热的水中过一遍,然后将焯过水的青枣倒入水池里,加入糖精钠、甜蜜素、苯甲酸钠等添加剂进行浸泡,制成"糖精枣",然后运往南宁、北海、海口等地销售,总数达 30 余吨。

按照国家标准,糖精钠、甜蜜素、苯甲酸钠等添加剂严禁在青枣使用。依据《刑法》第一百四十条的规定,邓翔等生产销售"糖精枣"的行为涉嫌构成生产、销售伪劣产品罪。该案已移送当地公安机关立案侦查。

(七)甘肃省武威市古浪县天然居大酒楼经营不符合食品安全标准食品案

2015 年 2 月 25 日,古浪县食品药品监管局接到群众举报,称 87 名就餐者在天然居大酒楼就餐后出现呕吐、腹痛、腹泻、发热等食物中毒症状。古浪县食品药品监管局派执法人员立即赶赴事发现场,在配合卫生行政部门做好中毒患者救治同时,对天然居大酒楼可能存在的违法行为开展调查。经查,该酒楼擅自变更了经营场所、食品加工间布局,未重新申请办理餐饮服务许可证;热菜加工间存有食品原料,且生熟不分;操作人员违反食品安全操作规程,不认真执行餐具清洗消毒制度。上述违法行为增加了发生食物中毒风险。经对现场留样的菜品和食物中毒患者排泄物抽样检验,致病性微生物沙门氏菌超过食品安全标准限量。天然居大酒楼的行为,违反了《食品安全法实施条例》第二十一条第一款的规定,依据《食品安全法》第八十五条和《食品安全法实施条例》第五十五条规定,古浪县食品药品监管局对天然居大酒楼作出以下处罚:没收违法所得 12920.00 元,处以货值金额十倍罚款129200.00 元,并吊销《餐饮服务许可证》。

(八)河北省邢台市冉荣阳、崔保红生产销售假冒伪劣白酒案

2015 年初,邢台市食品药品监管局接到公安机关通报,称邢台市豫西市场冉荣阳涉嫌购进假冒名牌白酒在市场上销售。经鉴定,冉荣阳从河南濮阳祥和商贸有限公司等地购进的大量所谓名牌白酒均为假冒产品。邢台市食品安全办立即调集邢台市食品药品监管局执法骨干与公安干警组成联合专案组展开侦破工作,并商请河南、山东、四川等地食品药品监管部门进行案件协查。经过近8 个月的缜密侦查,邢台市食品药品监管局与邢台市公安局联合对制售假酒犯

罪链条各环节人员进行了抓捕。专案组在邢台将犯罪嫌疑人冉荣阳抓获，在其经营的门市、库房查获假冒名牌白酒共 2500 余件；在山东冠县，一举端掉郑金良的制假窝点，查获假冒各种名牌酒 6000 余件，查封了一条用于灌装假酒的生产线以及大量制假设备；在河南濮阳对祥和商贸有限公司进行全面摸排，查获公司负责人崔保红委托包材公司定制的大量相关品牌的酒盒、酒箱等包材；在成都市，查清邓聪批发假冒名酒违法事实，并实施抓捕。该案共抓获犯罪嫌疑人 11 名，捣毁窝点 7 处，查获假冒白酒制品共计 7.2 万余件（约 45 万瓶）；查处包材公司 2 家，查获假酒包装盒 30 万个、外包装箱 4 万余个，涉案金额 3000 余万元。

冉荣阳等 11 名犯罪嫌疑人违反《刑法》第二百一十三条规定，涉嫌构成假冒注册商标罪，已被邢台市公安机关刑事拘留。目前，案件正在进一步调查中。

（九）浙江金华市串串香食品有限公司滥用食品添加剂生产肉制品案

2015 年 5 月 20 日，浙江省金华市食品药品监管部门对金华市串串香食品有限公司监督检查，对"哩脊肉串""蒙古肉串"等产品现场抽样送检，有 1 批次"蒙古肉串"检出日落黄，有 3 批次"哩脊肉串"检出诱惑红。经查，该企业为了使肉串"卖相"更好，在"蒙古肉串""哩脊肉串"生产加工过程中超范围使用食品添加剂"日落黄""诱惑红"，上述不合格速冻肉串共 13191 箱，涉案金额 180 余万元。在速冻调制食品中添加日落黄和诱惑红，违反了食品安全法及《食品安全国家标准食品添加剂使用标准》（GB 2760-2011）规定。依据《最高人民法院最高人民检察院关于办理危害食品安全刑事案件适用法律若干问题的解释》，该企业相关责任人涉嫌构成生产、销售不符合食品安全标准食品罪。金华市食品药品监管部门将该案移送金华市公安机关。目前，该案已被提起公诉。

（十）连州市红楼宾馆加工经营超范围使用食品添加剂食品等案件

2015 年 10 月 1 日实施的新食品安全法进一步加大了对违法行为处罚力度，对严重违法行为最高可处货值金额 30 倍罚款，对一般性违法行为也加大了惩处力度。2015 年 10 月，广东省连州市红楼宾馆因加工经营超范围使用食品添加剂"日落黄"的"流沙包"60 个，货值 140 元，被连州市食品药品监管局处以没收违法所得 140 元、罚款 5 万元的行政处罚；2015 年 11 月，河北省唐山润良商贸有限公司因销售超过保质期的虾仁等食品，货值金额 16524.33 元，违法所得 2445.53 元，被河北省食品药品监管局处以没收违法所得 2445.53 元、没收违法经营的食品、罚款 198291.96 元（货值金额 12 倍）的行政处罚；2015 年 10 月，浙江省绍兴镜湖十里荷塘休闲农庄因销售 3 瓶超过保质期的黄酒，销售金额 84 元，并使用超过保质期的大红浙醋，被浙江省绍兴市越城区食品药品监管部门处以没收违法所得 84 元、没收超过保质期大红浙醋 1 瓶、罚款 5 万元的行政处罚。

第十一章 抽样流程及注意事项

一、抽样前准备工作

"工欲善其事，必先利其器"，在抽样前做好准备工作有助于抽样工作的科学和规范开展。抽样前准备工作包括抽样方案制定、抽样人员确定和培训，以及相关物资的准备。

（一）抽样方案制定

在承担抽检任务时，抽样单位应依据《食品安全监督抽检和风险监测工作规范》《食品安全监督抽检和风险监测实施细则》（以下简称实施细则），以及组织抽检的食品药品监管部门下达的计划制定详细的抽样方案。

抽样方案应包括抽样地区、抽样环节、抽样人员分组、抽样时间节点，以及食品品种及数量的分配等内容；必要时还应包括被抽样单位信息、样品贮运、路线规划、属地监管部门联系方式等内容。

特别是进行路线规划时，应注意根据路途远近、气候特点、产品类型、要求完成时间等因素综合考虑，规划合理的行程路线。

必要时，可将抽样人员分组及联系方式、抽检任务性质、抽检食品品种等信息通报被抽样地区食品药品监管部门，在当地监管部门的配合下开展抽样工作。

（二）抽样人员的确定

抽样单位应根据抽检任务量，合理安排抽样人员的分组，一般2~3人一组。鉴于抽样工作性质的特殊性，抽样人员需要长期在外工作，一方面要承受路途奔波的辛苦，另一方面在抽样过程中需要进行细致缜密的操作，如填写抽样单、抽取样品、拍照录像等，同时还要与被抽样单位进行沟通协调，所以抽样人员应选择政治素质过硬，廉洁自律，身体健康，具有一定专业知识，沟通能力和应变能力较强的人员。

抽样人员应经考核合格后，持证上岗。

（三）抽样前培训

抽样人员在每次开展抽样工作前，均应接受相关培训，并做好培训记录。

1. 文件培训

抽样单位在接受抽检任务后，应组织抽样人员学习《中华人民共和国食品安全法》《食品安全抽样检验管理办法》《食品安全监督抽检和风险监测工作规范》，以及抽检计划等相关文件。

通过文件培训，使得抽样人员了解食品药品监管部门对抽样工作的相关要求，以及下达任务的要求和目的。

2. 产品知识培训

抽样人员应学习抽检任务相关产品的产品标准、食品生产许可知识等。通过产品知识培训，抽样人员应熟悉所抽产品形态、类别、名称、执行标准、生产工艺、食品生产许可证编号、特殊的储存运输要求等内容。

3. 抽样文书填写培训

抽样时，抽样人员需要填写的文书包括《食品安全抽样检验告知书》《食品安全抽样检验封条》《食品安全抽样检验抽样单》《食品安全抽样检验样品购置费用告知书》《食品安全抽样检验拒绝抽样认定书》《食品安全抽样检验工作质量及工作纪律反馈单》等。通过文书填写培训，抽样人员应了解抽样过程中需要的文书类型和填写注意事项。

4. 抽样方法培训

抽样单位应根据实施细则，针对拟实施抽检的食品品种进行相应抽样方法的培训。通过抽样方法培训，抽样人员应了解相关食品品种抽样方法、抽样数量、封样方式、储运条件等。

5. 其他相关内容培训

抽样单位还应就抽样过程中曾经出现过的问题及处理方法、抽样工作中的纪律和沟通技巧等进行培训。

（四）物资准备

1. 证件

抽样人员应准备好本人身份证、工作证或执法证等证件。

2. 抽样文书

《食品安全抽样检验告知书》《食品安全抽样检验封条》《食品安全抽样检验抽样单》《食品安全抽样检验样品购置费用告知书》《食品安全抽样检验拒绝抽样认定书》《食品安全抽样检验工作质量及工作纪律反馈单》等。

承检机构承担抽样任务时，还需持盖有组织抽检的食品药品监管部门公章的《食品安全抽样检验任务委托书》或其复印件。

3. 采样及辅助工具

抽样人员应准备好采样工具、车载冰箱（冷藏／冷冻）、冷藏箱及冰种、遮光布、随机抽样用骰子、摄录器材、签字笔、胶带、移动抽样设备等。

在餐饮环节取样或者需要无菌取样的，还应准备无菌取样袋、无菌盒、灭菌罐、酒精灯、酒精棉、取样勺、剪刀、镊子、玻璃吸管、吸耳球、口罩、帽子、一次性无菌手套等工具。

4. 运输工具

抽样人员应根据计划抽取样品的情况，考虑是否携带便携冷藏／冷冻冰箱，并根据路途远近及单位实际情况选择合适的交通工具。

应注意检查样品储存工具的清洁性和有效性，必要时应消毒清理。如自行开车抽样，应注意车辆维护保养，保证其安全性。

5. 备用金

抽样人员应根据采样计划在财务预支购买样品及差旅、食宿等相关费用。

6. 通信设备

抽样人员应保证通信设备的畅通和电量充足。

二、抽样工作流程

抽样工作不得预先通知被抽样单位，抽样人员不得少于 2 名。

（一）出示证件，讲明来意，告知权益

抽样人员须主动向被抽样单位出示注明抽检内容的《食品安全抽样检验告知书》和有效身份证件，如工作证等，告知被抽样单位阅读通知书背面的被抽样单位须知，并向被抽样单位告知抽检性质、抽检食品品种等相关信息。

承检机构承担抽样工作的，还需出具《食品安全抽样检验任务委托书》或其复印件。

（二）查验证照，核对资质

要求被抽样单位提供单位营业执照，以及食品生产许可证、食品经营许可证等相关法定资质证书，确认被抽样单位合法生产经营，并且拟抽取的食品属于被抽样单位法定资质允许生产经营的类别。

抽样中发现被抽样单位存在无营业执照、无许可证等无法定资质或超许可范围生产经营等行为的，应立即停止抽样，上报组织抽检的食品药品监管部门。

抽样单位为承检机构的，应报告有管辖权的食品药品监管部门进行处理，并及时报组织抽检的食品药品监管部门。

（三）依据实施细则，抽取样品

抽样人员应按实施细则的规定，从食品生产者的成品库待销产品中或者从食品经营者仓库或者用于经营的食品中随机抽取样品。

抽样过程需注意：

（1）至少有2名抽样人员同时现场取样，不得由被抽样单位人员自行取样。

（2）如果实施细则中抽样数量对重量和独立包装数据均有要求时，必须二者同时满足，必要时，可与承检机构沟通，抽取的样品量应满足检验和复检需要。

（四）过程记录，留存证据

为保证抽样过程客观、公正，抽样人员可通过拍照或录像等方式对被抽样品状态、食品基数，以及其他可能影响抽检结果的因素进行现场信息采集。

现场采集的信息可包括：

（1）被抽样单位外观照片，若被抽样单位悬挂厂牌的，应包含在照片内。

（2）被抽样单位营业执照、许可证等法定资质证书复印件或照片。

（3）抽样人员从样品堆中取样照片，应包含有抽样人员和样品堆信息（可大致反映抽样基数）。

（4）从不同部位抽取的含有外包装的样品照片。

（5）封样完毕后，所封样品码放整齐后的外观照片和封条近照。

（6）同时包含所封样品、抽样人员和被抽样单位人员的照片。

（7）填写完毕的抽样单、购物票据等在一起的照片。

（8）其他需要采集的信息。

（五）做好标记，共同封样

样品一经抽取，抽样人员应在填写好抽样单等文书后，在被抽样单位人员面前用封条封样，封条需双方共同签字盖章，确保做到样品不可拆封、动用及调换，真实完好。

如果使用多张封条进行封样时，应同时在抽样单备注中注明采用的封条数量以及封样位置。

封条上抽样单编号信息应与抽样单上信息保持一致，确保封样与抽样单一一对应。必要时，可在封条上注明检验样品、备样等字样。

（六）填写文书，签字确认

抽样人员应当使用规定的《食品安全抽样检验抽样单》，详细记录抽样信息。抽样文书应当字迹工整、清楚、容易辨认，不得随意涂改，需要更改的信息应采用杠改方式，并由被抽样人员盖章或签字确认。

抽样单填写完毕以后，可由另外一名抽样人员向被抽样单位介绍抽样单内容，并检查文书填写的正确性。抽样单内容经被抽样单位确认后，由其签字、盖章。对无法提供相应合法印章的可加按指模确认，特殊情况可签字确认。抽样单填写注意事项见抽样文书的填写规范。

实施细则中规定需要企业标准的，抽样人员应索要经备案有效的企业标准文本复印件，并与样品一同移交承检机构。

（七）付费买样，索取票证

抽样人员应向被抽样单位支付样品购置费并索取发票（或相关购物凭证）及所购样品明细。可现场支付样品购置费用，或先出具《食品安全抽样检验样品购置费用告知书》，随后再支付费用，要求被抽样单位将发票、所购样品明细、《食品安全抽样检验样品购置费用告知书》、银行账号寄送指定的付款单位，由指定的付款单位支付样品购置费。

抽样完毕后，需交付给被抽样单位的文书包括：《食品安全抽样检验告知书》《食品安全抽样检验抽样单》《食品安全抽样检验样品购置费用告知书》（现场交付样品购置费的不用提供）、《食品安全抽样检验工作质量及工作纪律反馈单》。

（八）妥当运输，完整移交

原则上应在 5 个工作日内将抽取的样品移交承检机构，保质期短的食品须及时移交。对于易碎品、有储藏温度或其他特殊贮存条件等要求的食品样品，应当采取适当措施（装箱固定、冷藏箱、冷冻车等贮存运输工具），保证样品运输过程符合标准或样品标示要求保持所检项目性质不变的运输条件。检验样品和备样应同时移交给承检机构，并确保样品的完好性。

在样品移交过程中，如果承检机构发现样品封条有破损、样品不符合计划要求、抽样文书填写错误，或者存在其他对检验结论产生影响的情况，需要拒收样品时，抽样人员需认真与承检机构核实。对确实存在样品或文书不规范的，由承检机构填写并出具《食品安全抽样检验样品移交确认单》。

如果是由于样品封条破损、样品不符合计划要求等情形被拒收，抽样单位应组织重新抽样；如果由于抽样文书填写不规范等与样品封样无关的情形被拒收的，抽样单位可与被抽样单位沟通，重新填写抽样文书，双方签字。同时抽样单位须收回已交付被抽样单位的作废文书。

抽样人员在向承检机构移交样品时，应同时交付的文书包括：《食品安全抽样检验告知书》（第三联组织抽样检验的食品药品监管部门留存）、《食品安全抽样检验抽样单》（除已交付被抽样单位和抽样单位自留的，其他均交付承检机构）、《食品安全抽样检验样品购置费用告知书》（如指定承检机构支付样品购置费，需交付承检机构）。

三、注意事项

（一）不予抽样的情形

抽样时遇有下列情况之一且能提供有效证明的，不予抽样：

（1）食品标签、包装、说明书标有"试制"或者"样品"等字样的。

（2）有充分证据证明拟抽取食品为被抽样单位全部用于出口的。

（3）食品已经由食品生产经营者自行停止经营并单独存放、明确标注进行封存待处置的。

（4）过保质期或已腐败变质的。

（5）被抽样单位存有明显不符合有关法律法规和部门规章要求的。

（6）法律、法规和规章规定的其他情形。

（二）拒检的处置

被抽样单位无正当理由，对抽样工作不配合，或者不在抽样文书上签字的，抽样人员应认真取证，如实做好情况记录，告知拒检后果。填写《食品安全抽样检验拒检认定书》，列明被抽样单位拒绝抽检的情况，由当地食品药品监管部门和抽样人员共同确认，并及时上报组织抽检的食品药品监管部门。如果当地食品药品监管部门无法到抽样现场确认的，可由 2 名或 2 名以上抽样人员在《食品安全抽样检验拒检认定书》上签字即可。

（三）特殊情况处置和上报

（1）风险监测、案件稽查、事故调查、应急处置中的抽样，不受抽样数量、抽样地点、被抽样单位是否具备合法资质等限制，并可简化告知被抽样单位抽样性质、现场信息采集等执法相关的程序。

（2）抽样中发现被抽样单位存在无营业执照、无食品生产许可证等法定资质或超许可范围生产经营等行为的，或发现被抽样单位生产经营的食品及原料没有合法来源或者存在违法行为的，应立即停止抽样，及时依法处置并上报被抽样单位所在地省级食品药品监管部门。

抽样单位为承检机构的，应报告有管辖权的食品药品监管部门进行处理，并及时报被抽样单位所在地省级食品药品监管部门；总局本级实施的抽检抽样过程中发现的特殊情况还需报送秘书处。

（3）被抽样单位拒绝或阻挠食品安全抽样工作的，抽样人员应认真取证，如实做好情况记录，告知拒绝抽样的后果，填写《国家食品安全抽样检验拒绝抽样认定书》，列明被抽样单位拒绝抽样的情况，报告有管辖权的食品药品监管部门进行处理，并及时报被抽样单位所在地省级食品药品监管部门。

第十二章　抽样方法

一、预包装食品抽样方法

（一）定义

预包装食品，指预先定量包装或者制作在包装材料和容器中的食品。

（二）适用范围

适用于生产、流通、餐饮环节预包装食品的抽样。

（三）抽样方法及数量

1. 生产环节抽样

生产环节抽样时，在企业成品仓库抽取近期生产的同一批次，并经企业检验合格或以任何形式表明合格的产品。

应从同一批次样品堆的4个不同部位抽取4个或4个以上大包装，再分别取出相应的独立包装样品，所抽样品分为2份，1份作为检验用样品，另1份作为复检的备份样品（由承检机构保管），检验样品和复检备份样品应当分别封样。抽取的样品数量原则上应当满足检验和复检的要求。

2. 流通环节抽样

流通环节抽样时，在货架、柜台、库房抽取同一批次待销产品，抽取的样品量应满足检验和复检需要。

在流通环节、使用食品添加剂的食品生产企业抽取食品添加剂时，抽取样品量应满足检验和复检需要。当所抽样品规格大于5kg时，对所抽取样品索取大包装产品的外包装单独签封。索不到外包装的由被抽样单位出具样品信息证明材料（可对外包装正、背面进行拍照打印，由被抽样单位签字确认）。在使用复配食品添加剂的食品企业原辅料库抽取复配食品添加剂时还需复印该企业与复配食品添加剂生产企业／供货商签订的供货合同或由企业开具供应商证明文件，用于样品确认。

3. 餐饮环节抽样

餐饮环节抽样时，可在操作台、厨房、仓库抽取同一批次的待用产品。抽取样品量应满足检验和复检需要。

当所抽样品规格大于5kg时，对所抽取样品索取大包装产品的外包装单独签封。索不到外包装的由被抽样单位出具样品信息证明材料（可对外包装正、背面进行拍照打印，由被抽样单位签字确认）。

4. 各环节抽样数量要求

如所抽样品涉及的微生物检验项目采用二级或三级抽样方案的，抽取样品数量应不少于7个独立包装，样品总量不少于1.5kg，5/7作为检验用样品，用于微生物检验的5个样品总量应不少于0.5kg，2/7作为复检备用样品。

不涉及微生物项目的样品，抽取样品数量应不少于3个独立包装，样品总量不少于1.5kg，2/3作为检验样品，1/3用于复检的备用样品。

对于涉及特殊检验项目如酸价、过氧化值的含油脂食品，由于需要提取脂肪进行检验，可适当增加检验和备用样品数量。

对抽样方法有特殊要求的按相应标准要求进行，各产品具体抽样方法及数量见表12-1。

表12-1　预包装食品抽样方法及数量

序号	食品大类	食品亚类	食品品种	抽样方法	抽样数量	备注
1	粮食加工品	小麦粉	小麦粉	1. 流通环节抽样时，在货架、柜台、库房抽取同一批次待销产品 2. 生产企业抽样时，在成品仓库按照标准GB 5491规定抽取近期生产的同一批次，并经企业检验合格或以任何形式表明合格的产品；对大包装样品（＞5kg）应从同一批次样品堆的4个不同部位，在4个或4个以上的销售包装中扦取样品，扦取的样品混合均匀，采用四分法取得所抽样品	1. 各环节抽取样品的总量均不少于2kg 2. 流通环节抽取样品不少于2个销售包装 3. 生产环节抽取≤5kg包装样品时，在同一批次样品堆的不同部位，取2个销售包装 4. 所抽取样品1/2作为检验样品，1/2作为备份样品	在生产企业抽取大包装样品时，同时抽取两个空包装袋，分别与检验样品和备份样品一起封样

序号	食品大类	食品亚类	食品品种	抽样方法	抽样数量	备注
1	粮食加工品	大米	大米	1.流通环节抽样时,在货架、柜台、库房抽取同一批次待销产品。 2.生产企业抽样时,在成品仓库按照标准GB 5491规定抽取近期生产的同一批次,并经企业检验合格或以任何形式表明合格的产品;对大包装样品(＞5kg)应从同一批次样品堆的4个不同部位,在4个或4个以上的销售包装中扦取样品,扦取的样品混合均匀,采用四分法取得所抽样品	1.各环节抽取样品的总量均不少于2kg 2.流通环节抽取样品不少于2个销售包装 3.生产环节抽取≤5kg包装样品时,在同一批次样品堆的不同部位,取2个销售包装 4.所抽取样品1/2作为检验样品,1/2作为备份样品	在生产企业抽取大包装样品时,同时抽取两个空包装袋,分别与检验样品和备份样品一起封样
		挂面	挂面	1.流通环节抽样时,在货架、柜台、库房抽取同一批次待销产品。 2.在生产企业成品库抽样时,应从同一批次样品堆的4个不同部位各抽取1箱,并从每箱中抽样1袋(包)	1.各环节抽取样品量至少为1kg,且不少于4袋(包) 2.所抽取样品1/2作为检验样品,1/2作为备份样品	—
		其他粮食加工品	谷物加工品 谷物碾磨加工品 谷物粉类制成品	1.流通环节抽样时,在货架、柜台、库房抽取同一批次待销产品。 2.在生产企业成品库抽样时,当所抽样品规格≤5kg时,抽样人员应从同一批次样品堆的4个不同部位抽取4个或4个以上的销售包装。当所抽谷物加工品和谷物碾磨加工品样品规格大于5kg时,抽样人员需携带中小粒粮扦样器和盛装样品的容器。抽样时,应从同一批次样品堆的4个不同部位抽取4个或4个以上的销售包装,扦样时,用包装扦样器槽口向下,从包的一端斜对角入包的另一端,然后槽口向上取出。每包扦样次数一致。扦取的样品混合均匀,采用四分法取得所抽样品	1.生制品抽样数量不少于1kg,不少于4个销售包装;熟制品抽样数量不少于2kg,不少于8个销售包装。产品规格大于5kg的样品除外 2.所抽谷物加工品和谷物碾磨加工品样品规格大于5kg时,样品量不少于1kg 3.所抽取样品3/4作为检验样品,1/4作为备份样品	在生产企业抽取大包装样品时,同时抽取两个空包装袋,分别与检验样品和备份样品一起封样

序号	食品大类	食品亚类	食品品种	抽样方法	抽样数量	备注
2	食用油、油脂及其制品	食用植物油（含煎炸用油）	食用植物油（半精炼、全精炼）	1. 在流通环节抽样时，在货架、柜台、库房抽取同一批次待销产品 2. 生产企业抽样时，在成品仓库抽取近期生产的同一批次，并经企业检验合格或以任何形式表明合格的产品	1. 小包装产品［20L/桶（瓶）以下］应从同一批次样品堆的不同部位抽取不少于3个包装单位，且样品总量不少于3L 2. 标准食用油桶（200L）装、其他定型包装产品及散装产品应采用专业扦样装置、辅助器具，将抽取的样品充分摇动，混合均匀后，分出3L作为平均样品，盛装于清洗并烘干的玻璃瓶内，每瓶1L，共3瓶 3. 所抽取样品2/3作为检验样品，1/3作为备份样品	预包装产品优先抽取小包装产品
			煎炸过程用油	从煎炸用锅等容器内取出约≥1L于经营单位提供的干净瓷质或铁质容器内，现场冷却后分装	1. 抽样量≥0.5L，盛装于清洗并烘干的玻璃瓶内，分2份 2. 所抽取样品1/2作为检验样品，1/2作为备份样品	仅在餐饮环节抽取煎炸过程用油
		食用动物油脂	食用动物油脂	1. 在流通环节抽样时，应从同一批次样品堆的不同部位抽取4个或4个以上的独立包装 2. 在生产企业成品仓库抽样时，应从同一批次样品堆的不同部位抽取4个或4个以上的独立包装	1. 大包装产品［净含量>5L（kg）］分取后抽样数量不少于1.5L（kg） 2. 小包装产品［净含量≤5L（kg）］抽样数量不少于1.5L（kg），且不少于3个独立包装 3. 所抽取样品2/3作为检验样品，1/3作为备份样品	大包装产品另外加抽一个空包装或经企业确认盖章的标签
			食用油脂制品	1. 在流通环节抽样时，应从同一批次样品堆的不同部位抽取4个或4个以上的独立包装	1. 大包装产品［净含量>5L（kg）］分取后抽样数量不少于1.5L（kg）	1. 优先抽取小包装产品［净含量≤5L（kg）］

序号	食品大类	食品亚类	食品品种	抽样方法	抽样数量	备注
2	食用油、油脂及其制品	食用动物油脂	食用油脂制品	2. 在生产企业成品仓库抽样时，应从同一批次样品堆的不同部位抽取4个或4个以上的独立包装	2. 小包装产品［净含量≤5L（kg）］抽样数量不少于1.5L（kg），且不少于3个独立包装 3. 所抽取样品2/3作为检验样品，1/3作为备份样品	2. 大包装产品另外加抽1个空包装或经企业确认盖章的标签 3. 有微生物检验需求的，要确保1个完整包装产品用于微生物检测
3	调味品	酱油	酱油	1. 流通环节抽样时，在流通环节的货架、柜台、库房随机抽取同一批次待销产品 2. 生产企业抽样时，在成品库抽取近期生产的同一批次，并经企业检验合格或以任何形式表明合格的产品；从同一批次样品堆的4个不同部位随机抽取4个或4个以上的大包装，分别取出相应的样品	1. 抽取样品的总量不得少于2L，餐桌酱油不少于9个销售包装，烹调酱油不少于6个销售包装 2. 所抽取样品2/3作为检验样品，1/3作为备份样品	—
		食醋	食醋	1. 流通环节抽样时，在流通环节的货架、柜台、库房随机抽取同一批次待销产品 2. 生产企业抽样时，在成品库抽取近期生产的同一批次，并经企业检验合格或以任何形式表明合格的产品；从同一批次样品堆的4个不同部位随机抽取4个或4个以上的大包装，分别取出相应的样品	1. 抽取样品的总量不得少于2L，不少于6个销售包装 2. 所抽取样品2/3作为检验样品，1/3作为备份样品	—
		酱类	酱类	1. 流通环节抽样时，在流通环节的货架、柜台、库房随机抽取同一批次待销产品 2. 生产企业抽样时，在成品库抽取近期生产的同一批次，并经企业检验合格或以任何形式表明合格的产品；从同一批次样品堆的4个不同部位随机抽取4个或4个以上的大包装，分别取出相应的样品	1. 抽取样品的总量不得少于2kg，可即食酱不少于9个销售包装，非即食酱不少于6个销售包装 2. 所抽取样品2/3作为检验样品，1/3作为备份样品	—

序号	食品大类	食品亚类	食品品种	抽样方法	抽样数量	备注
3	调味品	调味料酒	调味料酒	1.流通环节抽样时，在流通环节的货架、柜台、库房随机抽取同一批次待销产品 2.生产企业抽样时，在成品库抽取近期生产的同一批次，并经企业检验合格或以任何形式表明合格的产品；从同一批次样品堆的4个不同部位随机抽取4个或4个以上的大包装，分别取出相应的样品	1.抽取样品的总量不得少于2L，不少于6个销售包装 2.所抽取样品2/3作为检验样品，1/3作为备份样品	—
		香辛料类	香辛料类	1.流通环节抽样时，在流通环节的货架、柜台、库房随机抽取同一批次待销产品 2.生产企业抽样时，在成品库抽取近期生产的同一批次，并经企业检验合格或以任何形式表明合格的产品；从同一批次样品堆的4个不同部位随机抽取4个或4个以上的大包装，分别取出相应的样品	1.抽取样品的总量不得少于1.5L（kg），不少于3个销售包装 2.所抽取样品2/3作为检验样品，1/3作为备份样品	—
		固体复合调味料	固体复合调味料	1.流通环节抽样时，在流通环节的货架、柜台、库房随机抽取同一批次待销产品 2.生产企业抽样时，在成品库抽取近期生产的同一批次，并经企业检验合格或以任何形式表明合格的产品；从同一批次样品堆的4个不同部位随机抽取4个或4个以上的大包装，分别取出相应的样品	1.抽取样品的总量不得少于2kg，即食产品不少于9个销售包装，非即食产品不少于6个销售包装 2.所抽取样品2/3作为检验样品，1/3作为备份样品	—
		半固体复合调味料	半固体复合调味料	1.流通环节抽样时，在流通环节的货架、柜台、库房随机抽取同一批次待销产品 2.生产企业抽样时，在成品库抽取近期生产的同一批次，并经企业检验合格或以任何形式表明合格的产品；从同一批次样品堆的4个不同部位随机抽取4个或4个以上的大包装，分别取出相应的样品	1.抽取样品的总量不得少于2kg，即食产品不少于9个销售包装，非即食产品不少于6个销售包装 2.所抽取样品2/3作为检验样品，1/3作为备份样品	—

序号	食品大类	食品亚类	食品品种	抽样方法	抽样数量	备注
3	调味品	液体复合调味料	液体复合调味料	1. 流通环节抽样时，在流通环节的货架、柜台、库房随机抽取同一批次待销产品 2. 生产企业抽样时，在成品库抽取近期生产的同一批次，并经企业检验合格或以任何形式表明合格的产品；从同一批次样品堆的4个不同部位随机抽取4个或4个以上的大包装，分别取出相应的样品	1. 抽取样品的总量不得少于2L，即食产品不少于9个销售包装，非即食产品不少于6个销售包装 2. 所抽取样品2/3作为检验样品，1/3作为备份样品	—
		味精	味精	1. 流通环节抽样时，在流通环节的货架、柜台、库房随机抽取同一批次待销产品 2. 生产企业抽样时，在成品库抽取近期生产的同一批次，并经企业检验合格或以任何形式表明合格的产品；从同一批次样品堆的4个不同部位随机抽取4个或4个以上的大包装，分别取出相应的样品	1. 抽取样品的总量不得少于1kg，不少于2个销售包装 2. 所抽取样品1/2作为检验样品，1/2作为备份样品	—
4	肉制品	预制肉制品	调理肉制品 腌腊肉制品	1. 流通环节抽样时，在货架、柜台、库房抽取同一批次待销产品 2. 生产企业抽样时，在成品库抽取近期生产的同一批次，并经企业检验合格或以任何形式表明合格的产品；从同一批次样品堆的不同部位抽取样品	1. 抽样量不少于2kg，预包装产品不少于4个独立包装 2. 所抽取样品3/4作为检验样品，1/4作为备份样品	称量销售产品应装于被抽样单位用于销售的包装或清洁、卫生的容器中。检验样品、备份样品分别封样
		熟肉制品	发酵肉制品 酱卤肉制品 熟肉干制品 熏烧烤肉制品	1. 流通环节抽样时，在货架、柜台、库房抽取同一批次待销产品 2. 生产企业抽样时，在成品库抽取近期生产的同一批次，并经企业检验合格或以任何形式表明合格的产品；从同一批次样品堆的不同部位抽取样品	1. 抽样量不少于3kg，且预包装产品抽样数量不少于8个独立包装 2. 所抽取样品3/4作为检验样品，1/4作为备份样品	称量销售产品应装于被抽样单位用于销售的包装或清洁、卫生的容器中。检验样品、备份样品分别封样

续 表

序号	食品大类	食品亚类	食品品种	抽样方法	抽样数量	备注
4	肉制品	熟肉制品	熏煮香肠火腿制品			
		其他制品	其他制品	1. 流通环节抽样时，在货架、柜台、库房抽取同一批次待销产品 2. 生产企业抽样时，在成品库抽取近期生产的同一批次，并经企业检验合格或以任何形式表明合格的产品；从同一批次样品堆的不同部位抽取样品	1. 抽样时抽样量不少于1kg，预包装产品不少于3个独立包装 2. 所抽取样品2/3作为检验样品，1/3作为备份样品	1. 对于称重销售产品，应将检验样品、备份样品分别装入密闭性能良好、清洁无污染的惰性材质样品袋内，然后贴上标签，标签上注明样品名称、抽样单编号、生产日期（批号）等 2. 样品名称应反映食用血制品的种类，如鸭血、猪血等 3. 应保证抽样过程及所用工具等不会污染样品
5	乳制品	乳制品	液体乳	1. 流通环节抽样时，在货架、柜台、库房抽取同一批次待销产品 2. 生产环节抽样时，在企业成品仓库抽取近期生产的同一批次，并经企业检验合格或以任何形式表明合格的产品	1. 至少抽取11个独立销售包装，总量不得少于1500g 2. 所抽取样品分成两份，1份8件作为检验样品，1份3件作为备份样品	—
			乳粉	1. 流通环节抽样时，在货架、柜台、库房抽取同一批次待销产品	1. 至少抽取11个独立销售包装，总量不得少于3000g	1. 抽取大包装产品（净含量≥10kg）时，从每个大包

序号	食品大类	食品亚类	食品品种	抽样方法	抽样数量	备注
5	乳制品	乳制品	乳粉	2.生产环节抽样时，在企业成品仓库抽取近期生产的同一批次，并经企业检验合格或以任何形式表明合格的产品	2.所抽取样品分成两份，1份8件作为检验样品，1份3件作为备份样品	装产品中分别分装成相应小包装样品（由企业在包装车间或企业自行选择的其他清洁区进行分装操作并密封），抽样人员若进入其包装车间，应按照企业的要求进入，并在抽样单上注明"样品由企业在无菌环境下分装"等类似文字，每一个小包装量不少于250g，盛装于受检单位用于销售的包装或清洁卫生的容器中 2.同时抽取空包装袋2件，分别封存于检验样品和备份样品
			乳清粉和乳清蛋白粉	1.流通环节抽样时，在货架、柜台、库房抽取同一批次待销产品	1.至少抽取11个独立销售包装，总量不得少于2500g	1.抽取大包装产品（净含量≥10kg）时，从每个大包装产品中分别分装成相应小包装样品（由企业在

序号	食品大类	食品亚类	食品品种	抽样方法	抽样数量	备注
5	乳制品	乳制品	乳清粉和乳清蛋白粉	2.生产环节抽样时，在企业成品仓库抽取近期生产的同一批次，并经企业检验合格或以任何形式表明合格的产品	2.所抽取样品分成两份，1份8件作为检验样品，1份3件作为备份样品	包装车间或企业自行选择的其他清洁区进行分装操作并密封），抽样人员若进入其包装车间，应按照企业的要求进入，并在抽样单上注明"样品由企业在无菌环境下分装"等类似文字，每一个小包装量不少于250g，盛装于受检单位用于销售的包装或清洁卫生的容器中 2.同时抽取空包装袋2件，分别封存于检验样品和备份样品
			其他乳制品（炼乳、奶油、干酪、固态成型产品）	1.流通环节抽样时，在货架、柜台、库房抽取同一批次待销产品 2.生产环节抽样时，在企业成品仓库抽取近期生产的同一批次，并经企业检验合格或以任何形式表明合格的产品	1.至少抽取11个独立销售包装，总量不得少于1500g 2.所抽取样品分成两份，1份8件作为检验样品，1份3件作为备份样品	1.抽取大包装产品（净含量≥10kg）时，从每个大包装产品中分别分装成相应小包装样品（由企业在包装车间或企业自行选择的其他清洁

续表

序号	食品大类	食品亚类	食品品种	抽样方法	抽样数量	备注
5	乳制品	乳制品	其他乳制品（炼乳、奶油、干酪、固态成型产品）			区进行分装操作并密封），抽样人员若进入其包装车间，应按照企业的要求进入，并在抽样单上注明"样品由企业在无菌环境下分装"等类似文字，每一个小包装量不少于250g，盛装于受检单位用于销售的包装或清洁卫生的容器中 2. 同时抽取空包装袋2件，分别封存于检验样品和备份样品
6	饮料	饮料	瓶（桶）装饮用水	流通环节抽样时，在货架、柜台、库房抽取同一批次待销产品	1. 当所抽样品规格（净含量）≥3L时，饮用纯净水、其他饮用水抽取7个独立包装，6个作为检验样品，1个作为备份样品 2. 饮用天然矿泉水抽取6个独立包装，5个作为检验样品（其中4个必要时用于微生物第二次检验），1个作为备份样品	—

序号	食品大类	食品亚类	食品品种	抽样方法	抽样数量	备注
6	饮料	饮料	瓶（桶）装饮用水		3. 当所抽样品规格（净含量）＜3L 时，抽取样品量至少为 10 瓶（总量不少于 3L），4/5 为检验样品，1/5 为备份样品	
			果、蔬汁饮料	流通环节抽样时，在货架、柜台、库房抽取同一批次待销产品	1. 抽取样品量至少为 10 瓶（听），总量不少于 2L 2. 所抽取样品 4/5 作为检验样品，1/5 作为备份样品	—
			蛋白饮料	流通环节抽样时，在货架、柜台、库房抽取同一批次待销产品	1. 抽取样品量至少为 10 瓶（听），总量不少于 2L 2. 所抽取样品 4/5 作为检验样品，1/5 作为备份样品	—
			碳酸饮料（汽水）	流通环节抽样时，在货架、柜台、库房抽取同一批次待销产品	1. 抽取样品量至少为 10 瓶（听），总量不少于 2L 2. 所抽取样品 4/5 作为检验样品，1/5 作为备份样品	—
			茶饮料	流通环节抽样时，在货架、柜台、库房抽取同一批次待销产品	1. 抽取样品量至少为 10 瓶（听），总量不少于 2L 2. 所抽取样品 4/5 作为检验样品，1/5 作为备份样品	—
			固体饮料	流通环节抽样时，在货架、柜台、库房抽取同一批次待销产品	1. 抽取样品量至少为 8 个独立包装，总量不少于 1kg 2. 所抽取样品 3/4 作为检验样品，1/4 作为备份样品	1. 生产企业抽样时，对大包装产品，净含量 ≥5kg，应从 8 个大包装产品中分别分装成相应小包装样品

序号	食品大类	食品亚类	食品品种	抽样方法	抽样数量	备注
6	饮料	饮料	固体饮料			（由企业在包装车间或企业自行选择的其他清洁区进行分装操作并密封，抽样人员若进入其包装车间，应按照企业的要求进入）并在抽样单上注明"样品由企业在无菌环境下分装"等类似文字。每一个小包装量不少于250g，盛装于生产企业用于销售的包装或清洁卫生的容器中 2.抽取样品的同时抽取两个空包装袋，分别与检验样品和备份样品一起封样
			其他饮料	流通环节抽样时，在货架、柜台、库房抽取同一批次待销产品	1.抽取样品量至少为10瓶（听），总量不少于2L 2.所抽取样品4/5作为检验样品，1/5作为备份样品	—

序号	食品大类	食品亚类	食品品种	抽样方法	抽样数量	备注
7	方便食品	方便食品	方便面	1. 流通环节抽样时，在货架、柜台、库房抽取同一批次待销产品 2. 在生产企业成品库抽样时，应从不同部位共选取4个或4个以上的大包装，分别取出相应的样品	1. 抽样数量为12包（桶、碗） 2. 所抽取样品3/4作为检验样品，1/4作为备份样品	—
			其他方便食品			
8	饼干	饼干	饼干	1. 在流通环节的货架、柜台、库房抽取同一批次待销产品 2. 在企业成品仓库抽样时，从同一批次样品堆的4个不同部位抽取4个或4个以上的大包装，分别取出相应的样品	1. 抽取样品量至少为2kg，不少于8个独立包装 2. 所抽取样品3/4作为检验样品，1/4作为备份样品	称量销售产品应装于受检单位用于销售的包装或清洁、卫生的容器中
9	罐头	罐头	畜禽水产罐头	1. 流通环节抽样时，在货架、柜台、库房抽取同一批次待销产品 2. 在生产企业成品库抽样时，从同一批次样品堆的4个不同部位抽取4个或4个以上的大包装，分别取出相应的小包装样品	抽样数量为6个独立包装，且不少于1.5kg，其中5个包装作为检验样品，1个包装作为备份样品	—
			果蔬罐头			
			其他罐头			
10	冷冻饮品	冷冻饮品	冷冻饮品	1. 流通环节抽样时，在货架、柜台、库房抽取同一批次待销产品 2. 企业成品库抽样时，应从同一批次样品堆的4个不同部位随机抽取4个或4个以上的大包装，并从中分别取出相应的小包装样品混合组成被抽查样品	1. 净含量不超过100g的产品，抽样量至少为16个包装单位，且不少于1kg 2. 净含量在100g到500g的产品，抽样量至少为12个包装单位，且不少于1kg 3. 净含量在500g以上的产品，抽样量至少为8个包装单位 4. 所抽取样品3/4作为检验样品，1/4作为备份样品	—

序号	食品大类	食品亚类	食品品种	抽样方法	抽样数量	备注
11	速冻食品	速冻面米食品	速冻面米食品	1. 流通环节抽样时，在货架、柜台、库房抽取同一批次待销产品 2. 在生产企业成品库抽样时，应从不同部位共选取4个或4个以上的大包装，分别取出相应的样品	1. 生制品抽样数量不少于1kg，且不少于4个销售包装，熟制品抽样数量不少于2kg，且不少于8个销售包装 2. 所抽取样品3/4作为检验样品，1/4作为备份样品	—
		速冻其他食品	速冻谷物制品	1. 流通环节抽样时，在货架、柜台、库房抽取同一批次待销产品 2. 在生产企业成品库抽样时，应从不同部位共选取4个或4个以上的大包装，分别取出相应的样品	1. 生制品抽样数量不少于1kg，且不少于4个销售包装，熟制品抽样数量不少于2kg，且不少于8个销售包装 2. 所抽取样品3/4作为检验样品，1/4作为备份样品	—
			速冻肉制品	1. 流通环节抽样时，在货架、柜台、库房抽取同一批次待销产品 2. 生产企业抽样时，在成品库抽取近期生产的同一批次，并经企业检验合格或以任何形式表明合格的产品；从同一批次样品堆的不同部位抽取样品	1. 抽样量不少于3kg，预包装产品不少于5个独立包装 2. 所抽取样品4/5作为检验样品，1/5作为备份样品	称量销售产品应装于被抽样单位用于销售的包装或清洁、卫生的容器中。检验样品、备份样品分别封样
			速冻水果制品	1. 流通环节抽样时，在货架、柜台、库房抽取同一批次待销产品 2. 生产企业抽样时，在成品仓库抽取近期生产的同一批次，并经企业检验合格或以任何形式表明合格的产品。从同一批次样品堆的4个不同部位抽取4个或4个以上的大包装，分别取出相应的样品	1. 抽取样品量至少为1.5kg，生食预包装产品不少于8个独立包装，非生食预包装产品不少于4个独立包装 2. 所抽取样品3/4作为检验样品，1/4作为备份样品	称量销售产品应装于受检单位用于销售的包装或清洁、卫生的容器中

序号	食品大类	食品亚类	食品品种	抽样方法	抽样数量	备注
11	速冻食品	速冻其他食品	速冻蔬菜制品	1. 流通环节抽样时，在货架、柜台、库房抽取同一批次待销产品 2. 在生产企业抽样时，应抽取经企业检验合格或以任何方式表明合格的产品。从同一批次样品堆的 4 个不同部位抽取 4 个或 4 个以上的大包装，分别取出相应的小包装样品	1. 抽取样品量至少为 2kg，且不少于 4 个独立包装单位 2. 所抽取样品 3/4 为检验样品，1/4 作为备份样品	—
12	薯类和膨化食品	薯类和膨化食品	膨化食品	1. 流通环节抽样时，在货架、柜台、库房抽取同一批次待销产品 2. 在企业成品仓库抽样时，从同一批次样品堆的 4 个不同部位抽取 4 个或 4 个以上的大包装，分别取出相应的样品	1. 抽取样品量至少为 2kg（非含油型膨化食品可为 1.5 kg），不少于 12 个独立包装 2. 所抽取样品 3/4 作为检验样品，1/4 作为备份样品	称量销售产品应装于受检单位用于销售的包装或清洁、卫生的容器中
			薯类食品	1. 流通环节抽样时，在货架、柜台、库房抽取同一批次待销产品 2. 在企业成品仓库抽样时，从同一批次样品堆的 4 个不同部位抽取 4 个或 4 个以上的大包装，分别取出相应的样品	1. 干制薯类（马铃薯片）抽取样品量至少为 2kg，预包装产品不少于 12 个独立包装 2. 除干制薯类（马铃薯片）外抽取样品量至少为 1kg，预包装产品不少于 4 个独立包装；熟制品应不少于 8 个独立包装 3. 所抽取样品 3/4 作为检验样品，1/4 作为备份样品	称量销售产品应装于受检单位用于销售的包装或清洁、卫生的容器中
13	糖果制品	糖果制品（含巧克力及制品）	糖果	1. 流通环节抽样时，在货架、柜台、库房抽取同一批次待销产品 2. 生产企业抽样时，应在生产企业的成品仓库抽取同一批次，并经企业检验合格或以任何形式表明合格的产品，应从同一批次样品堆的 4 个不同部位随机抽取 4 个或 4 个以上的大包装，分别取出相应的小包装样品	1. 抽取样品量至少为 1kg，且预包装产品不少于 6 个独立包装 2. 所抽取样品 2/3 作为检验样品，1/3 作为备份样品	—

序号	食品大类	食品亚类	食品品种	抽样方法	抽样数量	备注
13	糖果制品	糖果制品（含巧克力及制品）	巧克力及巧克力制品	1.流通环节抽样时，在货架、柜台、库房抽取同一批次待销产品 2.生产企业抽样时，应在生产企业的成品仓库抽取同一批次，并经企业检验合格或以任何形式表明合格的产品，应从同一批次样品堆的4个不同部位随机抽取4个或4个以上的大包装，分别取出相应的小包装样品	1.抽取样品量至少为1kg，且不少于10个独立包装 2.所抽取样品4/5作为检验样品，1/5作为备份样品	—
			果冻	1.流通环节抽样时，在货架、柜台、库房抽取同一批次待销产品 2.生产企业抽样时，应在生产企业的成品仓库抽取同一批次，并经企业检验合格或以任何形式表明合格的产品，应从同一批次样品堆的4个不同部位随机抽取4个或4个以上的大包装，分别取出相应的小包装样品	1.抽取样品量至少为2kg，且预包装产品不少于6个独立包装单位 2.所抽取样品2/3作为检验样品，1/3作为备份样品	—
14	茶叶及相关制品	茶叶	茶叶	1.流通环节抽样时，在货架、柜台、库房抽取同一批次待销产品 2.在生产企业成品库抽样时，应从同一批次样品堆的3个不同部位共抽取不少于0.5kg样品	1.流通环节抽样时，抽取样品总量不少于0.5kg，预包装产品且不少于4个独立包装，称量销售产品所抽取的样品混合均匀后分成4份，其中1/2作为检验样品；1/2作为复检用备份样品 2.生产企业成品库抽样时，抽取不少于0.5kg样品，预包装产品且不少于3个独立包装，称量销售产品所抽取的样品混合均匀后分成3份，其中2/3作为检验样品，1/3作为备份样品	砖茶等明确标注适合长期贮存的产品，应抽取生产日期是2014年8月1日以后的产品
			砖茶			

序号	食品大类	食品亚类	食品品种	抽样方法	抽样数量	备注
14	茶叶及相关制品	含茶制品和代用茶	含茶制品和代用茶	1. 流通环节抽样时，在货架、柜台、库房抽取同一批次待销产品 2. 在生产企业成品库抽样时，应从同一批次样品堆的 3 个不同部位共抽取不少于 0.5kg 样品	1. 流通环节抽样时，抽取样品总量不少于 0.5kg，预包装产品且不少于 4 个独立包装，称量销售产品所抽取的样品混合均匀后分成 4 份，其中 1/2 作为检验样品，1/2 作为备份样品 2. 生产企业成品库抽样时，抽取不少于 0.5kg 样品，预包装产品且不少于 3 个独立包装，称量销售产品所抽取的样品混合均匀后分成 3 份，其中 2/3 作为检验样品，1/3 作为备份样品	—
15	酒类	蒸馏酒	白酒	1. 流通环节抽样时，在货架、柜台、库房抽取同一批次待销产品 2. 原酒可在原酒储存库中抽取 3. 生产企业抽样时，在成品仓库抽取近期生产的同一批次，并经企业检验合格或以任何形式表明合格的产品。在生产企业成品库抽样时，从同一批次样品堆的 4 个不同部位抽取 4 个或 4 个以上的大包装，分别取出相应的小包装样品	1. 抽取样品量至少为 2L，且不少于 4 个包装单位 2. 所抽取样品 3/4 作为检验样品，1/4 作为备份样品	对散装白酒或原酒应考虑所抽样品的均匀性和代表性，从贮酒罐的上、中、下不同部位取样、混匀，用清洁、卫生的容器分装成小包装并保持样品密封良好
		发酵酒	黄酒	1. 流通环节抽样时，在货架、柜台、库房抽取同一批次待销产品 2. 生产企业抽样时，在成品仓库抽取近期生产的同一批次，并经企业检验合格或以任何形式表明合格的产品。在生产企业成品库抽样时，从同一	1. 抽样数量不得少于 2L，不少于 4 个包装 2. 所抽取样品 3/4 作为检验样品，1/4 作为备样样品	—

序号	食品大类	食品亚类	食品品种	抽样方法	抽样数量	备注
15	酒类	发酵酒	黄酒	批次样品堆的4个不同部位抽取4个或4个以上的大包装，分别取出相应的小包装样品		
			啤酒	1.流通环节抽样时，在货架、柜台、库房抽取同一批次待销产品 2.生产企业抽样时，在成品仓库抽取近期生产的同一批次，并经企业检验合格或以任何形式表明合格的产品。在生产企业成品库抽样时，从同一批次样品堆的4个不同部位抽取4个或4个以上的大包装，分别取出相应的小包装样品	1.啤酒抽取样品量至少为3L，且不少于5个单位包装 2.所抽取样品3/5作为检验样品，2/5作为备份样品	—
			葡萄酒及果酒	1.流通环节抽样时，在货架、柜台、库房抽取同一批次待销产品 2.生产企业抽样时，在成品仓库抽取近期生产的同一批次，并经企业检验合格或以任何形式表明合格的产品。在生产企业成品库抽样时，从同一批次样品堆的4个不同部位抽取4个或4个以上的大包装，分别取出相应的小包装样品	1.抽取不少于5个包装单位，总量不少于3.75L 2.所抽取样品3/5作为检验样品，2/5作为备份样品	—
		其他酒	其他发酵酒	1.流通环节抽样时，在货架、柜台、库房抽取同一批次待销产品 2.生产企业抽样时，在成品仓库抽取近期生产的同一批次，并经企业检验合格或以任何形式表明合格的产品。在生产企业成品库抽样时，从同一批次样品堆的4个不同部位抽取4个或4个以上的大包装，分别取出相应的小包装样品	1.抽取不少于5个包装单位，总量不少于3L 2.所抽取样品3/5作为检验样品，2/5作为备份样品	—

序号	食品大类	食品亚类	食品品种	抽样方法	抽样数量	备注
15	酒类	其他酒	配制酒	1. 流通环节抽样时，在货架、柜台、库房抽取同一批次待销产品 2. 生产企业抽样时，在成品仓库抽取近期生产的同一批次，并经企业检验合格或以任何形式表明合格的产品。在生产企业成品库抽样时，从同一批次样品堆的4个不同部位抽取4个或4个以上的大包装，分别取出相应的小包装样品	1. 配制酒抽取不少于4个包装单位，总量不少于2L 2. 所抽取样品3/4作为检验样品，1/4作为备份样品	—
			其他蒸馏酒	1. 流通环节抽样时，在货架、柜台、库房抽取同一批次待销产品 2. 生产企业抽样时，在成品仓库抽取近期生产的同一批次，并经企业检验合格或以任何形式表明合格的产品。在生产企业成品库抽样时，从同一批次样品堆的4个不同部位抽取4个或4个以上的大包装，分别取出相应的小包装样品	1. 抽样数量不得少于2L，不少于4个包装 2. 所抽取样品3/4作为检验样品，1/4作为备份样品	—
16	蔬菜制品	蔬菜制品	酱腌菜 蔬菜干制品 食用菌制品	1. 流通环节抽样时，在货架、柜台、库房抽取同一批次待销产品 2. 生产企业抽样时，在成品仓库抽取近期生产的同一批次，并经企业检验合格或以任何形式表明合格的产品。在生产企业成品库抽样时，从同一批次样品堆的4个不同部位抽取4个或4个以上的大包装，分别取出相应的小包装样品	1. 抽取样品量至少为2kg，不少于8个独立包装 2. 所抽取样品3/4作为检验样品，1/4作为备份样品	—

序号	食品大类	食品亚类	食品品种	抽样方法	抽样数量	备注
17	水果制品	水果制品	蜜饯 水果干制品 果酱	1. 流通环节抽样时，在货架、柜台、库房抽取同一批次待销产品 2. 生产企业抽样时，在成品仓库抽取近期生产的同一批次，并经企业检验合格或以任何形式表明合格的产品。在生产企业成品库抽样时，从同一批次样品堆的4个不同部位抽取4个或4个以上的大包装，分别取出相应的小包装样品	1. 抽取样品量至少为1.2kg，预包装产品不少于8个独立包装。所抽取样品3/4作为检验样品，1/4作为备份样品 2. 罐头果酱产品抽样量不少于12个包装，10个作为检验样品，2个作为备用样品	称量销售产品应装于受检单位用于销售的包装或清洁、卫生的容器中
18	炒货食品及坚果制品	炒货食品及坚果制品	炒货食品及坚果制品	1. 流通环节抽样时，在货架、柜台、库房抽取同一批次待销产品 2. 生产企业抽样时，在成品仓库抽取近期生产的同一批次，并经企业检验合格或以任何形式表明合格的产品。在生产企业成品库抽样时，从同一批次样品堆的4个不同部位抽取4个或4个以上的大包装，分别取出相应的小包装样品	1. 抽取样品量至少为1.5kg，不少于8个独立包装 2. 所抽样品分成4份，3/4作为检验样品，1/4作为备份样品	—
19	蛋制品	蛋制品	再制蛋	1. 流通环节抽样时，在货架、柜台、库房抽取同一批次待销产品 2. 生产企业抽样时，在成品仓库抽取近期生产的同一批次，并经企业检验合格或以任何形式表明合格的产品。在生产企业成品库抽样时，从同一批次样品堆的4个不同部位抽取4个或4个以上的大包装，分别取出相应的小包装样品	1. 抽取样品量不少于1.5kg，不少于10个独立包装单位 2. 所抽取样品3/4作为检验样品，1/4作为备份样品	1. 称量销售产品应装于受检单位用于销售的包装或清洁、卫生的容器中。抽取大包装产品（净含量≥10kg）时，从每个大包装产品中分别分装成相应小包装样品（由企业在包装车间或企业自行选择的其他清洁区进行

序号	食品大类	食品亚类	食品品种	抽样方法	抽样数量	备注
19	蛋制品	蛋制品	干蛋类 冰蛋类 其他类			分装操作并密封），抽样人员若进入其包装车间，应按照企业的要求进入，并在抽样单上注明"样品由企业在无菌环境下分装"等类似文字，每一个小包装量不少于250g，盛装于受检单位用于销售的包装或清洁卫生的容器中 2. 同时抽取空包装袋2件，分别封存于检验样品和备份样品
20	可可及焙烤咖啡产品	可可及焙烤咖啡产品	焙烤咖啡	1. 流通环节抽样时，在货架、柜台、库房抽取同一批次待销产品 2. 在生产企业成品库抽样时，应从同一批次样品堆的3个不同部位取样	1. 流通环节抽样时，抽取样品总量不少于0.5kg，预包装产品不少于4个独立包装，称量销售产品所抽取的样品混合均匀后分成4份，其中1/2作为检验样品，1/2作为备份样品 2. 在生产企业成品库抽样时，抽取不少于0.5kg样品，预包装产品不少于3个独立包装，称量销售产品所抽取的样品混合均匀后分成3份，其中2/3作为检验样品，1/3作为备份样品	—

序号	食品大类	食品亚类	食品品种	抽样方法	抽样数量	备注
20	可可及焙烤咖啡产品	可可及焙烤咖啡产品	可可制品	1. 流通环节抽样时，在货架、柜台、库房抽取同一批次待销产品 2. 生产企业抽样时，在成品仓库抽取近期生产的同一批次，并经企业检验合格或以任何形式表明合格的产品。在生产企业成品库抽样时，从同一批次样品堆的4个不同部位抽取4个或4个以上的大包装，分别取出相应的小包装样品	1. 抽取样品量至少为1kg，不少于8个独立包装 2. 所抽样品3/4作为检验样品，1/4作为备份样品	—
21	食糖	食糖	食糖	1. 在流通环节的货架、柜台、库房随机抽取同一批次待销产品 2. 在生产企业的成品仓库抽取近期生产的同一批次，并经企业检验合格或以任何形式表明合格的产品，大包装的预包装产品，应从同一批次样品堆的4个不同部位，在4个或4个以上的独立包装中扦取样品	1. 抽取样品的总量不得少于2kg 2. 所抽样品3/4作为检验样品，1/4作为备份样品	抽取样品的同时抽取两个空包装袋，分别与检验样品和备份样品一起封样
22	水产制品	水产制品	干制水产品 盐渍水产品 鱼糜制品 风味鱼制品 生食水产品 水生动物油脂及制品 水产深加工品	1. 流通环节抽样时，在货架、柜台、库房抽取同一批次待销产品 2. 在生产企业成品仓库抽样时，抽取近期生产的同一批次，并经企业检验合格或以任何形式表明合格的产品。从同一批次样品堆4个不同部位抽取4个或4个以上的大包装，分别取出相应的产品	1. 抽取样品量不少于6个独立包装，且总量不少于1.5kg（干海参、干鱼翅等价值高的食品，抽取样品总量为300g）。所抽取样品2/3为检验样品，1/3作为备份样品 2. 2014年7月1日（含）以后生产的熟制水产品、即食生制水产品、即食藻类制品的预包装产品不少于10个独立包装。所抽取样品4/5作为检验样品，1/5作为备份样品	—

序号	食品大类	食品亚类	食品品种	抽样方法	抽样数量	备注
23	淀粉及淀粉制品	淀粉及淀粉制品	淀粉 淀粉制品 淀粉糖	1.流通环节抽样时，在货架、柜台、库房抽取同一批次待销产品 2.生产企业抽样时，在成品仓库抽取近期生产的同一批次，并经企业检验合格或以任何形式表明合格的产品；对于≤5kg包装样品，应从不同部位共选取4个或4个以上的大包装，分别取出相应的样品；对大包装样品（＞5kg），从4个大包装产品中分别分装成相应小包装样品	1.流通环节抽样时，淀粉、非即食类淀粉制品抽取样品的总量不少于2kg，不少于4个销售包装；即食类淀粉制品抽样数量不得少于2kg，不少于8个销售包装；对于≤5kg包装样品，抽样数量不得少于1kg，不少于4个销售包装；对大包装样品（＞5kg），抽样数量不得少于2kg，不少于8个销售包装 2.所抽样品3/4作为检验样品，1/4作为备份样品	在生产企业抽取大包装样品时，同时抽取两个空包装袋，分别与检验样品和备份样品一起封样，需要从大包装分装成相应小包装样品时，由企业在包装车间或企业自行选择的其他清洁区进行分装操作并密封，盛装包装物由企业自行提供洁净包装容器
24	糕点	糕点	糕点 月饼	1.在流通环节的货架、柜台、库房抽取同一批次待销产品 2.在生产领域抽样时，在企业的成品仓库抽取近期生产的同一批次，并经企业检验合格或以任何形式表明合格的产品。从同一批次样品堆的4个不同部位抽取4个或4个以上的大包装，分别取出相应的样品	1.抽取样品量至少为2kg，不少于8个独立包装 2.所抽取样品3/4作为检验样品，1/4作为备份样品	称量销售产品应装于受检单位用于销售的包装或清洁、卫生的容器中

序号	食品大类	食品亚类	食品品种	抽样方法	抽样数量	备注
24	糕点	粽子	粽子	1. 在流通环节的货架、柜台、库房抽取同一批次待销产品 2. 在生产环节抽样时，在企业的成品仓库抽取近期生产的同一批次，并经企业检验合格或以任何形式表明合格的产品。从同一批次样品堆的 4 个不同部位抽取 4 个或 4 个以上的大包装，分别取出相应的样品	1. 抽取样品量至少为 2kg，不少于 8 个独立包装 2. 所抽取样品 3/4 作为检验样品，1/4 作为备份样品	称量销售产品应装于受检单位用于销售的包装或清洁、卫生的容器中
25	豆制品	豆制品	发酵性豆制品 非发酵性豆制品 其他豆制品	1. 在流通环节的货架、柜台、库房抽取同一批次待销产品，抽取的样品总量应满足检验和复检需要 2. 在生产企业的成品仓库内抽取近期生产的同一批次，并经企业检验合格或以任何形式表明合格的产品，应从同一批次样品堆的 4 个不同部位随机抽取至少 4 个独立包装	1. 抽取样品的总量不得少于 2kg，不少于 8 个独立包装 2. 所抽取样品 3/4 作为检验样品，1/4 作为备份样品	—
26	蜂产品	蜂产品	蜂蜜	1. 流通环节抽样时，在货架、柜台、库房抽取同一批次待销产品 2. 生产企业抽样时，在同一批次样品堆的不同部位抽取	1. 抽取样品不少于 1kg，不少于 3 个销售包装 2. 所抽取样品 2/3 作为检验样品，1/3 作为备份样品	—
			蜂王浆	1. 流通环节抽样时，在货架、柜台、库房抽取同一批次待销产品 2. 生产企业抽样时，在同一批次样品堆的不同部位抽取	1. 抽取样品不少于 600g，不少于 3 个销售包装 2. 所抽取样品 2/3 作为检验样品，1/3 作为备份样品	—
			蜂花粉	1. 流通环节抽样时，在货架、柜台、库房抽取同一批次待销产品 2. 生产企业抽样时，在同一批次样品堆的不同部位抽取	1. 抽取样品不少于 600g，不少于 3 个销售包装 2. 所抽取样品 2/3 作为检验样品，1/3 作为备份样品	—

CFDA 食品安全监管实务

续表

序号	食品大类	食品亚类	食品品种	抽样方法	抽样数量	备注
26	蜂产品	蜂产品	蜂产品制品	1. 流通环节抽样时，在货架、柜台、库房抽取同一批次待销产品 2. 生产企业抽样时，在同一批次样品堆的不同部位抽取	1. 抽取样品不少于1kg，不少于3个销售包装 2. 所抽取样品2/3作为检验样品，1/3作为备份样品	—
27	保健食品	保健食品	保健食品	1. 流通环节抽样时，在货架、柜台、库房抽取同一批次待销产品 2. 生产环节抽样时，在企业成品仓库抽取近期生产的同一批次，并经企业检验合格或以任何形式表明合格的产品	1. 每批次抽样量为不少于6个最小独立包装且总量≥300g或300ml 2. 所抽取样品2/3作为检验样品，1/3作为备份样品	检验样品、备份样品分别装入密闭性能良好、清洁无污染的样品袋内，密封好后再将检验样品和备份样品分别装入该产品的空包装袋内
28	特殊医学用途配方食品	特殊医学用途配方食品	特殊医学用途婴儿配方食品 / 特殊医学用途配方食品	1. 流通环节抽样时，在货架、柜台、库房抽取同一批次待销产品 2. 生产环节抽样时，在企业成品仓库抽取近期生产的同一批次，并经企业检验合格或以任何形式表明合格的产品	1. 至少抽取8个独立销售包装，总量不得少于3000g 2. 所抽取样品分成2份，其中1份7件作为检验样品，1份1件作为备份样品	—
29	婴幼儿配方食品	婴幼儿配方食品	婴儿配方食品 / 较大婴儿和幼儿配方食品	1. 流通环节抽样时，在货架、柜台、库房抽取同一批次待销产品 2. 生产环节抽样时，在企业成品仓库抽取近期生产的同一批次，并经企业检验合格或以任何形式表明合格的产品	1. 至少抽取8个独立销售包装，总量不得少于3000g 2. 所抽取样品分成2份，其中1份7件作为检验样品，1份1件作为备份样品	—
30	特殊膳食食品	婴幼儿辅助食品	婴幼儿谷类辅助食品 / 婴幼儿罐装辅助食品	1. 流通环节抽样时，在货架、柜台、库房抽取同一批次待销产品	1. 至少抽取8个独立销售包装，总量不得少于3000g	— / —

序号	食品大类	食品亚类	食品品种	抽样方法	抽样数量	备注
30	特殊膳食食品	辅食营养补充品	辅食营养补充品	2. 生产环节抽样时，在企业成品仓库抽取近期生产的同一批次，并经企业检验合格或以任何形式表明合格的产品	2. 所抽取样品分成2份，其中1份7件作为检验样品，1份1件作为备份样品	—
31	食品添加剂	食品添加剂	增稠剂 复配食物添加剂 食品用香精 防腐剂 甜味剂 着色剂	1. 当所抽样品规格小于等于5kg时，抽样人员应从同一批次样品堆的4个不同部位随机抽取3个或3个以上独立包装 2. 当所抽样品规格大于5kg时，抽样人员应从同一批次样品堆的4个不同部位抽取3个独立包装，从每个大包装产品中分别取出大于500g的样品，将大于1500g的样品混匀，平均分成3份，盛装于由受检单位提供的用于销售的包装或清洁卫生的容器中，并在抽样单上注明"样品由企业分装"	1. 当所抽样品规格小于等于5kg时，抽取样品的总量不得少于1.5kg；当所抽样品规格大于5kg时，抽取样品的总量不得少于1.5kg 2. 所抽取样品2/3作为检验样品，1/3作为备份样品	在流通环节或者使用食品添加剂明胶的食品生产企业抽样时，当所抽取样品规格大于5kg时，对所抽取样品外包装正、背面进行拍照或录像，同时索取大包装产品的外包装，单独签封。索不到外包装的由被抽样单位出具样品信息证明材料。在使用食品添加剂——明胶的食品生产企业原辅料库抽取明胶时还需复印该企业与明胶生产企业/供货商签订的供货合同或由企业开具供应商证明文件

（四）样品处置

抽样完成后由抽样人与被抽查企业在抽样单和封条上签字、盖章，当场封样，为保证样品的真实性，要有相应的防拆封措施，并保证封条在运输过程中不会破损。样品运输、贮运过程中应采取有效的防护措施，确保样品不被污染，不发生腐败变质，不影响后续检验。对温度等环境条件有特殊要求的产品的运输、贮存，应符合产品明示要求或产品实际需要的条件要求。

注：本抽样方法中的检验样品，包括检验机构在检验过程中自行对检验结果进行复验时所采用的样品。备份样品仅指被抽查企业或者经过确认了样品的生产企业对检验结果提出异议，需要对不合格项目进行复检时采用的样品。

二、大包装和散装食品的抽样方法

（一）样品采集的一般要求

（1）采集的样品应具有代表性、典型性和适时性。采集的数量应满足检验项目对样品量的需要和备样的要求。

（2）除特殊要求外，流通领域抽样时要求随机从零售的食品中抽取，应采集规定抽检监测区域内不同地域或不同生产厂家生产的产品。

（3）定型包装产品应采集在保质期内、包装完好的产品且应具有标识信息。如果标签不清楚或损坏将不能作为样本。

（二）样品采集方式及包装运输

（1）为避免在抽样过程中可能出现的交叉污染，采样过程所接触到的工具、包装容器不能影响分析结果。

（2）样品应装于受检单位用于销售的包装或清洁、卫生的容器中。固体样品可用受检单位所提供的未使用过的塑料袋盛装；液体样品可用受检单位所提供的未使用过的瓶、盒等盛装，如果提供的容器可能影响分析结果，则需要采样人员配备专门的容器。例：食用油盛装于清洗并烘干的玻璃瓶内。

（3）散装食品和大包装食品应预先对容器内食品充分混合，然后从不同部位采集分样混合成待检样品。

①固体食品要从盛放样品容器或包装袋的上、中、下不同的部位多点采样，混合后按四分法对角采样，再进行混合，最后取代表性样品放入采样容器中。

②半固体样品不易混匀，应采用打开包装用采样器分上、中、下三层分别取出检样，然后将样品混合均匀。

③液体样品应充分混匀后采集需要的样本量。液体（如饮料等）样品应先充分混合，再取中间部位进行采样。例：在餐饮环节抽取煎炸过程用油，从煎炸用锅等容器内取出约≥1L于经营单位提供的干净瓷质或铁质容器内，现场冷却后待分装。取≥0.5L，盛装于清洗并烘干的玻璃瓶内，分2份。

（4）样品装入容器后应按照检验和备用分别进行封装，防止样品发生外漏、混杂等。在瓶口与瓶盖连接处，加贴封样单（封样单上应由抽样人员及企业有关人员签字），将封样单用胶粘带予以覆盖，以防止在正常运输搬运中损坏封样状态和拆封。

（5）样本取得后应记录相关信息，如编号、样品名称、采样地点、采样时间、采样量、生产企业名称、生产日期和批号、规格、保质期、储存温度等。例："食用油、油脂及其制品"细则规定：散装产品包括油池、油罐、车槽装油及煎炸过程用油。样品规格按照产品标签填写，若从油桶(罐、池、槽)中抽样，样品规格填写散装（油桶、油罐、油池、油槽）。煎炸过程用油规格填写散装。样品规格按照产品标签填写，若从大包装中抽样，需在备注中注明"样品规格由企业确认提供"。

（6）根据样品性质和检验目的进行合理储存、运输，确保样品不被污染及原有微生物和理化指标状况不变。样品在贮存、运输等过程中，应采取适当保护措施，避免包装破损而导致样品之间的交叉污染。对于需要冷冻（藏）保存的样品，应放置在隔热的容器中，在运输中应保持适当的低温，通过放置冰袋等方式保持低温状态，但不可直接用散冰块。冷冻（藏）样品采集后需在4小时内运送至实验室按要求存放。生鲜样品应在采样当天运送至实验室。例：散装水产品需要进行冷藏保存和运输，应使用能达到规定温度的冷链设备进行保存、运输。

（三）微生物检验样品采集的特殊要求

（1）应遵循无菌操作原则，注意无菌采样（包括采样过程、采集容器、样品的包装过程），使用酒精灯、无菌手套、无菌袋等开展采样工作。采样过程应无菌操作，防止样品污染，在样品采集、运输、贮存等过程中，应采取必要的措施防止交叉污染、环境污染和食品中固有的微生物的数量和生长能力发生变化。

（2）根据相应的监测方法确定监测需要的样品量，用无菌采样方式采集检测所需样品量 5 倍以上的样品，放入无菌容器内，采样量应满足微生物指标检验的要求。

（3）样品采集后，在接近原有贮藏温度的条件下需及时运送至实验室。非冷冻样品采集后，应及时检验，若不能及时检验，应置于 7~10℃冰箱保存，在 24 小时内检验；冷冻样品应在 45℃以下不超过 15 分钟或在 2~5℃不超过 18 小时解冻，若不能及时检验应放于 –15℃左右保存，在 24 小时内检验。一旦解冻不得再次冷冻，保持冷却即可。

（四）其他采样要求

（1）采样时检查样品的感官性状，应采集感官正常的产品，不得有显著碰伤、异味、发霉或明显损坏的产品。

（2）应注意产品的保质期，不能采集超过保质期的产品。

（3）抽样文书中的受检单位、生产单位、产品名称等信息应严格核对，确保准确无误。

（4）对均匀性较好固体食品（小颗粒、粉末状）和液体类产品，预先对容器内食品充分混合，然后从不同部位采集分样混合成 1 份样品；对均匀性不好、个体较大的食品如蔬菜等，采集大小、形态、颜色等特征不同的部分，组成 1 份样品，抽取满足检验的最小量的 3 倍数量，交检验机构分割。

三、餐饮食品抽样方法

（一）抽样型号或规格

自制产品，原则上包装分类应为散装。

（二）抽样地点

抽样场所应尽可能覆盖各类餐饮服务单位业态，包括：餐馆（特大型餐馆、大型餐馆、中型餐馆、小型餐馆）、食堂（机关食堂、学校/托幼食堂、企事业单位食堂、建筑工地食堂）、小吃店、快餐店、饮品店、集体用餐配送单位和中央厨房。

（三）抽样方法及数量

抽样数量根据检验项目的需要而定，原则上应满足抽检需要。同一样品，一般用于理化检验的样品应采样 3 份（用于检验的样品 2 份、备份样品 1 份）；用于微生物检验的样品采样 1 份。既做理化检验项目又做微生物检验项目的样品应采样 4 份（用于理化检验的样品 2 份、微生物检验的样品 1 份、备份样品 1 份）。

除国家标准另有规定外，样品需求量：微生物学检验，一般固体样品每份不少于 250g，液体样品每份不少于 250ml；理化检验，一般固体样品每份不少于 500g，液体样品每份不少于 500ml，对检验项目有特殊要求不能与其他检验项目共用的样品，或预包装食品包装量低于上述样品需求量的样品，应适当增加抽样包装数量；特殊样品，按照检验项目需求和样品的具体情况适当调整采样数量。

抽样完成后由抽样人与被抽样单位在抽样单和封条上签字、盖章，当场封样，为保证样品的真实性，要有相应的防拆封措施，并保证封条在运输过程中不会破损。

（四）抽样要求

承担抽样任务的人员应了解抽样目的，并做好采样文书、工具、容器、仪器设备、材料和试剂的准备工作。

1. 抽样容器的要求

样品盛装的容器应密封，不应含有待检物质或干扰物质。其中：盛装液体的容器，常用带塞玻璃瓶和塑料瓶等；盛装固体、半固体样品的容器，可用玻璃瓶、塑料袋等。

2. 不同形态样品的抽样要求

采集散装产品时，预先对容器内食品充分混合，然后从不同部位采集分样混合成一份样品。固体从盛放样品容器的上、中、下不同的部位多点采样，混合后按四分法对角采样，再进行混合，最后取有代表性样品放入采样容器中；散装半固体这类较稠的物料不易充分混匀，打开包装，用采样器分上、中、下三层分别取出检样，检查样品的感官性状，有无异味、发霉，然后将样品混合均匀。固体、半固体可使用小勺或镊子采样；散装液体（如饮料等）样品应先充分混合后，再取中间部位进行采样，采样时可使用玻璃吸管或倾倒方式。

3. 不同检验项目的样品抽样要求

对于均匀性较好的样品，现场分为 3 份。对均匀性不好的样品，应抽取满足检验的最小量的 3 倍数量，交检验机构分割。

需要做微生物检验的，应遵循无菌操作原则，应注意无菌抽样（包括抽样过程、抽集容器、样品的包装过程），使用酒精灯、无菌手套、无菌袋等开展抽样工作。散装产品检查有无发霉、变质、虫害、污染，预包装产品检查包装物有无破损、变形、是否受污染及超过保质期。

4. 特殊样品的采样要求

熟肉制品：以餐饮店内同一销售容器所盛放的同一品种熟肉制品（以熟畜禽肉为主要原料）为一个抽样单位。

5. 抽样单

应按有关规定填写抽样单，并记录所抽产品及企业相关信息。

四、食用农产品抽样方法

（一）定义

食用农产品是指可供食用的各种植物、畜牧、渔业产品及其初级加工产品，主要包括畜禽肉及副产品、水产品、鲜蛋、蔬菜、水果类、豆类等食品。

（二）适用范围

适用于生产、流通、餐饮环节的预包装或称量销售食用农产品的抽样。

（三）抽样方法及数量

1. 食用农产品的批次定义

植物类样品：同一产地、同一品种或种类、同一生产技术方式、同期采收或同一成熟度的产品为一个批次。

动物类样品：同一养殖场、养殖条件相同、同一天或同一时段生产的产品为一个批次。

2. 抽样方法、数量及贮存要求

（1）对于预包装产品，抽取同一批次待销产品。对于散装产品，为确保样品的均匀一致性，应注意：

①Ⅰ畜禽肉：畜肉应将同一胴体相同部位产品视为一个批次；禽肉应将同种、同部位、同一码放堆的产品视为一个批次；畜禽内脏应将同种、同一码放堆的产品视为一个批次。

②Ⅱ蔬菜、水产品、豆类、水果、蛋类：流通环节抽样时，将同一摊位、同一种类、同一码放堆的产品视为一个批次。餐饮环节抽样时，将同一时间来自同一供应商、同一种类、相同等级（如有时）产品视为一个批次。

（2）原则上畜禽肉、较大个体的水产品应现场分割为两部分，分别作为检验样品和备份样品；取多个个体时应分别分割为两部分，其中一部分组合为检验样品（检验时应混合制样），另一部分组合为备份样品；对小个体产品如鸡肝、虾、贝等，取出足够数量样品，混合后采用四分法取样。

（3）对散装或包装蔬菜、水果、蛋类、豆类，应视情况分层分方向结合或只分层或只分方向抽取样品为一个抽样批次，如在样品堆的上、中、下三层，或在样品堆的东、南、西、北四个方向分别取出一定数量的样品，混合后分为检验样品和备份样品，必要时可采取混合后四分法取样。

蔬菜、水果样品应从同一批次中抽取无明显瘀伤、腐烂、长菌或其他表面损伤的样品。除去泥土、黏附物及萎蔫部分。

具体取样方法、数量及贮存要求参考表12-2。

表12-2 食用农产品抽样方法、数量及贮存要求

序号	食品分类	抽样方法	抽样数量	贮存要求
1	畜禽肉及副产品	抽取预包装产品或称量销售产品。对于畜肉，随机抽取同一胴体相同部位样品；对于禽肉，随机抽取同种同批同部位样品；对于畜禽内脏，随机抽取同种同批内脏样品	1.抽样量不少于1.5kg。预包装产品抽样量不少于3个独立包装 2.所抽取样品2/3作为检验样品，1/3作为备份样品	应将检验样品、备份样品分别装入密闭性能良好、清洁无污染的惰性材质样品袋内，然后贴上标签，标签上注明样品名称、抽样单编号、生产日期（批号）等。畜禽肉样品名称应反映畜禽种类和胴体部位（如猪后腿肉、鸡胸肉等），畜禽内脏样品名称应反映畜禽种类和内脏类别（如鸡心、鸭肝等）。应保证抽样过程及所用工具等不会污染样品。样品运输、贮存过程中应采取有效的防护措施，确保样品不被污染，不发生腐败变质，不影响后续检验。对温度等环境条件有特殊要求的产品的运输、贮存，应符合产品明示要求或产品实际需要的条件要求

续 表

序号	食品分类	抽样方法	抽样数量	贮存要求
2	水产品	抽取称量销售产品。流通环节抽样时，在货架、柜台、库房、摊位抽取同一批次待销产品	1. 淡水鱼、海水鱼抽取样品量须满足检验需要，且不少于1.5kg，其中2/3作为检验样品，1/3作为备份样品 2. 淡水虾、淡水蟹、海水虾、海水蟹、新鲜贝类和其他软体动物抽取样品量（可食用部分）须满足检验需要，且不少于1.5kg，其中2/3作为检验样品，1/3作为备份样品	样品运输、贮存过程中应采取有效的防护措施，确保样品不被污染，不发生腐败变质，不影响后续检验。对温度等环境条件有特殊要求的产品的运输、贮存，应符合产品明示要求或产品实际需要的条件要求
3	鲜蛋	抽取预包装产品或称量销售产品。在流通环节抽样时，在货架、柜台、库房抽取同一批次待销产品	1. 预包装产品抽取不少于3个独立包装单元，总量不得少于1kg，其中样品2/3作为检验样品，1/3作为备份样品 2. 称量销售产品抽取样品量不少于12个，总量不得少于1kg，其中2/3作为检验样品，1/3作为备份样品	产品在贮存运输过程中，应在阴凉、干燥、通风良好的环境中，温度按照产品明示要求，不得与有毒、有害、有异味、易挥发、易腐蚀或影响产品质量的物品同时贮存运输，轻拿轻放，保证样品在运输过程中不会破损
4	蔬菜	抽取包装产品或称量销售产品。在流通和餐饮领域抽取产品。批发市场抽样时，散装样品视情况分层分方向结合或只分层或只分方向抽取样品为一个抽样批次；包装产品堆垛取样时，在堆垛两侧的不同部位上、中、下过四角抽取相应数量的样品为一个抽样批次。农贸市场和超市抽样时，同一摊位抽取的同一产地、同一种类蔬菜样品为一个批次。餐饮环节抽样时，同一时间段来自同一供应商、同一种类蔬菜样品为一个批次。从同一批次中抽取无明显瘀伤、腐烂、长菌或其他表面损伤的蔬菜样品。除去泥土、黏附物及萎蔫部分。抽样全过程所有用具都要保证不会对样品造成二次污染	抽取样品量原则上不少于1.5kg。所抽取样品2/3作为检验样品，1/3作为备份样品	样品应放入聚乙烯材质的塑料袋中，装入样品后的塑料袋要密封，允许在塑料袋上打几个小孔通风。样品运输、贮存过程中，应有相关措施避免样品产生对检测项目有显著影响的变化

序号	食品分类	抽样方法	抽样数量	贮存要求
5	水果类	在流通环节和餐饮环节抽取样品，新鲜水果包括柑橘类、仁果类、核果类、浆果和其他小型水果、瓜果类、热带及亚热带水果等。在流通环节抽样时，在货架、柜台、库房抽取同一果种、相同产地、相同等级的待销产品。在餐饮环节抽样时，在库房或餐桌上抽取同一果种的直接提供给消费者食用的新鲜水果产品	1. 抽取样品的总量不少于1.5kg，且不少于5个个体（稀少品种或小型水果不少于1kg），西瓜、火龙果、木瓜等体积较大的水果等样本量不少于1.5kg，不少于3个个体 2. 所抽取样品2/3作为检验样品，1/3作为备份样品	样品运输、贮存过程中应采取有效的防护措施，确保样品不被污染，不发生腐败变质，不影响后续检验。对温度等环境条件有特殊要求的产品的运输、贮存，应符合产品明示要求或产品实际需要的条件要求
6	豆类	抽取预包装产品或称量销售产品。样品抽取可参照GB 5491规定的方法结合具体情况抽取具有代表性的样品。在流通环节的货架、柜台、库房抽取同一批次待销产品	1. 抽取的样品总量不少于2kg。所抽取样品1/2作为检验样品，1/2作为备份样品 2. 样品如为扦取，则需同时抽取2个空包装袋，分别与检验样品和备份样品一起封样	样品运输、贮存过程中应采取有效的防护措施，确保样品不被污染，不发生腐败变质，不影响后续检验。对温度等环境条件有特殊要求的产品的运输、贮存，应符合产品明示要求或产品实际需要的条件要求

3. 样品处置

分割后，用聚乙烯塑料袋或者玻璃容器将检样、备样分别进行包裹后，用胶带密封好。抽样完成后由抽样人与被抽查企业在抽样单和封条上签字、盖章，当场封样。为保证样品的真实性，要有相应的防拆封措施，并保证封条在运输过程中不会破损。

（四）抽样现场信息采集

抽样人员可通过拍照或录像等方式对被抽样品及其他可能影响抽检监测结果的情形进行现场信息采集。现场采集的信息可包括：

（1）被抽样单位社会信用代码、营业执照、经营许可证等法定资质证书照片。

（2）被抽样品堆，及抽取的样品照片（如有外包装，可采集样品外包装照片）。

（3）填写完毕的抽样单（被抽样单位经手人签名不被遮挡）、商家提供的检验检疫票或进货单（采购单）等在同一视野的照片。

（4）封样完毕后，所封样品码放整齐后的外观照片和封条近照；有特殊贮运要求的样品应当同时包含样品采取防护措施的照片。

（5）被抽样单位经手人在抽样单上签名时的照片。

（6）其他需要采集的信息。

（五）抽样单填写注意事项

（1）填写被抽样单位名称信息时，如果在超市、商场、餐馆等经营场所抽样，按照社会信用代码、营业执照、经营许可证等法定资质上名称填写；如果在农贸市场、批发市场、菜市场等经营场所抽样，填写农贸市场、批发市场、菜市场名称＋摊位名称，若没有摊位名称填写农贸市场、批发市场、菜市场名称＋摊主（或经手人）姓名（身份证号）。

（2）填写被抽样单位地址时，如果在超市、商场、餐馆等经营场所抽样，按照经营许可证等法定资质填写；如果在批发市场、菜市场抽样，被抽样单位地址应精确到具体摊位号，无摊位号的应描述摊位所在市场位置，如市场南侧起第几个摊位。

（3）填写样品信息和生产者信息时，应要求被抽样单位提供样品外包装，按照农产品外包装标示采集信息；如无外包装，应由被抽样单位提供进货单（采购单）、检验检疫合格证明等可以证明其来源的票据，按照上述票据填写，并在抽样单中注明"样品信息和/或生产者信息来源于经手人提供的＊＊＊票"；被抽样单位确实无法提供外包装、进货单（采购单）或检验检疫合格证明等票据时，需明确样品来源，提供供应商名称及联系电话，抽样人员根据被抽样单位经手人口头描述的信息填写抽样单，并在抽样单中注明"样品信息和/或生产者信息由经手人口头提供"，由经手人签字或盖章确认。

分割销售畜禽肉样品名称应尽可能反映畜禽种类和胴体部位（如猪后腿肉、鸡胸肉等），畜禽内脏样品名称应尽可能反映畜禽种类和内脏类别（如鸡心、鸭肝等）。

未分割销售的大型畜肉样品名称可填写畜肉种类，同时注明样品抽取部位，如猪肉（猪前腿肉）；整只销售的禽类和小型畜肉（如兔）可只填写畜禽肉种类，如乌鸡。

（4）抽样单中食用农产品不涉及的项目，如生产许可证编号、保质期等填写"/"。

（六）样品储存与运输

（1）畜禽肉、水产品样品采集后应冷藏，并在 8 小时内送达承检机构，否则应采取措施冷冻储存。水果、蔬菜、鲜蛋样品采集后可常温保存，并在 8 小时内送达承检机构，否则应采取措施冷藏储存。

（2）畜禽肉、水产品、水果、蔬菜备份样品应冷冻储存，鲜蛋备份样品应冷藏储存，豆类备份样品可常温储存。

（3）蔬菜、水果、鲜蛋样品注意储运过程防碰撞、挤压。

注：本抽样方法中的检验样品，包括检验机构在检验过程中自行对检验结果进行复验时所采用的样品。备份样品仅指被抽查企业或者经过确认了样品的生产企业对检验结果提出异议，需要对不合格项目进行复检时采用的样品。

五、网络食品安全抽样工作要求

（一）工作程序

（1）抽样单位在实施网络食品安全抽样前，应确定执行网上抽样任务的抽样人员信息，以及其在拟抽查的网络交易平台上注册账号、昵称、收货地址（可有多个）、支付方式等信息，报送组织抽检监测的食品药品监督管理部门备案。总局本级组织的抽检监测，相关信息报送总局秘书处备案。

（2）抽样单位应对参与网络抽样工作的抽样人员进行培训，针对拟抽样的网络平台，学习对应平台的商品购买流程，熟悉用于网络信息采集辅助工具，如截图工具、屏幕录像工具等。

（3）网络抽样工作不得预先通知网络食品经营者（以下称被抽样单位）。

（4）抽样人员使用已备案账户登录网络交易平台，根据任务要求，检索平台内的拟抽检食品，选择符合抽检要求的食品下单。抽样人员可采取加大买样数量等方式，抽取到满足检验和复检要求的同批次食品。

（5）抽样人员应使用已备案的支付方式向被抽样单位支付样品购置费。购物发票（或收据）允许使用已备案抽样人员姓名。

（6）抽样人员可通过截图、录像等方式对被抽样样品状态及其他可能影响抽检监测结果的情形进行网络信息采集。网络采集的信息应包括：

①样品展示页。

②网页上显示的食品信息，包括食品名称、型号规格、单价、商品编号等

文字描述。

③支付记录。

④成功下单后的订单信息，包括订单编号、下订单的日期、收货人信息等。

（7）收到样品后，由至少两名抽样人员（均经备案）共同对收到的样品进行拆包、查验，根据样品信息填写抽样单、封条，两名抽样人员共同对抽样单、封条信息进行核对并签字确认，对检验样品和备份样品分别封样。在进行拆包、查验、封样过程中对现场情况通过录像或拍照等方式进行信息采集。采集的信息包括：

①拆包前对收到样品的外包装及物流单据。

②拆包后的样品状态，应能体现样品的数量、外包装等信息，包装中有提供商品清单的应采集。

③封样后，对检验样品和备份样品拍照记录，照片应能显示封条上抽样单编号，抽样人员签名。

（二）网络食品抽样单填写注意事项

（1）被抽样单位名称，应填写被抽样的网店名称，如果在网络食品第三方经营平台抽取的样品，被抽样单位名称首先应明确第三方经营平台名称，同时注明网店名称。如天猫**旗舰店，京东***店等。

（2）被抽样单地址，仅填写网络食品第三方经营平台总部所在省（区、市），及所抽样品网址，如 https://detail.tmall.com/item.htm?id=381a6ff95cd&*，http://item.jd.com/105**.html 等。

（3）抽样地点，选择网购。

（4）样品信息、（标称）生产者信息按照样品标签上标注信息填写。抽样基数填写"/"。

（5）在抽样单备注中注明网购时生成的订单号；如果网站上展示了被抽样单位营业执照、食品流通许可证等法定资质时，法定资质上被抽样单单位名称、地址信息填写到抽样单备注栏中。在"食品安全抽检监测信息管理系统"信息录入时，上述信息也填写到备注中。

（三）其他注意事项

抽样单位应妥善保存网络食品交易平台生成的产品订单以及在产品交付时提供的快递单、出货单、发票等资料。

六、进口食品抽样单填写注意事项

（1）（标称）生产者名称填写要求：

①标签上有生产者信息，填写为：生产者名称（生产者）+境内代理商、进口商或经销商名称（代理商、进口商或经销商）+原产地。

②包装上没有生产者信息，填写为：境内代理商、进口商或经销商名称（代理商、进口商或经销商）+原产地。

（2）（标称）生产者地址信息，填写境内代理商、进口商或经销商地址（代理商、进口商或经销商）。

（3）在数据平台上填报标识生产企业单位省份，填写进口商或经销商所在省份。

（4）示例

①有生产者信息

（标称）生产者名称：家乐氏公司泰国瑞阳工厂（生产商）、益海嘉里家乐氏食品（上海）有限公司（进口商）、原产国：泰国。

（标称）生产者地址：中国（上海）自由贸易试验区加太路39号第四层31部位。

②无生产者信息

（标称）生产者名称：大昌三昶（上海）商贸有限公司（中国经销商）、原产国：意大利。

（标称）生产者地址：上海市梅园路228号2701室（经销商）。

第十三章　快检技术的选择

选择合适的快检产品，关键是要了解产品本身的技术平台。在选对技术平台的基础上对比仪器参数指标和价格就有了实际意义。

一、农药残留快速检测技术

目前国内外常见的快速检测方法有化学速测法、免疫分析法、酶抑制法和活体检测法等。

现在国内农残快速检测产品大部分都是使用酶抑制法来对有机磷和氨基甲酸酯类农药进行检测，因其简单、快速、易操作、结果准确而受到广大用户的欢迎。根据国标 GB/T5009.199-2003，农残快速检测方法分为纸片法和分光光度法，这两种方法各有特点及其自身优缺点。纸片法不需要使用仪器、特定的化学试剂和专业检测人员，不会对环境造成污染，其结果通过纸片的颜色变化来判断样品是否为阳性，所以纸片法非常适合基层检验人员和家庭使用。分光光度法则需要用专门的检测仪器、试剂以及一定实验基础的人员完成样品检测。其优点是检测农药的灵敏度高，检测结果可以通过仪器进行打印，也可以连通电脑进行数据上传或者实时监控。分光光度法更适合于检测站点的快速检测。

这两种方法对应的产品有：农药速测卡、农药速测试剂、高灵敏度农药速测卡、茶叶农药速测卡、粮食农药速测卡、桑蚕农药速测卡以及烟叶农药速测卡等。国内能够自主生产这些产品的厂家不多，各厂家之间的产品也略有不同，主要是操作方法、试剂用量及稳定性等方面的差异，以及产品本身对各农药的检出限不同。最终应以整体灵敏度和稳定性决定产品质量优劣。

目前，市面上出现了智能型农残读卡仪产品，其运用先进的比色分析技术，精确的检测试纸验收变化，检测结果以抑制率表示，避免肉眼识别误差。新型农残卡含有塑料卡盒，卡上设有加样孔及观察孔，只需一步，将样品液加到加样孔，插入仪器反应后，仪器即可在观察孔直接检测结果。这个产品结合了纸片法操作简便的优点和仪器判断可上传打印、避免人为修改结果的优点。

　　一些机构在研发用酶联免疫方法来检测农药残留，这种方法可以针对单一农药进行检测，相比于酶试剂法检测更加明确。另外还有少量产品针对拟除虫菊酯类进行快速检测。拟除虫菊酯类农药由于极难溶于水增加样品提取及产品研发的难度。目前对这方面农药检测比较简单易行是通过化学法检测，观察颜色的变化来判断检测结果是否为阳性。主要的检测产品有菊酯类农残速测试剂盒。也有用酶联免疫方法来检测菊酯类的产品，但是检测效果还不太好。胶体金方法由于因其单一检测和较低的检出限，预计会应用于越来越多的检测领域。

二、药物残留快速检测技术

　　针对种类繁多的兽药残留，快速测定方法主要为酶免疫法（ELISA）和胶体金免疫测定法。酶联免疫法检测需要专业检验人员并配备酶标仪进行操作，因此这种检测适合于比较专业的检测实验室，而不太适合于基层的快速抽检。ELISA 法既可以做定量检测，也可以做定性检测，其灵活性受到广大检测人士的青睐。

　　另外一种检测方法是胶体金免疫测定法，该方法灵敏度高，操作快速方便，适用于基层快检。市场上兽药残留类胶体金卡的分类包括：抗生素类检测产品（链霉素检测卡、庆大霉素检测卡、青霉素检测卡、土霉素检测卡、金霉素检测卡、氯霉素检测卡、林可霉素检测卡，磺胺类检测卡，硝基呋喃类检测卡，喹诺酮类检测卡等）、激素类检测产品（雌二醇检测卡、己烯雌酚检测卡等）、抗寄生虫及抗真菌类检测产品（孔雀石绿检测卡等）。检测卡产品优劣性取决于抗体、胶体金的制作工艺以及基材，当这些条件都是优良的情况下，胶体金产品性能才发挥到最大值。同时由于胶体金卡技术成熟，也出现了阅读胶体金卡的仪器，这种仪器可代替人眼来观察检测线出现的情况，有些仪器还可以根据颜色深浅来大致确定被检测物的浓度。

三、添加剂及非食用物质快速检测技术

　　食品中添加剂及非食用物质快速检测常用方法有：目视比色法、分光光度法、纸层析法、纸片法等。各检测方法都有其自身优劣势。

1.目视比色法

目视比色法包括湿化学法和干化学法，这种方法的优势在于操作简单，没有操作场地的限制，容易判断；同样也有劣势的一面，由于颜色是通过肉眼来进行判断，所以会产生主观上的误差，另外样品浸泡后颜色比较深会产生颜色上的干扰，影响结果的判断。此类产品无需辅助仪器，检测限和准确性不及分光光度等法，适用于基层执法人员现场对待检测食品进行初筛。

2.分光光度法

此法是目前检测非法添加类食品安全问题的主要检测方法。仪器在出厂前已内置好检测项目的标准曲线，用户无需自行建立，仅需按照仪器配套试剂盒的说明书按步骤进行样品处理和样品检测，将反应后的样品液放入仪器中，仪器会自动读出浓度值。

用于食品快检的分光光度类仪器，分为台式机和手持式两类，各有优势。台式机通道数多，可以满足一次检测多个样品，功能相对手持机更全面，适合快检室和快检车使用。手持式检测仪比较小巧，并且配有内置锂电池，便于携带，方便执法人员带到抽样现场使用，可检测一些前处理过程相对简单，无需过多辅助设备的项目。

3.纸层析法

纸层析技术主要应用于有机物的检测，如苏丹红，其检测产品有苏丹红快速检测盒等。

4.胶体金技术

市面上开始出现利用胶体金技术检测食品添加剂的产品，例如柠檬黄胶体金卡等，不过种类较少，还未普及。

四、微生物快速检测技术

传统的微生物检验方法是培养分离法，这种依靠培养基进行培养，分离及生化鉴定的方法，既费时费力，操作又繁杂。现行的微生物快速检测方法融合了微生物学、分子化学、生物化学、生物物理学、免疫学、血清学等方面的知识对微生物进行分离、检测、鉴定和计数，与传统方法比较，更快、更方便、更灵敏。目前常见的微生物快速检测方法包括显色培养基法、测试片法、检测板法、胶体金法、基因芯片法和综合技术等。下面将介绍各种方法的优缺点以及适应对象。

1. 显色培养基法

优点： 显色培养基将微生物的分离与鉴定合二为一，省时省力、操作方便、敏感性和特异性较高，特别是能与常规检测方法较好的接轨。

缺点： 检测混合感染的微生物时，会出现一定比例的假阳性或假阴性。

此种方法适用于建立微生物实验室的基层食品饮料加工厂，以及各级食品监督机构。

应用： 细菌总数显色培养基，大肠菌群显色培养基，金黄色葡萄球菌显色培养基和霉菌酵母菌显色培养基等。

2. 测试片法

测试片法是一项检测新方法，最大优点是无需繁重的准备工作，检样不需要增菌，直接接种纸片，适宜温度培养后计数，使用后经灭菌便可弃之。

优点： 快速准确，可实现 15~24 小时出检验结果；操作简单，真正实现一步法操作。此种方法适于设备不足的基层实验室和现场即时检验。

以前大多测试片依靠进口，成本较高。目前国内也有生产测试片厂家，技术成熟，成本降低很多。

应用： 菌落总数测试片，大肠菌群测试片，沙门菌测试片，金黄色葡萄球菌测试片，餐具大肠菌群检验纸片，水质大肠菌群检验纸片等等。

3. 检测板法

检测板是一种预先制备好的一次性培养基产品，检测板法是测试片法的升级，具有无需繁重的准备工作，检样不需要增菌，直接接种检测板，适宜温度培养后计数，使用后经灭菌便可弃之的优点。除了具备测试片的全部优点外，检测板的检测限比测试片更低。与纸片法相比，培养基是透明的，所以不存在菌落漏数的情况，结果更加准确。此种方法同样适于设备不足的基层实验室和现场即时检验。

应用： 菌落总数检测板，霉菌酵母菌检测板，粪链球菌检测板，金黄色葡萄球菌检测板，大肠菌群检测板，沙门菌检测板和李斯特菌检测板等。

4. 胶体金法

胶体金免疫分析，也称胶体金试纸条法。

优点： 是特异性高，灵敏度较高，对于现场初筛有较好应用前景。

缺点： 是由于抗原抗体专一性，针对每种待测物都要建立专门的检测试剂和方法，为此方法的普及带来难度，成本也相对较高，检测限比较高，所以目前为止在食品安全快检领域应用不多。

应用：金黄色葡萄球菌快速检测卡 30 分钟可检测速冻面食制品、冻肉中的金黄色葡萄球菌；沙门菌检测卡。

5. 基因芯片法

基因芯片技术是近年来分子生物学及医学诊断技术的重要进展。

优点：高度的并行性、多样化、微型化和自动化。与传统方法相比，生物芯片在疾病检测诊断方面具有独特的优势，它可以在一张芯片同时对多个患者进行多种疾病的检测。

缺点：高通量微生物测定系统，价格在 100 万以上。此种方法适用于大量样本同时检测，较短时间出结果，具有一定资金能力的单位。

应用：目前一般是进口的高通量微生物测定系统。

6. MBS 检测技术

MBS 检测技术是来自意大利的专利技术，综合运用培养皿法、酶法、免疫法、基因法的微生物检测仪。基因技术的应用保证了仪器的检测精度，使检测特异性更高，杜绝了假阳性结果的出现。免疫技术的应用提升了仪器抗干扰能力，使检测结果准确性不受样本 pH 值、色泽及浊度的干扰。检测试剂瓶可配合恒温箱单独使用，通过肉眼观察试剂瓶的变色情况，进行微生物定性或半定量的检测，也可以使用专用的微生物检测仪器，实现从恒温培养到读取检测结果的一键式操作。

优点：操作简单，无需样本前处理，三步完成检测，无需专业检测人员；灭菌一步到位；精确度高，可检测 1 个菌落；检测迅速：速度比传统方法提升 2~20 倍。如果单独使用试剂瓶，成本较低，但如需半定量判断，需要人工时刻查看变色时间，不太方便；如果使用仪器可实现自动恒温培养自动检测，无需人工照看。

缺点：使用仪器价格较高。

该方法适用于微生物相关研究机构、具有一定技术实力的食品及饮料企业、区县级以上食品监督机构。

五、重金属快速检测技术

1. 紫外-可见分光光度法

这是一种成本较低的检测方法，许多离子均可用紫外-可见分光光度法进行测定。该方法简单易行，但不足之处在于：

（1）须通过化学的方法将重金属离子转变为能够吸收光谱的物质，操作繁琐，且有些重金属离子的显色剂不易得到，同时还会受附带物的干扰。

（2）灵敏度不高，检测下限为 0.1~2mg/L，无法达到国标规定的检测要求，选择性较差。

2. 电化学法

具有检测速度快、灵敏度高、选择性好、所需试样量少、能多元素识别及易于控制等优点。但是由于溶出伏安法检测重金属试验中打磨电极对检测结果影响很大，所以对操作人员的专业性有一定要求。

3. X 射线荧光光谱法

X 射线荧光光谱法是利用样品对 X 射线的吸收来定性或定量测定样品成分的一种方法。它具有分析迅速、样品前处理简单、可分析元素范围广、谱线简单、光谱干扰少、试样形态多样性及测定的非破坏性等特点。

但是 X 射线荧光光谱法也有其不足之处，对标准试样的要求很严格，而且分析的灵敏度还达不到一般食品重金属残留的国标限量要求。由于重金属的检测方法前处理比较复杂，不适合现场检测，虽然此种方法灵敏度较低，但基于其前处理简单和非破坏性等特点，可用于现场初筛，快速将超标严重、对人体危害较严重的样品筛选出来。

4. 胶体金法

胶体金法检测重金属的产品种类不多，而且该法对样品 pH 要求较严格，固体样品前处理较复杂，适合检测水样或液体样品。优点：操作简单方便，出结果快。

第十四章　风险监测与风险分析

《食品安全法》借鉴目前国际通行的做法，首次确立了食品安全风险监测和评估制度。通过食品安全风险监测和评估可以为制定或者修订食品安全国家标准提供科学依据、确定监督管理的重点领域、发现食品安全隐患。同时，通过将风险监测和评估结果及时通报各食品安全监管部门，可以预防控制食品安全事故的发生，提高监督执法的针对性。2014年4月国家食品药品监督管理总局印发《食品安全风险监测管理规范（试行）》，对国家监测计划的制定和实施，作出了具体规定。

要控制食品污染，预防食源性疾病，保障食品安全就必须先了解食品污染物和食源性疾病状况。这依赖于特异、灵敏、先进的检验技术，以及地方、国家级和与国际合作的监测网络，利用所获检测和监测数据进行危险性评估和分析，制定出危害因素的限量标准和有针对性的控制措施；对可能发生的食品污染事件和食源性疾病提前进行预测和预报，防患于未然；对已发生的重大污染事件或已暴发流行的食源性疾病迅速高效地溯源和分析流行趋势，控制事态的发展。

一、食品安全风险监测

食品安全监测，是通过系统和持续地收集食品污染和食品中有害因素以及食源性疾病的监测数据及相关信息，并进行综合分析和及时通报的活动。食源性疾病监测是指通过医疗机构、疾病控制机构对食源性疾病、症状（甚至是尚不能确诊的相关症状）及其致病因素的报告、检验检测和收集，以获得人群食源性疾病发病信息，并进行综合分析和及时通报的活动。

国际上对食源性疾病和食品污染物的监测，属于通行做法，已经积累了相当丰富的经验，做法也相当成熟。监测网内各实验室的检验方法统一并一致，实验室质量控制严格，监测哨点（即实验室）的分布具有均衡性（全覆盖），抽样计划具有代表性，监测数据信息化收集、分析和处理。

（一）目的、类型与模式

监测是掌握污染和发病等危害背景资料的唯一途径和手段，监测资料是确立应对决策、食品安全政策、法规和标准的重要依据。

1. 目的

食品污染物和食源性疾病监测的目的是为了更好地控制疾病，保障人民群众的健康和生命安全。通过监测，建立资料库，掌握不同因素、疾病和地域的基线值，确定相关食品中危害因素或风险因素及其存在区域、食源性疾病及其流行区域、污染和疾病扩散方向等；以控制污染的扩散和食源性疾病的流行，制定和评价干预措施。因此，监测不仅仅是收集数据和准备年度报告等资料，而应该以导致相关部门采取合适的监管控制行动为目的，这些行动包括政策、法规、标准和措施等。

（1）收集风险信息。通过风险监测，及时了解、研究和分析我国食品安全形势，及早发现和控制食品安全事故；科学评价食品污染和食源性疾病对健康带来的危害及其造成的经济负担，为有效制定食品安全管理政策提供技术依据。

（2）建立数据库。通过风险监测，了解掌握国家或地区特定食品及特定污染物的水平，掌握污染物和食源性疾病的变化趋势，为制定食品安全标准、开展风险评估提供数据支持，适时制修订食品安全标准。

（3）指导监督管理。通过风险监测，反映一个地区食品安全监管工作的水平，指导确定监督抽检重点领域，对食品安全问题做到早发现、早预防、早整治和早解决；评价干预措施效果，为政府食品安全监管提供科学信息。

（4）信息利用和交流。通过风险监测，为食品安全监督管理、发布预警信息提供技术依据；指导科学发布食品安全信息，客观评价并发布食品安全情况，科学宣传食品安全知识，维护人民群众的知情权，增强国内消费者信心，促进国际食品贸易发展。

（5）评价监控效果。通过风险监测，衡量发现危害因素污染和食源性疾病暴发趋势的能力、监督管理和控制活动效果，以及实现预定管理和控制目标的进展，向相关者提供适当反馈，追踪污染来源，制修订食品安全标准等。

可以形象地将食品安全监测的作用或目的概括为：

"摸家底"——通过监测，摸清食品化学和生物污染物污染的本底水平、污染的区域分布、时间动态和污染水平等污染状况的动态规律。

"找根源"——根据监测数据查找污染问题的来源源头。

"看趋势"——根据多年监测数据追踪污染物的变化趋势。

"评危害"——通过对各种消费人群进行暴露（即污染物的接触水平与程度）评估，得出危险性评价的最终结果。

"堵漏洞"——根据污染水平和严重程度确定优先采取措施控制的领域和问题。

若要监测网获得较理想的监测目的和作用，抽样计划和方案至关重要，抽样计划若不具有针对性、代表性和目的性，将使监测结果既对回答该地区、该食品风险概况如何贡献不大，也无法用于风险评估，更无从考核风险管理效果如何。换句话说，就是没有通过监测起到监控的作用。

2. 类型

监测的类型有4种，也可以说是4个层级。

（1）非正式监测。也是最初级的监测。常用于灾难、贫困、战争和动荡等公共卫生条件较为恶劣的情况下，或公共卫生设施薄弱的地区，以发现并防止大的或不寻常的事件暴发为目的，相应的应对和控制措施常常需要外部的援助（包括大规模的消毒和医疗队的援助等）。这种监测类型常可发现大的或不寻常的暴发，并采取相应的应对措施。

（2）症状监测。是比非正式监测高一级的监测。多为发现病人聚集或污染情况较突出时的被动监测，由于是尚未引起大规模暴发的前兆进行监测，故比非正式监测级别要高。对发现有可能是同一类情况的体征或食品进行监测，并进行流行病学的人群、地区和时间分布（"三间分布"）分析，辅以实验室验证，对于发现食物中毒等食源性疾病的暴发并采取控制措施作用较大。这种监测类型可以发现危害或疾病发生的时间或季节趋势，确定危险人群，及时发现并响应可能的暴发或事件。

（3）实验室监测。是比症状监测更高一级的监测。这类监测依据实验室检验检测结果作出判断，实验室人员、食品安全监管人员和流行病学专家共享实验室资料，分析危害因素的特征、污染或流行轨迹和趋势，对于高危食物和肠道疾病监测并采取控制措施非常有效。这种监测类型可以通过实验室检验检测，确定危害因素或病原体的特征、时间或季节趋势，并及早发现事故（或疾病暴发）及其源头，同时针对高风险食物采取控制措施。我国食品安全风险监测体系实质是此类型。

（4）食物链全程监测。是最高级的监测类型。为持续地收集和分析来自食物链的资料，以实验室检验资料为依据，综合考虑动物、食物和人群的资料，进而对干预措施作出评价，用于国家级的哨点主动监测。可识别危险因素，分析其与食物、动物和人群疾病间的内在联系，评估食品安全控制的效果；估计不同食物、动物类别所致食源性疾病的负担等。这种类型的监测，对食物、动物和人的标本进行常规性实验室监测，将人间疾病的趋势同动物和食物相关资料进行比较，以识别其间的联系；通过人间疾病监测数据，来评价控制动物和食物中危险因素的措施是否有效。

上述 4 种监测类型之间的关系见图 14-1。

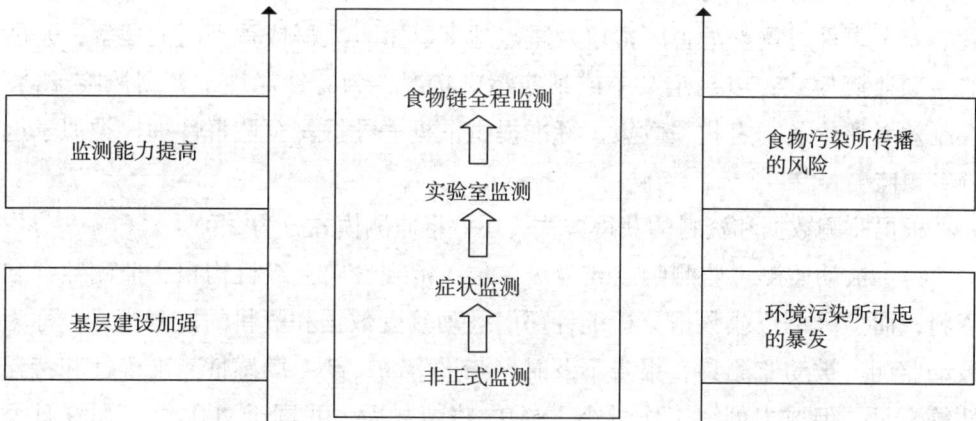

图 14-1　食品安全风险监测 4 种类型的关系

以上每一种监测类型都可能监测到即将暴发的事态，但第一种和第二种类型一般多可监测到食品之外各种环境污染引起的暴发风险及其因素，如水源污染引起的疾病暴发等；第三种和第四种类型监测常监测到经食物传播的危险因素和疾病暴发的风险。从类型一到类型四的演变，表明基层检验监测能力的加强，随之风险监测的能力逐级提高。

值得说明的是，第 4 种风险监测类型，侧重于监测食源性疾病的状况，并通过疾病的状况来追溯食物和动物的风险或危害，以及对它们的控制措施是否有效。这种类型的监测，更符合成本效益原则，因为即使监测了数百份食品，也不见得会发现导致食源性疾病的原因食品，并指证这些食品就是引起某次或某个疾病的证据。而如果建立灵敏的食源性疾病监测网，则可在早期（甚至是首症或首个病例时）即发现食源性疾病的患者，通过对患者资料的分析与溯源，而迅速追溯到并控制住原因食品的类别和品种。因此，疾病的监测，比污染物的监测更为重要。

3. 模式

根据监测是常规普遍的，还是针对性较强的或专门性的，可将风险监测的模式分为 2 种。

（1）常规监测。是一种带有普遍性的监测模式。根据以往监测的食品类型和项目在各地区、各哨点开展全面抽样监测的模式，以了解地方和国家级的污染水平和疾病状况，掌握基线值。餐饮安全连续性评价性抽检类似于这种常规监测。

（2）专项监测。是一种专题性的、带有针对性的监测模式。针对某些重大食品安全事件、重点危害因素以及重点地区、重点人群或重点时间段等，开展的专项监测模式，以确定某一或某些污染状况，为有针对性地开展风险评估、控制效果评价及制定相关政策、标准提供依据。餐饮安全监督性抽检类似于这种专题监测。

根据监测数据和资料的获得方式，还可将监测模式分为 2 种。

（1）被动监测。监测哨点或下级单位，常规性向上级机构报告监测数据和资料，而上级单位或数据分析统计部门被动接受数据和资料的监测模式，称为被动监测。被动监测具有报告不及时、漏报率高、缺乏敏感性、准确性和特异性等不足，但成本低，工作量小。SARS 疫情之后，我国于 2003 年 5 月 9 日公布实施了《突发公共卫生事件应急条例》，2004 年、2013 年又对《中华人民共和国传染病防治法》进行了修订，都对报告制度及其法律责任作了明确规定。但我国的食源性疾病监测仍然具有许多被动监测的弊病，漏报率较高。

（2）主动监测。上级单位主动调查收集，或建立报告机制并督促要求下级单位尽力收集数据和资料的监测模式。如采取措施加强数据和资料的收集，实行日报制和月报制，每月进行分析并发布月报；及时核查信息的完成性和全面性；开展漏报调查；按照统一计划和方案进行监测，努力提高报告率和报告质量等，均属主动监测模式。

对于同样的监测内容，被动监测和主动监测的结果往往会有明显的质和量的差别。

（二）内容、计划与方案

新《食品安全法》第 14 条的规定，2014 年 4 月国家食品药品监督管理总局印发《食品安全风险监测管理规范（试行）》；国务院卫生行政部门会同国务院食品药品监督管理、质量监督等部门，制定、实施国家食品安全风险监测计划；

国务院食品药品监督管理部门和其他有关部门获知有关食品安全风险信息后，应当立即核实并向国务院卫生行政部门通报。对有关部门通报的食品安全风险信息以及医疗机构报告的食源性疾病等有关疾病信息，国务院卫生行政部门应当会同国务院有关部门分析研究，认为必要的，及时调整国家食品安全风险监测计划；省、自治区、直辖市人民政府卫生行政部门会同同级食品药品监督管理、质量监督等部门，根据国家食品安全风险监测计划，结合本行政区域的具体情况，制定、调整本行政区域的食品安全风险监测方案，报国务院卫生行政部门备案并实施。

1. 内容

我国食品安全风险监测网络体系主要包括以下监测内容：食品污染物、食源性疾病和放射污染物；在专题监测中，还会依据不同的专题，选择确定专门的监测内容。

（1）食品污染物。监测内容又分为两类，一类是化学污染物和食品中非法添加物，一般包括重金属污染物、农药残留、兽药残留、有机污染物、真菌毒素和超范围或超剂量使用的食品添加剂；另一类是食源性病原体，一般包括沙门菌、大肠埃希菌 O_{157}、单核细胞增多性李斯特菌、金黄色葡萄球菌、志贺菌、副溶血性弧菌、蜡样芽孢杆菌、阪崎肠杆菌等致病菌和诺如病毒及寄生虫等。涵盖生产、加工、流通和餐饮环节的规定食品类别的规定食品品种。

（2）食源性疾病。我国的做法是，在全国部分医疗机构设立临床监测点，收集分析可疑食源性疾病信息，报告给国家食品安全信息系统，具有被动监测模式特征，并且对散发病例一般不做调查，仅仅对暴发事件进行调查，所以对疾病的监测能力有限。其信息报告和主动监测系统还需进一步完善，需要逐步建立主动监测的制度和机制，实现与国际接轨的食源性疾病监测、调查、报告和数据分析模式。国际上食源性疾病监测分为常规被动监测和主动监测，常规被动监测主要由临床病例报告、实验室监测报告和暴发事件调查报告等3个互为联系又相对独立的监测系统组成；主动监测网络，主要由专属机构或专门人员进行的实验室确诊病例调查、实验室基本情况调查、内科医生调查、人群调查和流行病学研究5大部分组成。

（3）辐射污染监测。在部分省（区），针对在建和已投入运行的核电站，对食品中放射性核素进行监测。

（4）优先监测内容。国家食品安全风险监测应遵循优先选择原则，兼顾常规监测范围和年度重点，以下情况优先监测：①健康危害较大、风险程度较高以及污染水平呈上升趋势的。②易于对婴幼儿、孕产妇、老年人和病人造成健康影响的。③流通范围广和消费量大的。④以往在国内导致食品安全事故或者受到消费者关注的。⑤已在国外导致健康危害并有证据表明可能在国内存在的。

2. 计划

监测计划的制定，一般是在各食品安全监管部门充分研讨和征求书面意见的基础上和在不断总结往年工作基础上，本着及时性、代表性、客观性和准确性的原则制定形成。

（1）计划的主要构成。监测计划的构成，一般包括以下方面：监测目的、监测内容、监测方法、结果报告、质量控制和食品类别品种和样品总量、检验项目、检验方法标准和要求、各地任务分配、报告和数据上报时间、抽样设计方案、工作要求、组织保障措施和考核等内容。

（2）制定的要求。国家食品安全风险监测计划应根据食品安全风险评估、食品安全标准制定与修订和食品安全监督管理等工作的需要制定；应征求行业协会、国家食品安全标准审评委员会以及农产品质量安全评估专家委员会的意见，并同时制定国家食品安全风险监测计划实施指南和工作手册，供相关技术机构参照执行；要充分考虑食物链各环节和各危害因素的特点，按照各部门和各地监管工作需求和风险监测优先顺序原则设定品种、项目和样本量；抽样设计需在广泛征求统计学家意见的基础上，根据监测目的，结合我国国情制定，一般采用国际通用的多级分层抽样原则；食品安全风险监测采用的评判依据应经国家卫生计生委会同国务院有关部门确认。

（3）制定的注意事项。综合考虑现有机构条件、能力和经费情况，满足评估、监管和制定标准需要，按照各部门的需求和风险监测的优先原则，建立在国家水平上的监测计划；国务院农业行政、质量监督、工商行政管理和国家食品药品监督管理等有关部门获知有关食品安全风险信息后，应当立即向国务院卫生行政部门通报，国务院卫生行政部门会同有关部门对信息核实后，应当及时调整食品安全风险监测计划；根据风险监测数据分析结果，适时制定修订食品安全标准，指导各相关部门做好食品安全管理工作。

3. 方案

各地制定实施方案时，必须满足和服务于监测的目的性要求：即抽样计划在各省（区市）基本相同、抽样量在各省（区市）基本相同、结果在各省（区市）

间可统计分析和数据可用于风险评估。否则，再好的监测计划，也起不到应有的作用。

在当前各地的食品安全风险监测方案的制定上，存在"个性不足"的问题，具体表现为，各地的风险监测机构在制定本地的食品安全风险监测方案时，存在被动实施上级制定的监测计划，本地特色不够强，新的探索性监测项目少等问题，从而使得监测效果大打折扣。

（1）方案的主要构成。包括抽样设计、样本采集、样本检验和数据报告与上报及质量控制等5个方面构成。

（2）制定方案的要求。抽样设计是实施方案的核心，要充分考虑统计学意义和价值，结合国情和抽检目的，各地可采用国际通用的多级分层抽样法；坚持有代表性、系统性和时效性的原则，按步实施。①抽取城市/城镇。②抽取城市/城镇中的场所类型与比例。③抽取各场所品种类型和比例。④每一类型品种抽取的样本量和品种及采集部位。⑤确定样本在一年中的均匀分布比例等，5个步骤缺一不可。

（3）制定方案的注意事项

①多级分层设计。第一层：抽取地级市县，必须涵盖大中小城市和城镇，城镇比例适当，每省（区市）最少抽取5个，覆盖人口数要占本省区市人口数30%以上；第二层：抽取各地级市县的场所，选择当地居民的主要和典型的场所，选择抽检品种市场份额大场所（使其覆盖至少一定比例的同类品种），选择覆盖高中低风险的场所，同时，计划从每类场所抽取的同类食品样本量应与这类场所消费份额成比例；第三层：抽取各场所中的各类品种，可根据每个场所某一品种的估计消费量确定品种，确定采样的某一品种在某一或某些场所中应具有代表性，即消费量应较大。

②抽样时间确定。一年4个季度，每季度抽检1次，每个季度的样本量应占总样本量的1/4。

③样本量确定。可按公式 $n_0 = \dfrac{(Z_{\alpha/2})^2 P(1-P)}{L^2}$ 计算最小样本量，式中"（$Z_{\alpha/2}$）"是选定的可信限所对应的Z值，可采用95%可信限对应的Z值1.96，P是以往检出率或超标率，L是要求的准确度或标准误差，一般为5%。

④样本采集。关键要注意样本的代表性和唯一性，代表性如样本的上中下部位的多点混合采样，样本的唯一性如分装并防止污染等；采样的信息完整性也至关重要，一般包括企业信息（如自制、预包装的企业信息是不同的）、产品

标签信息、样品时态信息（如分装、散装、使用中、拆装时间等）和采集信息（如采集时的保存温度）等。这些信息有助于判断检样的安全特性和风险危害及其控制措施。

⑤数据报告。报告的数据，实际上是监测全过程的最终信息，不只包括检测结果的数据。因此，监测的全过程都需要注意数据的代表性、时间性、完整性、详细性、准确性和一致性。

⑥质控措施。加强实验室室内、室间和区域间的质控考核，信息化录入采集数据、加强质控培训和现场督察等，都将提高监测效能。

（三）国内外现状

1. 我国取得的成绩

《食品安全法》公布实施以来，国家食品安全风险监测体系初步建立，国家食品安全风险监测计划已从 2010 年起每年连续实施，对全面掌握全国食品安全状况和开展针对性监管执法提供了重要依据。目前，我国设立风险监测点 2656 个，覆盖所有省、地市和 92% 的县级行政区域，建立起以国家食品安全风险评估中心为技术核心，各级疾病预防控制和医疗机构为主体，相关部门技术机构参与的食品安全风险监测网络。制定实施国家食品安全风险监测计划，监测品种涉及 30 大类食品，囊括 300 余项指标，累积获得 1500 余万个监测数据，基本建立了国家食品安全风险监测数据库。

在构建食品安全风险监测网的同时，努力提高我国食品安全风险监测评估工作水平。建立健全风险监测评估制度规范，完善相应工作机制和程序；建设国家食品安全风险监测参比实验室、食品中非法添加物和放射性物质检测等实验室；建立监测数据共享平台，研究设立风险评估模型，不断提高食品安全风险监测评估能力。

20 世纪 80 年代，我国加入 1976 年由联合国环境保护署（UNEP）/ 国际粮农组织（FAO）/ 世界卫生组织（WHO）设立的"全球环境监测规划 / 食品污染监测与评估计划（GEMS/FOOD）"，是全球食品污染物监测计划参加国。1992 年起开展食品污染物的监测，积累了部分数据，为制定我国食品中污染物限量标准提供了依据；提供的海鱼中铅和酱油中三氯丙醇（3-MCPD）的污染数据，由中国代表团提交到第 34 届国际食品添加剂和污染物法典（CCFAC）年会，为国际标准采纳中国数据做出贡献。

但从整体上看，我国食品安全风险监测仍处于起步阶段，食品安全风险监测评估和标准基础还较薄弱，需要各监管环节进一步加强检验、监测和评估工作。

2. 我国发展趋势

我国污染物监测工作，无论是化学污染物、食物病原菌和生物毒素的检测技术等，还是我国目前从中央到地方技术队伍所具备的能力，均与国际先进水平存在一定差距。监测数据资料还不能达到科学预警的要求，覆盖全国的监测网络缺乏统一协调，缺乏常见重要致病菌风险评估的背景资料，预警停留在经验阶段，溯源技术体系尚未建立。

食源性疾病监测工作更是尚处于试点阶段，食品放射性核素污染监测也还处于特殊时期的应急监测阶段。食源性疾病的统计数据主要源于法定报告、暴发调查、哨点监测、以实验室为基础的监测系统和死亡证明等，统计数据因监测系统不同而不同。尽管多种食源性疾病属于法定报告的疾病，然而依从性很差。传统意义的监测系统主要是被动监测，仅在极少情况下才是主动监测，因而，漏报率过高是不容忽视的问题。

食品污染物监测必须具备稳定性、常规性和连续性，才能长久有效地发挥作用。发达国家如美、日和欧盟等国都能拿出 20 年以上污染物检测结果，以便制定符合他们国家的国际标准，或以他们的标准作为国际标准。因此，包括我国在内的发展中国家，由于不能提供足够的科学数据，而在国际标准的制定中，不得不受制于发达国家，不利于发展中国家的经济发展、国际贸易和国际地位。

3. 国际成熟经验

（1）GEMS/FOOD。1976 年由联合国环境保护署（UNEP）/ 国际粮农组织（FAO）/ 世界卫生组织（WHO）设立了"全球环境监测规划 / 食品污染监测与评估计划（GEMS/FOOD）"，并与相关国际组织制定了庞大的污染物监测项目与分析质量保证体系（AQA），其主要目的是监测全球食品中主要污染物的污染水平及其变化趋势，了解食品污染物的摄入量，并与参加国共享资源与信息，保护人体健康，促进贸易发展，至今已积累有 36 年的数据。2001 年 WHO 已将食品污染物监测列入其战略发展计划。

（2）GSS。WHO 全球沙门菌监测网（GSS）有计划地开展了对全球各地区及其实验室的持续培训，强化实验室能力，指导微生物学家和流行病学家间协作，鼓励和支持跨地区协作、交流和数据库资源共享；对全球各区域食品污染和食源性疾病案例进行追踪和溯源，以评估食源性疾病的全球负担；帮助成员国及其实验室完善政策法规和操作指南，如提供《WHO 遏制耐药性全球准则》和《食源性疾病暴发调查控制指南》等；帮助提高区域和全球紧急事件及食源性疾病暴发的响应效率。WHO 全球食源性疾病监测战略的目标是旨在强化全球食源性疾病的监测。

（3）FoodNet。美国疾病预防控制中心（下文简称 USCDC）于 1995 年设立的食源性疾病主动监测网（FoodNet），就美国对疾病负担贡献率最大的是 10 种左右食源性病原体和食源性疾病开展主动监测。具体的监测方法是 USCDC 主动联络和收集各监测点（医院和诊所）腹泻病人的便检数据，也要求定期上报相关数据；同时，对网络实验室开展基础设施与检测能力的培训与质控、对临床医生开展诊治腹泻病人的问卷调查和培训、对监测点开展全人口的腹泻和高危食物的电话调查和开展食源性病原体的流行病学研究等。USCDC 及时对上述调查和研究结果汇总分析，并在此基础上发布食源性疾病的预警及预防措施和相关政策的调整。

（4）PulseNet。USCDC 联合美国食品安全与检验局（FSIS）和美国食品药品监督管理局（USFDA），于 1996 年为提高对食源性疾病病原体的快速检测和细菌分型能力并预防大规模食物中毒的暴发，建立了国家食源性疾病分子亚型监测网（PulseNet）。该网是一个食源性疾病早期预警系统，对常见食源性疾病致病菌，用脉冲场电泳方法（PFGE）进行分型，从而开展基因水平监测，目前已成为国际化的监测网络。USCDC 利用网络对实验室进行技术指导、质量控制和资源共享，制作了常见致病菌的基因图谱和标准检测方法提供给网络实验室。这些实验室随时可以进入 USCDC 的 PulseNet 数据库，将可疑菌的检测结果与电子数据库中致病菌基因图谱比对，及时快速地识别致病菌的致病特性和流行特性，判断暴发和流行的可能性，以便进一步展开调查和控制。PulseNet 为准确确定食源性疾病患者排泄物中检出的细菌与可疑中毒食品中检出的细菌的同源性提供了重要的手段，也为开展食源性致病菌的定量风险评估提供了必不可少的技术支撑，还使食源性疾病病原菌检测基本满足了准确和快速的要求，使引起食物中毒暴发的病原菌分离的时间由几天缩短为几小时，从而大大提高了美国对食源性疾病快速诊断和溯源的能力。

（5）美国的其他监测网。CaliciNet 是 USCDC 的一个电子系统，该系统利用指纹图谱技术快速分型引起食物中毒暴发的杯状病毒，允许共享实验室直接输入本实验室的毒株信息，当突发事件发生时，还可立即接到相关信息的通告，并可帮助相关人员更快地识别出与暴发相关的污染食品的产物。DPDx 是美国公共卫生相关寄生虫鉴定诊断网，由 USCDC 寄生虫病分部建立和维护，该网通过互联网提供寄生虫病诊断标准资源，旨在强化美国和其他国家的寄生虫病诊断能力和解决全球寄生虫病问题的能力。此外，USCDC 还建有国家抗生素耐药性监测系统（NARMS）、公共卫生实验室信息系统（PHLIS）、国家实验室培训网络（NLTN）、国家呼肠病毒监测系统（NREVSS）、国家法定传染病监测网（NNDSS）和沙门菌与志贺菌监测数据库、公共卫生监测感染性病例定义网等。

（6）欧洲和中南美洲。欧共体资助的沙门菌、产志贺样毒素的 O_{157} 国际监测网（Enter–Net）于 1994 年启动，由欧共体 15 国和瑞典、挪威及澳大利亚、加拿大、日本和南非等国组成。监测数据报告至欧洲 CDC（UCDC），并被纳入欧洲监测系统（TESSy）。欧盟资助建立的弯曲菌监测网（CampyNet）是一个单病种监测网络，提供食源性病原体空肠弯曲菌和结肠弯曲菌的标准分子分型方法，以此有效地促进弯曲菌的流行病学研究。欧洲抗生素耐药性监测系统（EARSS）于 1998 年启动，是一个基于实验室的收集金黄色葡萄球菌和肺炎链球菌及其耐药性数据的国家监测网络。丹麦 1999 年建立的耐药性监测和研究项目——DaNMAP，对来自动物、食品和人群的细菌进行监测。此外，欧洲许多国家都建有细菌耐药性监测网。阿根廷、巴西、智利、哥伦比亚、牙买加、秘鲁、尼加拉瓜、墨西哥和巴哈马群岛等美洲的 20 个发展中国家，于 1996 年共同组建了对沙门菌、志贺菌和霍乱弧菌耐药性进行监测的网络——PAHO/INPAZZ 和食源性疾病监测网——SIRVETA。

（7）亚洲其他国家。日本于 1981 年启动国家传染病流行病学监测网（NESID），1997 年以来由日本国家感染症研究所（NIID）的感染症监测中心（IDSC）负责，依据日本传染病法对法定传染病和食源性疾病患者发病情况、病原体和流行趋势以及国民疫苗免疫状况进行监测；定期发布感染性疾病周报告（IDWR）和病原体监测月报告（IASR）。必要时，IDSC 还负责与 WHO 全球警报和反应网络（GOARAN）联系。泰国的食源性和水源性疾病监测始于 1969 年，1980 年纳入传染病法加以监测和控制，并建立了流行病学监测网（NES），负责监测食源性疾病、法定传染病和食品安全，定期发布流行病学监测周报、月报和年报等 3 种国家流行病学报告。泰国的国家级食品污染和食源性疾病监测，尚需要完善各相关方能力建设的战略方针、强化流行病学监测网的实效性以提高政府应对新发食源性疾病的能力和提高监测人员的专业能力，加强实验室能力建设（包括研发应对新发食源性疾病和食品污染物试剂盒），完善信息网络和数据库系统等。

（8）监测系统的评估。为改进监测系统、优化可利用的资源，切实发挥监测系统的作用，WHO 常有计划地对监测系统进行评估。评估计划包括：①对监测系统的一般描述，如监测的污染物和疾病的公共卫生重要性、合理性和针对性，监测内容是否明确、系统、清晰以及是否对采取措施有指导意义，系统的运转是否顺畅以及支持系统运转的资源是否足够等。②对监测系统有效性评估，如有效的监管措施是否源自系统监测结果、监测资料曾被谁使用成为过决策的重要依据、系统是否能够发现疾病发生或流行的趋势、提供发病率和死亡率等的准确性、识别危险因素情况、流行病学研究利用情况、评价控制措施的效果、影响临床实践和获得更多的认可度与资金支持情况等。③对监测系统的特征评估，如在符合需求的基础上程序和操作是否简便、对特殊案例的监测是否具有灵活性、数据的质量是否具有完整性和准确性、系统是否具有开放性和可接受性、系统发现的暴发与真正的暴发比例以及系统的敏感性、代表性和时效性等。④提出相关建议，如系统是否需要和在哪些方面作何改进等，常常是一个综合考虑后的折衷方案，即在敏感性、代表性和阳性预测率与及时性、易于接受性、灵活性、简便性和经济性两组特性间找到平衡点。

二、食品安全风险分析

食品安全风险分析是目前国际通行的食品安全防范方式，在美国、欧盟、日本等国家和地区食品、农产品质量安全管理中得到广泛应用。目前，我国食品安全风险评估刚刚起步。风险评估是风险分析的科学核心，可以为食品安全监管措施的制定和食品安全重点工作的确定提供科学依据，也是风险交流信息的来源和依据。

食品安全风险分析是一种评价食物链中危害因素与人体健康风险相关性的、为制修订食品安全标准和对食品安全实施监督管理提供系统化与规范化依据的以及为社会提供可靠信息的科学方法。这种方法较全面地考虑了食品安全控制过程中的各种因素，促进了危害评估的科学性、透明性和一致性，使政策、法规、标准和措施的制定更具有系统性。此外。各国采用协调统一的风险分析原则与方法也促进了国际食品贸易。风险分析是进行以科学为基础的分析、合理有效地解决食品安全问题的强有力的手段。

（一）依据、框架与原则

1. 法律依据

《食品安全法》及其实施条例和《中华人民共和国农产品质量安全法》两部法律，都将风险评估纳入了法制轨道，用法律的形式来保证风险评估的实施。从两部法律规定来看，风险评估的目的原则和技术方法基本是一致的，而组织开展风险评估工作的农产品质量安全风险评估专家委员会和食品安全风险评估专家委员会，在设立主体方面有所不同，分属两个职能部门；所评估的领域范围也各有侧重，互通有无。因此，在确保食品安全的高标准要求下，两个委员会必须加强合作，共同做好食品安全风险评估工作。

（1）《食品安全法》。2015 年修订的《食品安全法》第 17 条规定，国家建立食品安全风险评估制度，运用科学方法，根据食品安全风险监测信息、科学数据以及有关信息，对食品、食品添加剂、食品相关产品中生物性、化学性和物理性危害因素进行风险评估；国务院卫生行政部门负责组织食品安全风险评估工作，成立由医学、农业、食品、营养、生物、环境等方面的专家组成的食品安全风险评估专家委员会进行食品安全风险评估。食品安全风险评估结果由国务院卫生行政部门公布；对农药、肥料、兽药、饲料和饲料添加剂等的安全性评估，应当有食品安全风险评估专家委员会的专家参加。同时第 19 条进一步规定，国务院卫生行政部门应当及时进行食品安全风险评估，并向国务院有关部门通报评估结果。《食品安全法》还对食品安全风险评估的启动、具体操作以及评估结果的用途等食品安全风险评估制度作了具体的规定。

（2）《实施条例》。依据《食品安全法》及其实施条例，6 种情形下，需启动食品安全风险评估制度：①为制定或者修订食品安全国家标准提供科学依据需要进行风险评估的。②为确定监督管理的重点领域、重点品种需要进行风险评估的。③发现新的可能危害食品安全的因素的。④需要判断某一因素是否构成食品安全隐患的。⑤国务院农业行政、质量监督、工商行政管理和国家食品药品监督管理等有关部门提出食品安全风险评估的建议的。⑥国务院卫生行政部门认为需要进行风险评估的其他情形。

（3）《中华人民共和国农产品质量安全法》。2006 年 11 月 1 日起施行的《中华人民共和国农产品质量安全法》第 6 条规定，国务院农业行政主管部门应当设立由有关方面专家组成的农产品质量安全风险评估专家委员会，对可能影响农产品质量安全的潜在危害进行风险分析和评估。第 13 条规定，制定农产品质量安全标准应当充分考虑农产品质量安全风险评估结果。该法还规定，国务院农业行政主管部门应当根据农产品质量安全风险评估结果采取相应的管理措施，并将农产品质量安全风险评估结果及时通报国务院有关部门。

尽管《食品安全法》仅规定了风险评估的启动、操作、结果用途等，并没有就风险分析中与风险评估紧密关联的风险管理和风险交流进行明确界定和规定，但与之相关的风险管理和交流的内容已有体现，如规定"食品安全风险评估结果是制定、修订食品安全标准和对食品安全实施监督管理的科学依据"；"对经综合分析表明可能具有较高程度安全风险的食品，国务院卫生行政部门应当及时提出食品安全风险警示，并予以公布"。

2. 风险分析框架

风险分析是一个连续模块结构式的决策过程，由 3 个相互区别但紧密相关的模块组成：风险评估、风险管理和风险交流（图 14-2）。风险评估是风险分析框架中一个很重要和很关键的环节，具有基础与核心的作用。没有风险评估的结论，就不能制定基于科学的管理措施，也不能进行基于科学的风险交流。

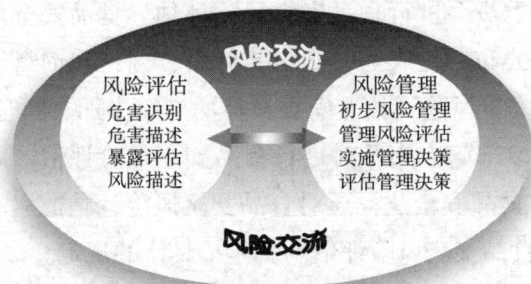

图 14-2　风险分析的 3 个模块

风险分析中的 3 个模块是一个高度统一的整体，它们是风险分析框架中互相补充和互不可分的组成部分。在成功的食品安全风险分析案例中，管理者委托评估者进行风险评估，在整个过程中，管理者与评估者和社会之间，都始终处于互动交流之中。所以，当上述 3 个模块的工作在管理者的领导下，能够成功整合时，风险分析是最为有效的。

（1）风险评估。风险评估是一个纯粹的专家行为。

风险评估指通过使用毒理检测数据、污染物检测数据和人群食源性疾病数据，暴露量及相关参数，运用分析、统计手段，进行评估等系统科学的步骤，以决定某种食品有害物质的风险及其与人的健康关系。评估过程分为 4 个步骤：

①危害识别（污染物及其危害性是否存在）→②危害特征的描述（危害的剂量－反应关系）→③暴露评估（接触或摄入多少会有风险）→④风险特征的描述（人群摄入量是否大于安全摄入量）。这4个步骤必须按顺序进行，作为风险评估的第一步和第二步，危害确定和危害特征描述可以参考国际专家组的评估结果，但各个国家都必须开展自己的膳食暴露评估。

（2）风险管理。风险管理是一个纯粹的政府行为。

管理者根据专家组的风险评估结果，结合当时当地的国情和食品安全形势及饮食习惯等情况，制定政府的监管控制措施，包括制修订法规或标准、开展专项整治或完善监管措施以及推进HACCP管理等等，都属于政府基于风险评估的科学监管行为。

（3）风险交流。实际上，在风险分析的全过程，都应当积极进行风险交流。

风险交流就是把所有的风险评估信息和风险管理信息都在第一时间，或"黄金时间"内，告诉食品安全的所有利益相关者。这些利益相关者即风险交流的对象，包括：消费者、公众、媒体、食品生产经营加工销售者，也包括政府各有关部门、消费者权益保护组织、行业协会、学术界和研究机构等。尤其是在突发食品安全事故或引起公众恐慌的食品事件发生时，第一时间进行充分的风险交流，将信息全部告诉公众，往往是控制事态发展的有效措施。有效的风险交流应包括风险的性质、利益的性质、风险评估的不确定性和风险管理的选择4个方面的要素。

风险分析包含并采纳了评估者（专家）、管理者（政府）和交流者（食品提供者或企业、消费者、媒体以及行业协会……）等各方各面的不可替代的独特作用，因而能够最大限度解决当前食品安全形势所面临的复杂问题。

3.基本原则

风险分析与风险评估具有许多相似的基本特征，适用相同的实施原则。

（1）总体原则。总体原则针对风险分析全过程而言，即涵盖风险评估、风险管理和风险交流3个模块的实施和不断完善过程。①逐级递进。风险分析的实施步骤，必须按模块逐级递进，连续完成。②反馈调整。风险分析实际上是一个循环往复的过程，在过程中和完成后，必须不断反馈和调整完善工作和结论。③反馈调整的情形。一是风险分析3个模块的实施主体，即管理者、评估者和交流者之间要不断地广泛交流互动，互相反馈信息，评估者据此对正在评估和完成评估的内容进行调整和完善；二是即使达成或实施了某项管理决策，如果获得了新的信息，也应针对分析结论和已实施的控制措施作出相应调整。

（2）实施原则。①客观透明。虽然风险管理者委托和管理风险评估，并对评估结果进行评价，但一般情况下，风险评估本身是一个客观工作，由科学家独立完成。评估者"独立"完成的含义，不能被误解为评估者与管理者和交流者之间不联系，而是指评估者应该是客观、无偏见和依据科学技术手段实施评估，不受经济、政治、法律或环境等因素的影响，实施过程具有公开性、透明性和翔实的文件记录。②职能分离。即风险评估和风险管理职能分离，一般不可用一批人来做，这样科学才能独立于法规政策和价值标准之外；若受条件、人力或资源等限制，有些人承担着风险评估者和风险管理者双重角色时，应采取措施使"职能分离"。③逐级递进。当没有识别危害时，即未确定风险因素是否存在时，不能直接进行危害描述及其以后的步骤和模块。尽管对每一步骤和模块都可进行重新调整和完善，但风险评估的步骤进程必须是按序递进的连续过程。④以科学为基础。充分依据科学数据是风险评估的一个主要原则。一般数据来自实验室检验检测报告、国内外监测网收集的数据和文献发表的数据等。完整、具有代表性和经过系统整理的数据，是质量好的数据。⑤明确处理和说明不确定性和变异性。评估中，常因资料和数据不足，无法评估风险性而出现不确定性；变异性是上下数据值之间差异大，可由风险因素在不同食品或食物链阶段或时间地域等，其特性的数值不同造成，也可能是数据质量问题。如有可能，风险的估计应包括将不确定性量化，并且以易于理解的形式提交给风险管理人员，以便他们在决策时能充分考虑不确定性的范围。如果风险的估计很不确定，风险管理决策将更加保守。评估者必须使管理者清楚现有数据的局限性及其对风险评估结果的影响。如，评估者发现单核细胞增多性李斯特菌在不同食品中的风险有很大的不确定性。因此，风险管理者决定收集更多的数据，并进行更详细的风险评估，因为这种情形更为充分明确地提示了优先监管顺序。⑥一致性。指保证分析评估结果在各国各地的情形都适用，即保证结果适用性的一致性。⑦再分析。如有新的信息，能够基于新信息适当进行再分析或再评估。⑧同行评议。实施中，应进行同行评议，这样可以增强透明度，并能对评估的问题有更广泛的科学交流与探讨。

（3）风险管理总则。所谓"风险管理者"即政府行政监管部门。他们不需要详细了解如何实施风险评估，也不必是风险交流方面的专家，但他们在风险分析中负有以下责任：①对风险分析及其实施负全责。②负责适时委托风险评估任务，并跟踪实施的全过程。③依据风险分析结果，负责作出正确的风险管理决策，选择和实施食品安全控制措施。④了解风险交流对促进风险分析成功实施的作用，确保在风险评估和管理的所有步骤中都有恰当而充分的风险交流。风险交流不仅仅是信息的传播，而更重要的功能是将对有效进行风险管理至关重要的信息和意见并入决策的过程。

（二）风险管理

风险管理由承担监管职能的行政部门负责。风险评估是纯学术的专家行为，但风险评估的启动命令，是由风险管理者发出的，并且风险评估工作的进行、保障和相关法律法规的制定等，也是由政府有关部门负全责。因此，餐饮安全监管者的各项管理工作，实际上都与风险评估密切相关。用风险管理的理念和构架来开展工作，将大大提高监管的效能。

风险管理的构架由 3 部分组成，即初步风险管理、风险评估管理和监管决策实施。

1. 整体构架与初步管理

风险管理的框架包括初步风险管理、风险评估管理和监管决策与实施 3 部分内容（图 14-3）。

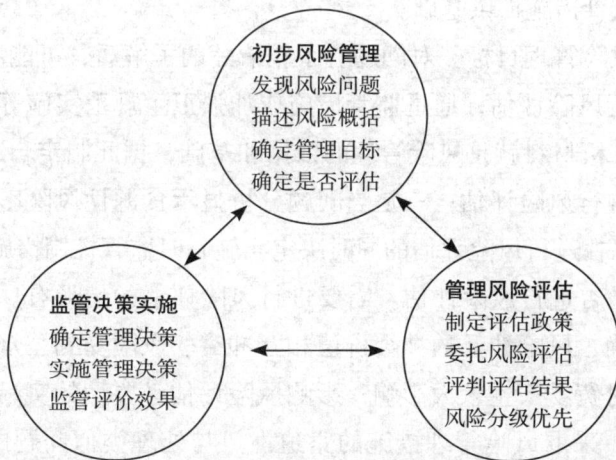

初步风险管理
发现风险问题
描述风险概括
确定管理目标
确定是否评估

监管决策实施
确定管理决策
实施管理决策
监管评价效果

管理风险评估
制定评估政策
委托风险评估
评判评估结果
风险分级优先

图 14-3　风险管理框架

风险管理框架结构可以在制修订标准、制定中长期规划时，参考使用，也可以在突发事件或短期工作中参考使用。无论哪种情形都需要努力得到最科学的信息资料，对于前者，风险管理者可以组织风险评估，并从风险评估报告中获得丰富的科学信息资料；而对于后者，由于风险管理者不可能得到完备的风险评估报告，因此需要依赖于已有的有关风险的科学资料，例如监测网和食物中毒等食源性疾病暴发数据等，来作为实施初步控制措施的依据。

（1）发现风险问题。餐饮安全中有些问题已经比较清楚，有些是新的。问题源自于监管工作，在日常监督管理过程中发现问题，并善于判断哪些问题是比较严重的。如风险水平未知的新出现的危害或潜在危害（餐馆出现以前较少见的某种动物性食品）、熟肉中的单核细胞增多性李斯特菌、餐馆内新的饲养养殖鲜活食品的方法、食品处理新技术如作为热处理食品巴氏杀菌法的替代方法等，都可能需要进行评价后，确定风险性。发现问题的途径很多，如国内和国际（进口）检查、食品监控计划、环境监测、实验室检测、流行病学和临床与毒理学研究、疾病监测、食源性疾病暴发调查等等，有时还可通过媒体或业内披露的问题等。

（2）描述风险概况。需收集资料分析问题，一般而言，需要委托风险评估者或其他熟悉该问题的技术专家来完成。

一份好的问题分析材料，一方面能够为必要时委托专家团队风险评估提供基础，有助于确定风险评估需要回答的问题，这些问题的形成通常需要风险管理者与风险评估者反复进行有效的交流；另一方面能够在不需要风险评估的情况下，为实施监管措施提供基础。

（3）确定风险管理目标。对问题有了较清楚的了解后，可能出现 3 种情况，一是不需要进行风险评估，通过监管措施或加强卫生规范实施等即可解决的问题，此时问题分析材料就是风险管理的依据和基础，据此制定合适的监管目标。二是考虑需要进行风险评估；三是当问题分析显示食源性风险影响重大且紧迫时，监管者可以在进行风险评估的同时决定实施临时监管控制措施。

（4）确定是否进行风险评估。需要进行风险评估的情形有：风险的属性及影响程度不明确、风险涉及的社会价值相互冲突、风险受到公众密切关注、风险管理措施会对贸易产生较大影响；影响风险评估必要性的实际问题有：现有的时间与资源、采取风险管理措施的紧迫性、与处理类似问题的措施一致性、科学信息的有效性等。

2. 风险评估管理

风险管理者依据风险评估结果来决策风险管理措施，又全面负责风险评估工作。在上述初步风险管理基础上，如确定需要启动风险评估时，则按照步骤递进实施下述对风险评估的管理。

（1）委托风险评估。风险管理者负责组织和管理风险评估，保障风险评估的顺利开展，确保任务完成。所有委托任务和评估内容及过程都应形成文件。风险管理者对风险评估的管理责任包括以下4个方面：①组建风险评估团队。确保风险评估队伍中专家的合理平衡，不存在利益冲突与其他偏见；对评估者所开展工作进行明确指导，与评估者之间保持有效的交流沟通，同时保证风险评估与风险管理工作的"功能分离"。②明确规定评估目标、范畴和需要解决的问题。即明确要求应达到的预期风险管理目标和要解决的问题，这些问题对于选用何种风险评估方法有着重要影响。③对结果形式的规定。明确要求是定性还是定量结果，定量结果是点估计还是概率风险估计等。④规定时间和保证评估者获得必需的资源，如时间、经费、人力和专业技术力量等，并为完成该工作制订一个切实可行的时间表。

（2）组织制定风险评估政策。分析评估过程中会产生许多主观判断与选择，为避免这种情况发生，需要制定风险评估政策。风险评估政策由风险管理者负责组织各方研究制定并形成文件。风险评估政策是清楚理解风险评估范围及其操作方式的基础，它给价值判断和政策选择制定准则，这些准则将在风险评估的特定决定点上应用；还给风险分级条件和应用不确定因素的程序制定规则，如评估涉及同种污染物带来的不同风险，或者不同食品中的污染物带来的风险等。风险评估政策能够为确定合适的保护水平与风险评估的范围提供指导。

（3）评判风险评估结果。基于现有数据，风险评估应该清晰且完整地回答风险管理者所提出的问题，并在合适的情形下对风险估计中的不确定性来源进行识别与量化。当判断风险评估是否完善时，风险管理者需要做到以下几点：完全了解该风险评估的优缺点以及结果；熟悉风险评估中使用的技术，便于向外界的利益相关方进行详细说明；了解风险评估中的不确定度和变异度的本质、来源及范围；熟悉并确定风险评估过程中所有重要的假设，了解它们对结果产生的影响。

（4）风险分级并确立管理优先顺序。食品安全管理机构常常需要同时处理大量的食品安全问题，在特定的时间内管理所有问题不可避免地会出现资源不足的情况。因此，对于食品安全监管者而言，对问题进行分级，建立风险管理的优先次序以及为所评估的风险进行分级是非常重要的。分级的主要条件，通常需要参考消费者对事件认识的相对水平，并应将资源用于减少总体风险及公众卫生风险上。将某个问题定为优先处理问题的依据，还包括解决该问题的难易程度等，有时也迫于公众或政治的压力需要对某些问题或事件给予优先考虑。

3. 监管决策与实施

监管决策选择与实施的过程和原则，既包括风险评估之后的，也包括需要风险评估的情形。

（1）风险管理措施。选定首先确定现有的管理措施选项，如 GMP、HACCP 等；然后从中选择最佳措施，对所选措施与降低风险水平和（或）保护消费者水平之间是否有清晰而显著的关联进行评价，考量这些措施的实施，对达到既定管理目标的贡献率；最后确定选择的风险管理措施。实际上，没有最好的，只有最合适的措施。风险管理者应将重点集中在选择能最大程度降低风险影响的管理措施上，并将管理效果与其他影响决策的因素进行权衡，这些因素包括：措施的可行性和实用性、成本效益因素、利益相关方平衡性、宗教伦理以及产生的负面影响（如食品食用价值或营养质量降低）等。因此，从根本上看，最合适的风险管理措施其实是一个政治性与社会性的产物。风险管理措施提供的消费者健康保护水平常被称之为"适当保护水平"，英文缩写为"ALOP"，是一种基于风险评估的保护水平，也即风险的危害与暴露水平及安全剂量有关，只有风险危害较大，暴露剂量较高，接近或超过了安全剂量时，才是有害的，而不能简单地理解为"存在即是危害"。

（2）实施风险管理决策。风险管理决策一旦确定，即由多方实施，包括行政监管人员、食品企业与消费者，实施类型依食品安全问题、具体情况不同而不同。一般应考虑食物链全过程实施风险管理措施，但由于没有一个系统可以对全过程进行监管，因此常常只能对某一环节的风险进行控制。

（3）监控与回顾。在决策和实施后，风险管理并没有因此结束。风险管理者还应确认降低风险的措施是否达到预期的结果、是否产生与所采取措施有关的非预期后果、风险管理目标是否可以长期维持以及成本效益关系等。当获得新的科学数据或有新观点时，需要对风险管理决策进行再评估。同样，在监督与监测过程中收集到的数据表明需要评估时，也要再开展评估。风险管理措施实施阶段，对控制措施的有效性以及对暴露人群的风险影响进行监控，以确保食品安全目标的实现。

4. 风险评估效益比较

风险评估与经济学评估，两者的评估结果确定和管理决策选择，都存在不确定性问题。因此，如果整合风险评估和经济学评估的结果，将对风险管理的决策更有意义。一般需将两者的评估结果转换成为可以相互比较的单位，如成本值和现在盛行的"伤残调整寿命年（DALYs）"及"质量调整寿命年（QALYs）"等。例如，荷兰估计了减少烤鸡中弯曲杆菌污染的不同干预措施成本－效益比，如图 14-4 所示，非常利于管理者决策如何制定控制措施。该图表明减少烫洗罐的污染、烹饪（肉品预处理）和良好的厨房卫生习惯是成本－效益最高的措施。

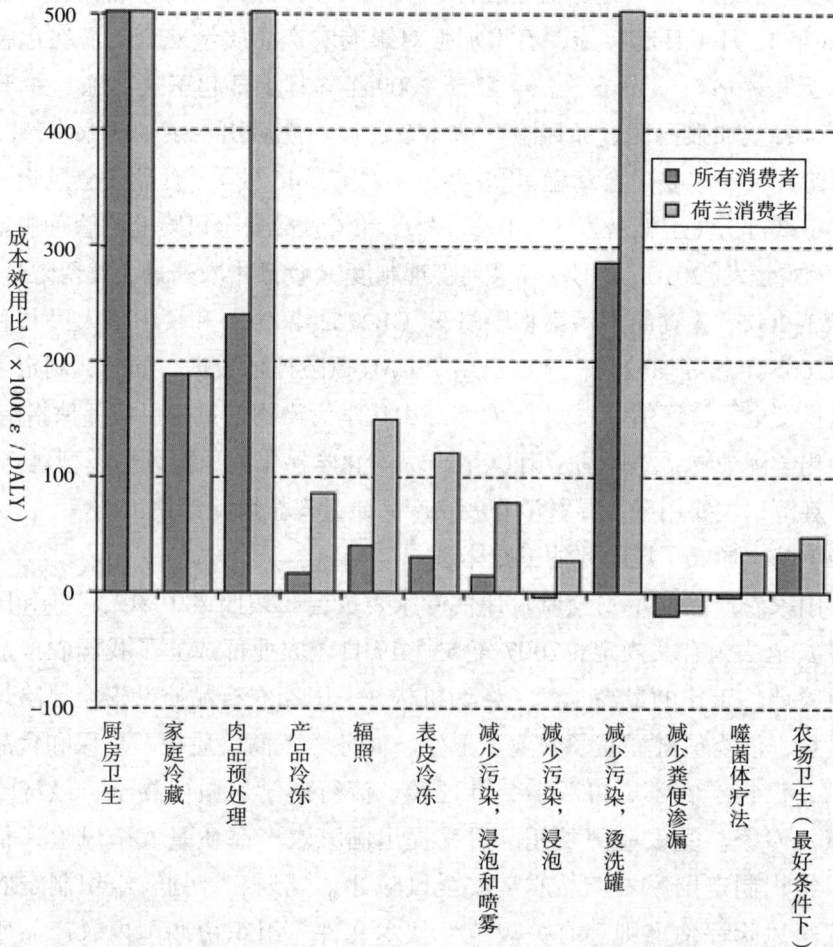

图 14-4　不同干预措施对减少烤鸡中弯曲杆菌污染的成本－效益比

（三）国内外现状

食品安全风险评估是目前国际通行的食品安全防范方式，在美国、欧盟、日本等国家和地区食品、农产品质量安全管理中得到广泛应用。目前，我国农业和卫生行政管理部门开展了初步食品安全风险评估工作，食品安全风险评估刚刚起步，需要向发达国家好好学习。

1. 国内现状

风险分析最初应用于我国食品安全管理方面，始于 20 世纪 90 年代中后期，主要实施的是风险评估，至今已在农产品、水产品和食品等领域内取得了一些效果。

（1）基本建立了风险评估制度体系。《中华人民共和国农产品质量安全法》于 2006 年 11 月 1 日起实施，着重加强对影响农产品质量安全的潜在危害进行风险分析和评估。《食品安全法》已于 2009 年 6 月 1 日起正式实施，并于 2015 年修订，着重加强我国食品风险评估体系建设。先后出台了《国家农产品质量安全风险评估专家委员会章程》（农办市［2007］46 号）、《食品安全风险评估管理规定（试行）》（卫监督发［2010］8 号）和《食品安全风险监测管理规定（试行）》（卫监督发［2010］17 号）等系列管理制度。《食品中农药最大残留限量标准》（GB2763-2005）、《食品中污染物限量》（GB2762-2005）和《中华人民共和国兽药典》2005 年版等均较大程度地引用了 CAC 风险评估数据。同时，制定了《农产品质量安全风险评估 - 总则》《农产品中化学污染物剂量 - 反应评估指南》《农产品中化学污染物暴露评估指南》《农产品中化学污染物风险评估模型建立指南》等技术规范，主要用于指导科学开展农产品质量安全风险评估工作。

（2）基本形成了风险评估工作体系

①国家农产品质量安全风险评估专家委员会。按照《中华人民共和国农产品质量安全法》有关规定，2007 年 5 月 17 日，农业部成立了我国农产品质量安全风险评估工作的最高学术和咨询机构——国家农产品质量安全风险评估专家委员会，该委员会涵盖了农业、卫生、商务、工商、质检、环保和食品药品等部门，汇集了农学、兽医学、毒理学、流行病学、微生物学、经济学等学科领域的专家。受农业部委托，研究提出国家农产品质量安全风险评估政策建议、组织制定国家农产品质量安全风险评估规划和计划、组织制定农产品质量安全风险评估准则等有关规范性技术文件、组织协调国内农产品质量安全风险评估工作的开展和提供风险评估报告并提出有关农产品质量安全风险管理措施的建议、组织开展农产品质量安全风险评估工作的国内外学术交流与合作等。

②农业转基因生物安全委员会。按照 2002 年 3 月 20 日起施行的《农业转基因生物安全评价管理办法》，农业转基因生物的安全评价工作由农业转基因生物安全委员会负责，安委会委员由农业转基因生物安全部际联席会议成员单位推荐，农业部聘任组建，每届任期 3 年。2002 年 5 月 21 日成立第一届

国家农业转基因生物安全委员会，由58名专家组成，涉及农业转基因生物技术研究、生产、加工、检验检疫、卫生、环境保护、贸易等多个领域；2005年6月22日成立第二届国家农业转基因生物安全委员会，74位专家被选为委员，增加了食用安全、环境安全、技术经济、农业推广和相关法规管理方面的专家；2009年12月4日成立第三届农业转基因生物安全委员会，60名专家。2013年4月16日成立第四届农业转基因生物安全委员会，64名专家。2016年6月12日，成立第五届农业转基因生物安全委员会，共75名委员，其中院士14名（中国科学院院士8名、中国工程院院士6名）。委员组成来源广泛，涉及农业、医学、卫生、食品、环境、检测检验等领域。为适应新技术发展需要，安委会增加了生物信息学、基因组学、生物物理学、基因组编辑等方面的委员。新一届安委会体现了"多领域、多学科"的特点，体现了委员组成的代表性和科学评价的权威性。

③全国动物卫生风险评估专家委员会。按照自2007年3月1日起施行的《无规定动物疫病区评估管理办法》，农业部畜牧兽医局于2007年11月15日成立了第一届全国动物卫生风险评估专家委员会，来自国家有关部门、高等院校、科研单位、农业系统和社会有关方面的62名资深专家组成，是一个依法开展动物卫生风险评估和兽医管理决策咨询的专家组织。该委员会于2010年11月29日进行了换届。

④农业部农产品质量标准研究中心。按照《中华人民共和国农产品质量安全法》，2007年1月22日，农业部在中国农科院农业质量标准与检测技术研究所，挂牌成立了农业部农产品质量标准研究中心，主要承担农产品质量安全风险分析理论和关键技术研究、农产品贸易技术壁垒预警体系建设和快速反应机制研究等。

⑤国家食品安全风险评估专家委员会。按照《食品安全法》及其实施条例的有关规定，原卫生部于2009年12月8日，建立了第一届国家食品安全风险评估专家委员会，参与制定与食品安全风险评估相关的监测和评估计划；拟定国家食品安全风险评估技术规则；解释食品安全风险评估结果，开展风险评估交流；承担原卫生部委托的其他风险评估相关任务。本委员会第十二次全体会议于2017年2月28日在北京召开，其间讨论了我国"十三五"期间食品安全风险评估总体思路和工作方向。

⑥国家食品安全风险评估中心。该中心于2011年10月13日挂牌成立，负责食品安全风险评估、监测、预警、交流等技术支持工作。

同时，农业系统依托农业部农药检定所、中国兽医药品监察所、中国水产科学院、中国热带农业科学院和农业教学推广单位等多个技术机构，以及300多个部级质检中心作为技术支撑，初步建立了一支风险监测与评估专家队伍，基本形成了农产品质量安全风险评估工作格局。

（3）初步搭建了风险监测信息平台。为有效开展农产品质量安全风险评估和预警工作，在充分利用农业部多年积累的例行监测和普查数据资源基础上建立了"农产品质量安全风险监测信息平台"。平台主体包括数据采集与标准化系统、监测分析系统、风险评估与预警系统等。目前该平台已全面完成硬件设备采购、机房改造和试运行工作，同时实现了数据上传汇总和智能标准化功能，并在此基础上实现数据统计分析和可视化展示功能，为农业部门例行监测和普查数据汇总、风险初步排序和摸底排查提供强大的技术支撑。原卫生部建立了国家食品安全监测信息系统（http://www.chinafoodsafety.net），实现食源性疾病、食品污染物（化学和生物）和食源性致病菌分子溯源监测信息的网络直报。

（4）初步开展了风险评估工作

①农业部门。开展的农产品质量安全风险评估，主要是针对我国农产品质量安全现状、动态及其发展趋势，以农药残留、兽药残留、外源添加物、环境污染物和天然毒素等有毒有害物质为主要评估领域，重点开展农产品质量安全风险监测、农兽药残留消除试验及暴露评估、针对农兽药残留及其他污染物限量值制定过程中的风险评估等研究工作，目的是对农产品中的已知危害因素进行科学评价，并对将来可能影响农产品质量安全的未知危害因素进行科学探索，用于指导农业生产和食用农产品的健康消费。例如，农业部开展了茶叶中硫丹、稻米中三唑磷、生鲜乳中菌落总数、海藻产品中无机砷和贝类中重金属镉等风险评估工作，并组织开展莱克多巴胺在猪体内的残留消除试验，向国际食品法典兽药残留委员会（CCRVDF）第18届会议提交了试验报告，成功阻止了CAC对莱克多巴胺残留限量标准的实施，有效遏制了美国等国家为满足国内政治需要，而扩大猪肉及内脏出口的势头；同时，完成了农业部"948"重大项目、国家科技支撑计划以及农业行业标准制修订等有关农产品质量安全风险评估项目的研究，为开展农产品质量安全风险评估提供了重要的技术支撑。

②卫生部门。开展食品安全风险评估，主要针对微生物、生物毒素、环境污染物、营养素等评估领域，重点开展全国食品污染物水平监测、全国居民营养与健康状况调查、全国总膳食研究等评估研究工作。例如，为了科学指导食

品安全监督管理工作，原卫生部组织开展了4次全国膳食与营养调查和4次总膳食调查，基本掌握了全国居民膳食结构、饮食和疾病谱变化趋势。在基于科学数据分析的基础上，初步采用国际通用的风险评估原则和方法，借鉴国外发达国家的经验，对国内外部分食品安全热点问题进行了风险评估。另外，在2008年处置三鹿牌婴幼儿奶粉事件中，我国在参考国外对三聚氰胺的毒理学评估数据基础上，通过风险评估，制订了三聚氰胺临时管理限量值，为有效控制三聚氰胺污染带来的健康危害、开展乳品市场清理、规范乳品市场生产经营秩序、有效应对国际乳品贸易争议提供了技术法规依据。我国的丙烯酰胺风险评估基本达到国际水平，得出的结论很科学，已作为原卫生部2005年第4号公告的依据。

2. 我国食品安全风险监测风险评估运作的现状

（1）食品安全风险监测评估没有覆盖整个食品产业链

我国当前食品行业现代化生产水平低，农业生产落后，后续食品加工业的发展也受到了限制。其中规模以上企业约占总企业数的10%，而市场占有率却占70%~80%，产量和销售收入占主导地位；而规模以下企业数量远大于规模以上企业，市场占有率仅20%~30%，且大多处于欠发达地区，其产品大多投入农村以及二级市场，但消费者依然众多，在管理上无疑具有很大的难度。

食品安全风险监测和评估制度的建立源于西方发达国家，其食品加工的基础在于规模化、集约化的生产经营方式。而这样的方式在我国现阶段尚不普及，特别是在广大农村地区和城乡结合部，个体食品摊贩，农贸市场仍是食品销售的主要场所，流动摊贩等也不在少数，显然食品安全风险监测和评估的工作难以在这些方面开展，无论是数据的收集还是信息的反馈，都存在着不小的困难。

（2）食品安全风险评估机构的独立性不高

风险评估的机构大多隶属于行政部门，且在经费来源方面完全依靠政府，使得其提交的风险数据或决策建议有受到行政处罚者意向影响的嫌疑。特别是之前在现已废除的食品免检制度下，所暴露出严重的食品安全隐患，使得这些机构的监测结果、评估结论的真实可靠性受到了公众的质疑，从而缺少了公信力。

（3）食品安全风险监测评估机构科研水平低

目前我国与西方发达国家相比，在食品安全风险监测和评估方面存在着较大差距，限于研究水平，往往直接采用国外研究制定的限量标准，推出我国的检验标准，这对于我国食品安全监测与评估来讲是不够的，甚至是片面的。

普通消费者在面对晦涩难懂的食品专业术语时，只能依靠权威部门的解释作为指导，然而唯有依靠科学的手段进行食品安全风险监测与评估，在此基础上获得数据，得出的结论才会真实有效。目前我国食品安全风险监测与评估的专业机构无论从数目还是水平上都不能跟发达国家相比，数据的采集、分析都处于较低水平，不能准确有效地反映食品安全风险监测与评估的结果。

3. 国际情况

发达国家风险分析的特点是法律基础坚实，风险评估与风险管理职能分离，职责分工明确，食品安全检测监测体系完整，基础数据全面充分，风险管理以科学为依据，风险交流充分，风险评估与管理透明度强，风险预警快速及时。风险分析已经在化学危害物、微生物、真菌毒素等方面形成成熟的指南和程序，一些国际卫生组织和发达国家开展了疯牛病、沙门菌、李斯特菌、空肠弯曲菌、O_{157}、二噁英、多氯联苯和丙烯酰胺等的系统研究，并且风险评估技术已发展到能够对多种危害物同时形成的复合效应进行评估，更加注重随机暴露量的评估。

（1）国际组织。国际组织和发达国家在食品安全风险分析方面设立有独立、专门机构。如 WHO/FAO 在食品法典委员会（CAC）下设立了食品添加剂联合专家委员会（JECFA）、农药残留联席会议（JMPR）及微生物风险评估专家会议（JEMRA），分别负责食品添加剂、化学、天然毒素、兽药残留的风险评估，农药的风险评估和微生物的风险评估，为 CAC 决策提供科学技术信息。这些组织中所有的专家，是代表个人，不代表政府，也不代表哪一个单位，以个人的身份被世界卫生组织或联合国粮食及农业组织的总干事聘请来参加。FAO/WHO 通过 GEMS/FOOD 的实施，在化学物质以及地区和国际层面的总膳食情况数据的收集、整理和评价方面发挥着领导作用。如 2000 年 WTO 公布了对中美洲地区国家疯牛病的风险描述，以及对鸡蛋中沙门菌、牛生长激素、非洲猪瘟、黄曲霉菌素、中国河北鸭梨等 6 个食品安全风险评估案例。

（2）美国。负责食品安全及相关风险评估工作主要有食品药品管理局（FDA）、农业部食品安全检查局（FSIS）、环境保护署（EPA）以及疾病预防控制中心（CDC）。食品安全机构每年通过广泛地采样、检测开展风险分析，其中高危食品及有害物质作为制定标准、强制管理的工作重点。多年来比较关注化学品危害，例如添加剂、药品、杀虫剂等可能对人造成潜在危害，近些年更多地关注与微生物病原菌有关的风险分析，已完成了首例从农场到餐桌的食物微生物风险评价的模型，即蛋和蛋制品中沙门菌的风险分析，还进行了牛肉中大肠埃希菌 O_{157} 的风险分析、多种即食食品李斯特菌风险分析、禽类食品的空肠弯曲菌风险分析以及食品恐怖和其他食品安全事件的风险评估。美国进行的研究还有：完整的食源性疾病负担评估、风险分析理论模型的建立及在食品安全风险管理中的应用、构建基于内科医生组织的食源性疾病监测系统、食源性疾病症状监测系统、不明原因食源性致死因子研究等。例如，2007 年美国 FDA 正式向外界公布了克隆动物食品风险评估报告，同时还公布了克隆技术应用风险管理计划和克隆动物食品产业化指南。

（3）欧盟。欧盟于 2004 年新设独立的科学咨询机构 EFSA（欧盟食品安全局），主要是应欧盟委员会、欧洲议会和欧盟成员国的请求进行风险评估，并向公众提供风险评估结果和信息。风险管理与风险评估分别在不同的机构进行，以保证以科学为基础的风险评估不受行政干扰。丹麦的监测范围涵盖了从农田到餐桌的全过程病原物质监测，尤其是启动了沙门菌监测、微生物源追踪技术应用、风险评估在特别病原物和特殊食品中的应用等监测项目。英国食品标准局针对食品安全方面的研究项目涵盖了所有食品安全热点领域，内容包括：微生物风险管理，鸡蛋与禽类操作规范，食品生产中化学污染、微生物监测，食品可接受性与选择性的调查，食品选择权不平等以及食品真实性的调查等。澳大利亚的风险评估系统用于进口食品中的化学剧毒物和有害微生物，进口食品被分为风险食品和监督食品两类，典型的风险食品包括冷冻海鲜（微生物）、花生（黄曲霉毒素）及罐头食品（铅）。

（4）澳大利亚和新西兰。两国食品标准局 2003 年修订了《食品相关的健康危险评估和管理框架》，进行过的微生物性危险性评估项目主要有：婴儿配方食品中的蜡样芽孢杆菌限量标准、蒸煮对虾中的李斯特菌限量标准、发酵肉产品中的大肠埃希菌限量标准的制修订。

（5）日本。日本食品安全委员会自 2003 年以来接收到风险评估提议 470 项，业已完成其中 208 项评估，典型的风险评估案例有疯牛病相关食品安全风险评估、海产品中甲基水银的风险评估、茜草素（Madder color）风险评估等。

三、风险评估实例简介

餐饮安全问题中，有毒有害物质多来自食材的种植（养殖）过程，或餐饮加工环节的非法违规添加等，通过加强索证索票制度实施和良好操作规范实施及监督管理措施实施等可有效解决。因此，对于餐饮安全问题，需要启动风险评估的建议，多为食源性微生物的污染问题。

微生物风险评估是利用现有的科学资料以及适当的试验方式，对食品中某些微生物因素对消费者健康产生的不良后果进行识别、确认以及定性和（或）定量，并最终做出风险特征描述的过程。其评估方法多种多样，但大体上可以分为定性风险评估和定量风险评估两类。定性风险评估是根据风险的大小，将风险分为低风险、中风险或高风险性质的类别。但早在 1988 年，国际食品微生物标准委员会（ICMSF）就特别指出："如果想让危害分析有意义就必须定量。"所谓定量风险评估，是根据危害的毒理学特征、感染性和中毒性作用特征，以及其他有用的资料，确定污染物的摄入量及其对人体产生不良作用概率之间关系的描述。它是风险评估最理想的方式，因为它的结果大大方便了风险管理政策的制定。

（一）蒸煮对虾中单核细胞增多性李斯特菌的风险评估

［危害识别］单核细胞增多性李斯特菌是一种有害菌。

［危害特征描述］对摄入含单核细胞增多性李斯特菌的对虾可能会造成危害的严重性和持续时间方面进行的定量、定性描述。

［暴露评估］当地因食用由单核细胞增多性李斯特菌引起的蒸煮对虾事件发生率资料。

［风险特征描述］因单核细胞增多性李斯特菌被发现的量极低（ ≤ 50 个菌落 /g）、产品加工包括一个杀菌的过程和货架期短，抑制了病原菌的生长。评估结果为当地蒸煮对虾中存在单核细胞增多性李斯特菌的风险很低。

（二）肉鸡中的沙门菌的风险评估

1. 危害识别

（1）病原体识别。沙门菌是嗜温性细菌，在 pH 中性、低盐和高水分活性（aw）条件下生长最佳。生长最低 aw 为 0.94。兼性厌氧，对中等加热敏感，能适应酸性环境。

（2）对健康危害识别。沙门菌胃肠炎潜伏期一般 6~72 小时，主要症状为恶心呕吐、腹痛腹泻、发热寒颤、头痛。病程一般 1~2 天或更长。感染剂量为 15~20 个菌，死亡率达 1%~4%。最易感群体是年幼儿童、虚弱者、高龄老人、免疫缺陷者等。

（3）污染源识别。污染源主要是人和家畜的粪便。常存在于动物中，特别是禽类中，在许多环境中也有存在，如水、土壤中，工厂和厨房设施的表面和动物粪便中均已发现该类细菌。它们可以存在于多类食品中。

2. 危害特征描述

（1）对致病菌影响的说明。致病菌的传染性、毒力和致病性，致病菌的感染获得性，宿主和媒介物特性等。

（2）对相关食品成分影响的说明。相关食品对致病菌感染、生存、繁殖和产毒的影响等。

（3）对人体健康及其他影响。致病菌造成的疾病和并发症、致病菌引起的免疫作用、致病菌所产生的抗生素抗性等。

（4）剂量－反应调查和评估。这部分是风险评估专家团队的主要任务。许多食源性致病菌的剂量－反应评估资料很有限或者根本不存在。因此，剂量－反应评估资料难以得到或者由于多种原因而不准确。这些原因诸如：①致病性细菌的宿主敏感性差异。②同一种特定致病菌的感染率变化差异。③同一种致病性细菌的不同种的毒力差异。④致病菌频繁的变异导致致病性发生遗传学方面的变化。⑤食品中或消化系统中的其他细菌的拮抗作用可能影响致病菌致病性。⑥食品可以调节细菌感染和／或在其他方面影响宿主的能力。在定量的剂量－反应分析中，如果条件允许，可以利用两种类型的数据：一是有关流行病爆发的资料，二是对人摄取食物的跟踪调查。流行病学资料如果能收集齐全，得到如发病率与摄取量关系这样完美的资料，是非常难的，需要连续多年的食品、疾病、人类与动物的检验、监测的完整资料。

3. 暴露评估

假如对肉鸡中沙门菌暴露风险的评估，是从屠宰过程的终结开始的，则可进行两种暴露评估。一是生鸡肉的暴露评估：利用现有数据，给受污染的肉鸡胴体假设一个感染的细菌数量水平，从这一点开始直到食用，根据零售商店储存时间、运输时间、家庭储存时间、肉鸡胴体在上述过程中保存温度变化等，来预测沙门菌的增殖或死亡变化。二是熟鸡肉的暴露评估：根据鸡体是否充分煮熟、沙门菌附着于不直接受热鸡体部位的比例及该部位的温度和持续时间等，对烹饪过程中沙门菌菌量进行预测，最后根据每份鸡肉的质量来确定所摄入的沙门菌数量。

4. 风险特征描述

这部分也是专家组评估的核心部分。将暴露评估得出的数据与剂量−反应模型比较，产生每份食品的风险（生鸡肉）和通过交叉污染（熟鸡肉）引起的风险。首先使用一个风险估计值，假设受污染肉鸡的带菌率为 20%，图 14-5 显示了每份鸡肉平均风险的估计频率和累计分布。每份鸡肉的预期风险是 1.13×10^{-5}，即每十万份鸡肉可导致 1.13 个病例。这个数值代表了储存、运输和烹饪方式给食用的每一个人带来的平均风险。还可以假设，如果每一次暴露的风险与任何其他暴露无关、一年中所食用的每一份鸡肉中都具有完全相同的这种预期风险、一年中食用 26 餐鸡肉（也就是每两周食用 1 次鸡肉）的话，年度风险是多少。以考虑 2000 万人的群体风险为例，其中 75% 的人食用鸡肉，根据模型假设的沙门菌病发病估计数是 4400 人，相当于 10 万人中有 29 例。

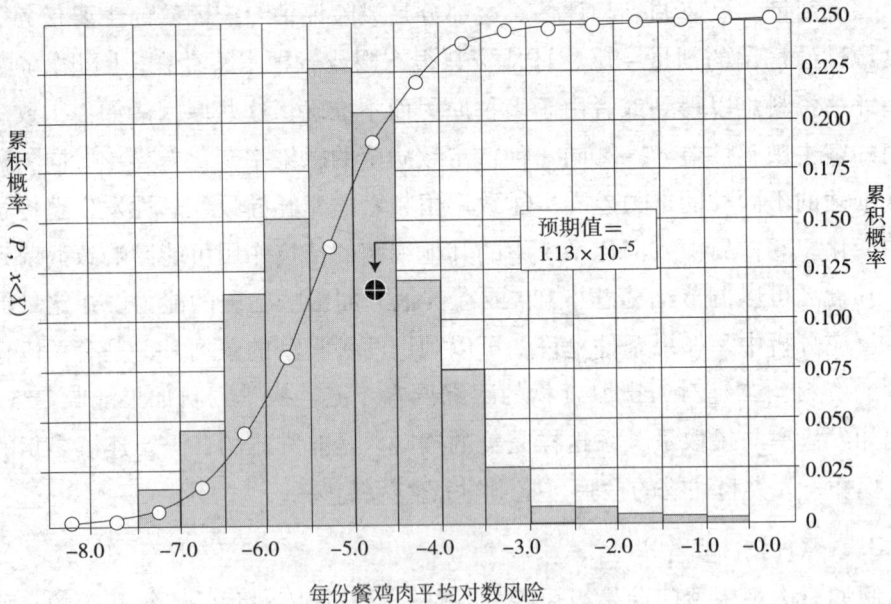

图 14-5　每餐份鸡肉平均风险分布

（三）牡蛎中的副溶血性弧菌的风险评估

1. 危害识别

（1）病原体识别。副溶血性弧菌又称嗜盐菌，为革兰阴性杆菌，在温度 37℃、pH 7.7 左右、含盐 3%~4% 的食物和培养基中发育良好，在无盐条件下不能生长。该菌对酸敏感，不耐高温，56℃时 5 分钟即可死亡。

（2）对健康危害识别。副溶血性弧菌食物中毒的潜伏期为 2~40 小时不等，大多为 10 小时左右。主要症状为呕吐、腹痛腹泻，粪便呈洗肉水样或脓血样，里急后重不明显，发热轻，重者可有脱水、意识不清、血压下降等，病程约 1 周左右。

（3）污染源识别。副溶血性弧菌广泛生存于近岸海水和鱼贝类食物中。我国华东沿海该菌的检出率为 57.4%~66.5%，尤以夏秋季较高。海产鱼虾的带菌率平均为 45%~48%，夏季高达 90%。腌制的鱼贝类带菌率也达 42.4%。目前，副溶血性弧菌是食物中毒的主要病原菌，有的沿海城市可占第一位。

2. 危害特征描述

副溶血性弧菌的剂量 – 反应曲线是在对人所摄取食物跟踪调查的基础上建立起来的，从食用被污染牡蛎的剂量及其发病率的研究中外推出来的，有人根据美国疾病预防控制中心（USCDC）调查的每年因此暴发 2800 例的数据，绘制出剂量 – 反应曲线（图 14-6）。由于流行病学数据有限，这个剂量 – 反应曲线存在着不确定性。这个不确定性通过对资料进行大量的曲线拟合可得以减小。

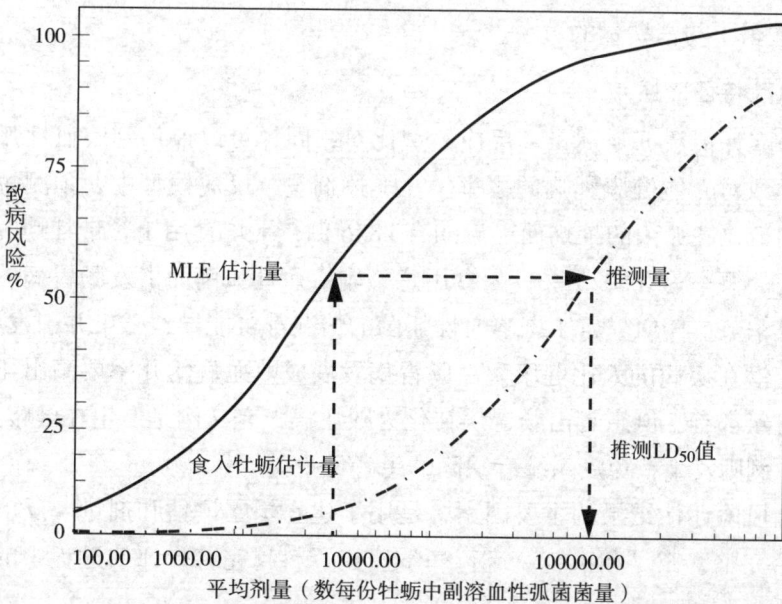

图 14-6　副溶血性弧菌的剂量 – 反应模型

注：实线为拟合总人体摄食研究实验的最佳模估量，虚线表示对此曲线的偏移调整，以便同流行病学的调查资料相吻合。MLE 代表最大可能性估量，LD_{50} 为 50% 几率患肠胃炎的剂量。

3. 暴露评估

将捕捞牡蛎到消费这条链，分为捕捞、捕捞后处理以及消费 3 个阶段，通过预测每个阶段副溶血性弧菌数量的变化，来获得在最后消费阶段牡蛎中所带有的副溶血性弧菌数量。

（1）捕捞阶段。在生长阶段，影响牡蛎中副溶血性弧菌数量的首要因素为它所处的水温环境，其次为盐度。其他因素还有潮汐的频率、水中的含氧量以及牡蛎本身的情况等。

（2）捕捞后处理阶段。从捕捞之后到零售终端过程中的运输、销售和储藏对牡蛎中副溶血性弧菌数量的影响情况。牡蛎捕捞之后到冷冻储藏前这一时间段，是没有冷藏的，此时牡蛎中的副溶血性弧菌数量会增加。在冻藏初期，牡蛎中的副溶血性弧菌会因为温度的不均一性而适应一定量的增长；但当牡蛎的中心温度降至不利副溶血性弧菌生长时，菌落的生长和死亡达到平衡；随后死亡大于生长，菌落数呈下降趋势；在随后的过程中，主要考虑牡蛎所处的温度对副溶血性弧菌数量的影响。

（3）消费阶段。对牡蛎的蒸煮方式、食用量都是本阶段要考虑的因素。

将暴露评估的结果输入剂量－反应的模型中。它描述了消费食品的分布量（Lg cfu/ 餐份）与消费量的关系。

4.风险特征描述

将暴露评估数据与剂量－反应模型比对，同样可以评估副溶血性弧菌污染牡蛎后导致对人体健康影响的概率。在上述剂量－反应模型中，预测每年因食用感染副溶血性弧菌的牡蛎而患病的有 2826 例，平均食用 1 餐带牡蛎的饭可能引发疾病的概率为 0.00237%；因食用感染副溶血性弧菌而引发肠胃病的高风险期为春夏季节；任何暴露于副溶血性弧菌的情况都可能导致感染并引发肠胃病，但是患有潜在疾病的人比健康人由肠胃病发展成败血病的几率要高出 40%；模型预测每年都有 7 例患者由肠胃病转化为败血病，有 2 例是发生在健康人身上，而另外 5 例则发生在免疫系统有缺陷的患者身上。

影响风险评估结果的主要因素，是用于建立暴露评估和剂量－反应模型的资料是否完整、充足和系统。流行病学监控资料越完善，评估过程中的不确定性就越低。

附 录

中华人民共和国食品安全法

（2015 年修订）

目录

第一章　总　　则

第二章　食品安全风险监测和评估

第三章　食品安全标准

第四章　食品生产经营

　第一节　一般规定

　第二节　生产经营过程控制

　第三节　标签、说明书和广告

　第四节　特殊食品

第五章　食品检验

第六章　食品进出口

第七章　食品安全事故处置

第八章　监督管理

第九章　法律责任

第十章　附　　则

第一章　总　　则

第一条　为了保证食品安全，保障公众身体健康和生命安全，制定本法。

第二条　在中华人民共和国境内从事下列活动，应当遵守本法：

（一）食品生产和加工（以下称食品生产），食品销售和餐饮服务（以下称食品经营）；

（二）食品添加剂的生产经营；

（三）用于食品的包装材料、容器、洗涤剂、消毒剂和用于食品生产经营的工具、设备（以下称食品相关产品）的生产经营；

（四）食品生产经营者使用食品添加剂、食品相关产品；

（五）食品的贮存和运输；

（六）对食品、食品添加剂、食品相关产品的安全管理。

供食用的源于农业的初级产品（以下称食用农产品）的质量安全管理，遵守《中华人民共和国农产品质量安全法》的规定。但是，食用农产品的市场销售、有关质量安全标准的制定、有关安全信息的公布和本法对农业投入品作出规定的，应当遵守本法的规定。

第三条 食品安全工作实行预防为主、风险管理、全程控制、社会共治，建立科学、严格的监督管理制度。

第四条 食品生产经营者对其生产经营食品的安全负责。

食品生产经营者应当依照法律、法规和食品安全标准从事生产经营活动，保证食品安全，诚信自律，对社会和公众负责，接受社会监督，承担社会责任。

第五条 国务院设立食品安全委员会，其职责由国务院规定。

国务院食品药品监督管理部门依照本法和国务院规定的职责，对食品生产经营活动实施监督管理。

国务院卫生行政部门依照本法和国务院规定的职责，组织开展食品安全风险监测和风险评估，会同国务院食品药品监督管理部门制定并公布食品安全国家标准。

国务院其他有关部门依照本法和国务院规定的职责，承担有关食品安全工作。

第六条 县级以上地方人民政府对本行政区域的食品安全监督管理工作负责，统一领导、组织、协调本行政区域的食品安全监督管理工作以及食品安全突发事件应对工作，建立健全食品安全全程监督管理工作机制和信息共享机制。

县级以上地方人民政府依照本法和国务院的规定，确定本级食品药品监督管理、卫生行政部门和其他有关部门的职责。有关部门在各自职责范围内负责本行政区域的食品安全监督管理工作。

县级人民政府食品药品监督管理部门可以在乡镇或者特定区域设立派出机构。

第七条 县级以上地方人民政府实行食品安全监督管理责任制。上级人民政府负责对下一级人民政府的食品安全监督管理工作进行评议、考核。县级以上地方人民政府负责对本级食品药品监督管理部门和其他有关部门的食品安全监督管理工作进行评议、考核。

第八条 县级以上人民政府应当将食品安全工作纳入本级国民经济和社会

发展规划，将食品安全工作经费列入本级政府财政预算，加强食品安全监督管理能力建设，为食品安全工作提供保障。

县级以上人民政府食品药品监督管理部门和其他有关部门应当加强沟通、密切配合，按照各自职责分工，依法行使职权，承担责任。

第九条 食品行业协会应当加强行业自律，按照章程建立健全行业规范和奖惩机制，提供食品安全信息、技术等服务，引导和督促食品生产经营者依法生产经营，推动行业诚信建设，宣传、普及食品安全知识。

消费者协会和其他消费者组织对违反本法规定，损害消费者合法权益的行为，依法进行社会监督。

第十条 各级人民政府应当加强食品安全的宣传教育，普及食品安全知识，鼓励社会组织、基层群众性自治组织、食品生产经营者开展食品安全法律、法规以及食品安全标准和知识的普及工作，倡导健康的饮食方式，增强消费者食品安全意识和自我保护能力。

新闻媒体应当开展食品安全法律、法规以及食品安全标准和知识的公益宣传，并对食品安全违法行为进行舆论监督。有关食品安全的宣传报道应当真实、公正。

第十一条 国家鼓励和支持开展与食品安全有关的基础研究、应用研究，鼓励和支持食品生产经营者为提高食品安全水平采用先进技术和先进管理规范。

国家对农药的使用实行严格的管理制度，加快淘汰剧毒、高毒、高残留农药，推动替代产品的研发和应用，鼓励使用高效低毒低残留农药。

第十二条 任何组织或者个人有权举报食品安全违法行为，依法向有关部门了解食品安全信息，对食品安全监督管理工作提出意见和建议。

第十三条 对在食品安全工作中做出突出贡献的单位和个人，按照国家有关规定给予表彰、奖励。

第二章 食品安全风险监测和评估

第十四条 国家建立食品安全风险监测制度，对食源性疾病、食品污染以及食品中的有害因素进行监测。

国务院卫生行政部门会同国务院食品药品监督管理、质量监督等部门，制定、实施国家食品安全风险监测计划。

国务院食品药品监督管理部门和其他有关部门获知有关食品安全风险信息后，应当立即核实并向国务院卫生行政部门通报。对有关部门通报的食品安全风险信息以及医疗机构报告的食源性疾病等有关疾病信息，国务院卫生行政部门应当会同国务院有关部门分析研究，认为必要的，及时调整国家食品安全风险监测计划。

省、自治区、直辖市人民政府卫生行政部门会同同级食品药品监督管理、质量监督等部门，根据国家食品安全风险监测计划，结合本行政区域的具体情况，制定、调整本行政区域的食品安全风险监测方案，报国务院卫生行政部门备案并实施。

第十五条 承担食品安全风险监测工作的技术机构应当根据食品安全风险监测计划和监测方案开展监测工作，保证监测数据真实、准确，并按照食品安全风险监测计划和监测方案的要求报送监测数据和分析结果。

食品安全风险监测工作人员有权进入相关食用农产品种植养殖、食品生产经营场所采集样品、收集相关数据。采集样品应当按照市场价格支付费用。

第十六条 食品安全风险监测结果表明可能存在食品安全隐患的，县级以上人民政府卫生行政部门应当及时将相关信息通报同级食品药品监督管理等部门，并报告本级人民政府和上级人民政府卫生行政部门。食品药品监督管理等部门应当组织开展进一步调查。

第十七条 国家建立食品安全风险评估制度，运用科学方法，根据食品安全风险监测信息、科学数据以及有关信息，对食品、食品添加剂、食品相关产品中生物性、化学性和物理性危害因素进行风险评估。

国务院卫生行政部门负责组织食品安全风险评估工作，成立由医学、农业、食品、营养、生物、环境等方面的专家组成的食品安全风险评估专家委员会进行食品安全风险评估。食品安全风险评估结果由国务院卫生行政部门公布。

对农药、肥料、兽药、饲料和饲料添加剂等的安全性评估，应当有食品安全风险评估专家委员会的专家参加。

食品安全风险评估不得向生产经营者收取费用，采集样品应当按照市场价格支付费用。

第十八条 有下列情形之一的，应当进行食品安全风险评估：

（一）通过食品安全风险监测或者接到举报发现食品、食品添加剂、食品相关产品可能存在安全隐患的；

（二）为制定或者修订食品安全国家标准提供科学依据需要进行风险评估的；

（三）为确定监督管理的重点领域、重点品种需要进行风险评估的；

（四）发现新的可能危害食品安全因素的；

（五）需要判断某一因素是否构成食品安全隐患的；

（六）国务院卫生行政部门认为需要进行风险评估的其他情形。

第十九条　国务院食品药品监督管理、质量监督、农业行政等部门在监督管理工作中发现需要进行食品安全风险评估的，应当向国务院卫生行政部门提出食品安全风险评估的建议，并提供风险来源、相关检验数据和结论等信息、资料。属于本法第十八条规定情形的，国务院卫生行政部门应当及时进行食品安全风险评估，并向国务院有关部门通报评估结果。

第二十条　省级以上人民政府卫生行政、农业行政部门应当及时相互通报食品、食用农产品安全风险监测信息。

国务院卫生行政、农业行政部门应当及时相互通报食品、食用农产品安全风险评估结果等信息。

第二十一条　食品安全风险评估结果是制定、修订食品安全标准和实施食品安全监督管理的科学依据。

经食品安全风险评估，得出食品、食品添加剂、食品相关产品不安全结论的，国务院食品药品监督管理、质量监督等部门应当依据各自职责立即向社会公告，告知消费者停止食用或者使用，并采取相应措施，确保该食品、食品添加剂、食品相关产品停止生产经营；需要制定、修订相关食品安全国家标准的，国务院卫生行政部门应当会同国务院食品药品监督管理部门立即制定、修订。

第二十二条　国务院食品药品监督管理部门应当会同国务院有关部门，根据食品安全风险评估结果、食品安全监督管理信息，对食品安全状况进行综合分析。对经综合分析表明可能具有较高程度安全风险的食品，国务院食品药品监督管理部门应当及时提出食品安全风险警示，并向社会公布。

第二十三条　县级以上人民政府食品药品监督管理部门和其他有关部门、食品安全风险评估专家委员会及其技术机构，应当按照科学、客观、及时、公开的原则，组织食品生产经营者、食品检验机构、认证机构、食品行业协会、消费者协会以及新闻媒体等，就食品安全风险评估信息和食品安全监督管理信息进行交流沟通。

第三章　食品安全标准

第二十四条　制定食品安全标准，应当以保障公众身体健康为宗旨，做到科学合理、安全可靠。

第二十五条 食品安全标准是强制执行的标准。除食品安全标准外，不得制定其他食品强制性标准。

第二十六条 食品安全标准应当包括下列内容：

（一）食品、食品添加剂、食品相关产品中的致病性微生物，农药残留、兽药残留、生物毒素、重金属等污染物质以及其他危害人体健康物质的限量规定；

（二）食品添加剂的品种、使用范围、用量；

（三）专供婴幼儿和其他特定人群的主辅食品的营养成分要求；

（四）对与卫生、营养等食品安全要求有关的标签、标志、说明书的要求；

（五）食品生产经营过程的卫生要求；

（六）与食品安全有关的质量要求；

（七）与食品安全有关的食品检验方法与规程；

（八）其他需要制定为食品安全标准的内容。

第二十七条 食品安全国家标准由国务院卫生行政部门会同国务院食品药品监督管理部门制定、公布，国务院标准化行政部门提供国家标准编号。

食品中农药残留、兽药残留的限量规定及其检验方法与规程由国务院卫生行政部门、国务院农业行政部门会同国务院食品药品监督管理部门制定。

屠宰畜、禽的检验规程由国务院农业行政部门会同国务院卫生行政部门制定。

第二十八条 制定食品安全国家标准，应当依据食品安全风险评估结果并充分考虑食用农产品安全风险评估结果，参照相关的国际标准和国际食品安全风险评估结果，并将食品安全国家标准草案向社会公布，广泛听取食品生产经营者、消费者、有关部门等方面的意见。

食品安全国家标准应当经国务院卫生行政部门组织的食品安全国家标准审评委员会审查通过。食品安全国家标准审评委员会由医学、农业、食品、营养、生物、环境等方面的专家以及国务院有关部门、食品行业协会、消费者协会的代表组成，对食品安全国家标准草案的科学性和实用性等进行审查。

第二十九条 对地方特色食品，没有食品安全国家标准的，省、自治区、直辖市人民政府卫生行政部门可以制定并公布食品安全地方标准，报国务院卫生行政部门备案。食品安全国家标准制定后，该地方标准即行废止。

第三十条 国家鼓励食品生产企业制定严于食品安全国家标准或者地方标准的企业标准，在本企业适用，并报省、自治区、直辖市人民政府卫生行政部门备案。

第三十一条　省级以上人民政府卫生行政部门应当在其网站上公布制定和备案的食品安全国家标准、地方标准和企业标准，供公众免费查阅、下载。

对食品安全标准执行过程中的问题，县级以上人民政府卫生行政部门应当会同有关部门及时给予指导、解答。

第三十二条　省级以上人民政府卫生行政部门应当会同同级食品药品监督管理、质量监督、农业行政等部门，分别对食品安全国家标准和地方标准的执行情况进行跟踪评价，并根据评价结果及时修订食品安全标准。

省级以上人民政府食品药品监督管理、质量监督、农业行政等部门应当对食品安全标准执行中存在的问题进行收集、汇总，并及时向同级卫生行政部门通报。

食品生产经营者、食品行业协会发现食品安全标准在执行中存在问题的，应当立即向卫生行政部门报告。

第四章　食品生产经营

第一节　一般规定

第三十三条　食品生产经营应当符合食品安全标准，并符合下列要求：

（一）具有与生产经营的食品品种、数量相适应的食品原料处理和食品加工、包装、贮存等场所，保持该场所环境整洁，并与有毒、有害场所以及其他污染源保持规定的距离；

（二）具有与生产经营的食品品种、数量相适应的生产经营设备或者设施，有相应的消毒、更衣、盥洗、采光、照明、通风、防腐、防尘、防蝇、防鼠、防虫、洗涤以及处理废水、存放垃圾和废弃物的设备或者设施；

（三）有专职或者兼职的食品安全专业技术人员、食品安全管理人员和保证食品安全的规章制度；

（四）具有合理的设备布局和工艺流程，防止待加工食品与直接入口食品、原料与成品交叉污染，避免食品接触有毒物、不洁物；

（五）餐具、饮具和盛放直接入口食品的容器，使用前应当洗净、消毒，炊具、用具用后应当洗净，保持清洁；

（六）贮存、运输和装卸食品的容器、工具和设备应当安全、无害，保持清洁，防止食品污染，并符合保证食品安全所需的温度、湿度等特殊要求，不得将食品与有毒、有害物品一同贮存、运输；

（七）直接入口的食品应当使用无毒、清洁的包装材料、餐具、饮具和容器；

（八）食品生产经营人员应当保持个人卫生，生产经营食品时，应当将手洗净，穿戴清洁的工作衣、帽等；销售无包装的直接入口食品时，应当使用无毒、清洁的容器、售货工具和设备；

（九）用水应当符合国家规定的生活饮用水卫生标准；

（十）使用的洗涤剂、消毒剂应当对人体安全、无害；

（十一）法律、法规规定的其他要求。

非食品生产经营者从事食品贮存、运输和装卸的，应当符合前款第六项的规定。

第三十四条 禁止生产经营下列食品、食品添加剂、食品相关产品：

（一）用非食品原料生产的食品或者添加食品添加剂以外的化学物质和其他可能危害人体健康物质的食品，或者用回收食品作为原料生产的食品；

（二）致病性微生物，农药残留、兽药残留、生物毒素、重金属等污染物质以及其他危害人体健康的物质含量超过食品安全标准限量的食品、食品添加剂、食品相关产品；

（三）用超过保质期的食品原料、食品添加剂生产的食品、食品添加剂；

（四）超范围、超限量使用食品添加剂的食品；

（五）营养成分不符合食品安全标准的专供婴幼儿和其他特定人群的主辅食品；

（六）腐败变质、油脂酸败、霉变生虫、污秽不洁、混有异物、掺假掺杂或者感官性状异常的食品、食品添加剂；

（七）病死、毒死或者死因不明的禽、畜、兽、水产动物肉类及其制品；

（八）未按规定进行检疫或者检疫不合格的肉类，或者未经检验或者检验不合格的肉类制品；

（九）被包装材料、容器、运输工具等污染的食品、食品添加剂；

（十）标注虚假生产日期、保质期或者超过保质期的食品、食品添加剂；

（十一）无标签的预包装食品、食品添加剂；

（十二）国家为防病等特殊需要明令禁止生产经营的食品；

（十三）其他不符合法律、法规或者食品安全标准的食品、食品添加剂、食品相关产品。

第三十五条 国家对食品生产经营实行许可制度。从事食品生产、食品销售、餐饮服务，应当依法取得许可。但是，销售食用农产品，不需要取得许可。

县级以上地方人民政府食品药品监督管理部门应当依照《中华人民共和国行政许可法》的规定，审核申请人提交的本法第三十三条第一款第一项至第四项规定要求的相关资料，必要时对申请人的生产经营场所进行现场核查；对符合规定条件的，准予许可；对不符合规定条件的，不予许可并书面说明理由。

第三十六条　食品生产加工小作坊和食品摊贩等从事食品生产经营活动，应当符合本法规定的与其生产经营规模、条件相适应的食品安全要求，保证所生产经营的食品卫生、无毒、无害，食品药品监督管理部门应当对其加强监督管理。

县级以上地方人民政府应当对食品生产加工小作坊、食品摊贩等进行综合治理，加强服务和统一规划，改善其生产经营环境，鼓励和支持其改进生产经营条件，进入集中交易市场、店铺等固定场所经营，或者在指定的临时经营区域、时段经营。

食品生产加工小作坊和食品摊贩等的具体管理办法由省、自治区、直辖市制定。

第三十七条　利用新的食品原料生产食品，或者生产食品添加剂新品种、食品相关产品新品种，应当向国务院卫生行政部门提交相关产品的安全性评估材料。国务院卫生行政部门应当自收到申请之日起六十日内组织审查；对符合食品安全要求的，准予许可并公布；对不符合食品安全要求的，不予许可并书面说明理由。

第三十八条　生产经营的食品中不得添加药品，但是可以添加按照传统既是食品又是中药材的物质。按照传统既是食品又是中药材的物质目录由国务院卫生行政部门会同国务院食品药品监督管理部门制定、公布。

第三十九条　国家对食品添加剂生产实行许可制度。从事食品添加剂生产，应当具有与所生产食品添加剂品种相适应的场所、生产设备或者设施、专业技术人员和管理制度，并依照本法第三十五条第二款规定的程序，取得食品添加剂生产许可。

生产食品添加剂应当符合法律、法规和食品安全国家标准。

第四十条　食品添加剂应当在技术上确有必要且经过风险评估证明安全可靠，方可列入允许使用的范围；有关食品安全国家标准应当根据技术必要性和食品安全风险评估结果及时修订。

食品生产经营者应当按照食品安全国家标准使用食品添加剂。

第四十一条　生产食品相关产品应当符合法律、法规和食品安全国家标准。

对直接接触食品的包装材料等具有较高风险的食品相关产品，按照国家有关工业产品生产许可证管理的规定实施生产许可。质量监督部门应当加强对食品相关产品生产活动的监督管理。

第四十二条 国家建立食品安全全程追溯制度。

食品生产经营者应当依照本法的规定，建立食品安全追溯体系，保证食品可追溯。国家鼓励食品生产经营者采用信息化手段采集、留存生产经营信息，建立食品安全追溯体系。

国务院食品药品监督管理部门会同国务院农业行政等有关部门建立食品安全全程追溯协作机制。

第四十三条 地方各级人民政府应当采取措施鼓励食品规模化生产和连锁经营、配送。

国家鼓励食品生产经营企业参加食品安全责任保险。

第二节　生产经营过程控制

第四十四条 食品生产经营企业应当建立健全食品安全管理制度，对职工进行食品安全知识培训，加强食品检验工作，依法从事生产经营活动。

食品生产经营企业的主要负责人应当落实企业食品安全管理制度，对本企业的食品安全工作全面负责。

食品生产经营企业应当配备食品安全管理人员，加强对其培训和考核。经考核不具备食品安全管理能力的，不得上岗。食品药品监督管理部门应当对企业食品安全管理人员随机进行监督抽查考核并公布考核情况。监督抽查考核不得收取费用。

第四十五条 食品生产经营者应当建立并执行从业人员健康管理制度。患有国务院卫生行政部门规定的有碍食品安全疾病的人员，不得从事接触直接入口食品的工作。

从事接触直接入口食品工作的食品生产经营人员应当每年进行健康检查，取得健康证明后方可上岗工作。

第四十六条 食品生产企业应当就下列事项制定并实施控制要求，保证所生产的食品符合食品安全标准：

（一）原料采购、原料验收、投料等原料控制；

（二）生产工序、设备、贮存、包装等生产关键环节控制；

（三）原料检验、半成品检验、成品出厂检验等检验控制；

（四）运输和交付控制。

第四十七条　食品生产经营者应当建立食品安全自查制度，定期对食品安全状况进行检查评价。生产经营条件发生变化，不再符合食品安全要求的，食品生产经营者应当立即采取整改措施；有发生食品安全事故潜在风险的，应当立即停止食品生产经营活动，并向所在地县级人民政府食品药品监督管理部门报告。

第四十八条　国家鼓励食品生产经营企业符合良好生产规范要求，实施危害分析与关键控制点体系，提高食品安全管理水平。

对通过良好生产规范、危害分析与关键控制点体系认证的食品生产经营企业，认证机构应当依法实施跟踪调查；对不再符合认证要求的企业，应当依法撤销认证，及时向县级以上人民政府食品药品监督管理部门通报，并向社会公布。认证机构实施跟踪调查不得收取费用。

第四十九条　食用农产品生产者应当按照食品安全标准和国家有关规定使用农药、肥料、兽药、饲料和饲料添加剂等农业投入品，严格执行农业投入品使用安全间隔期或者休药期的规定，不得使用国家明令禁止的农业投入品。禁止将剧毒、高毒农药用于蔬菜、瓜果、茶叶和中草药材等国家规定的农作物。

食用农产品的生产企业和农民专业合作经济组织应当建立农业投入品使用记录制度。

县级以上人民政府农业行政部门应当加强对农业投入品使用的监督管理和指导，建立健全农业投入品安全使用制度。

第五十条　食品生产者采购食品原料、食品添加剂、食品相关产品，应当查验供货者的许可证和产品合格证明；对无法提供合格证明的食品原料，应当按照食品安全标准进行检验；不得采购或者使用不符合食品安全标准的食品原料、食品添加剂、食品相关产品。

食品生产企业应当建立食品原料、食品添加剂、食品相关产品进货查验记录制度，如实记录食品原料、食品添加剂、食品相关产品的名称、规格、数量、生产日期或者生产批号、保质期、进货日期以及供货者名称、地址、联系方式等内容，并保存相关凭证。记录和凭证保存期限不得少于产品保质期满后六个月；没有明确保质期的，保存期限不得少于二年。

第五十一条　食品生产企业应当建立食品出厂检验记录制度，查验出厂食品的检验合格证和安全状况，如实记录食品的名称、规格、数量、生产日期或者生产批号、保质期、检验合格证号、销售日期以及购货者名称、地址、联系方式等内容，并保存相关凭证。记录和凭证保存期限应当符合本法第五十条第二款的规定。

第五十二条 食品、食品添加剂、食品相关产品的生产者，应当按照食品安全标准对所生产的食品、食品添加剂、食品相关产品进行检验，检验合格后方可出厂或者销售。

第五十三条 食品经营者采购食品，应当查验供货者的许可证和食品出厂检验合格证或者其他合格证明（以下称合格证明文件）。

食品经营企业应当建立食品进货查验记录制度，如实记录食品的名称、规格、数量、生产日期或者生产批号、保质期、进货日期以及供货者名称、地址、联系方式等内容，并保存相关凭证。记录和凭证保存期限应当符合本法第五十条第二款的规定。

实行统一配送经营方式的食品经营企业，可以由企业总部统一查验供货者的许可证和食品合格证明文件，进行食品进货查验记录。

从事食品批发业务的经营企业应当建立食品销售记录制度，如实记录批发食品的名称、规格、数量、生产日期或者生产批号、保质期、销售日期以及购货者名称、地址、联系方式等内容，并保存相关凭证。记录和凭证保存期限应当符合本法第五十条第二款的规定。

第五十四条 食品经营者应当按照保证食品安全的要求贮存食品，定期检查库存食品，及时清理变质或者超过保质期的食品。

食品经营者贮存散装食品，应当在贮存位置标明食品的名称、生产日期或者生产批号、保质期、生产者名称及联系方式等内容。

第五十五条 餐饮服务提供者应当制定并实施原料控制要求，不得采购不符合食品安全标准的食品原料。倡导餐饮服务提供者公开加工过程，公示食品原料及其来源等信息。

餐饮服务提供者在加工过程中应当检查待加工的食品及原料，发现有本法第三十四条第六项规定情形的，不得加工或者使用。

第五十六条 餐饮服务提供者应当定期维护食品加工、贮存、陈列等设施、设备；定期清洗、校验保温设施及冷藏、冷冻设施。

餐饮服务提供者应当按照要求对餐具、饮具进行清洗消毒，不得使用未经清洗消毒的餐具、饮具；餐饮服务提供者委托清洗消毒餐具、饮具的，应当委托符合本法规定条件的餐具、饮具集中消毒服务单位。

第五十七条 学校、托幼机构、养老机构、建筑工地等集中用餐单位的食堂应当严格遵守法律、法规和食品安全标准；从供餐单位订餐的，应当从取得食品生产经营许可的企业订购，并按照要求对订购的食品进行查验。供餐单位应当严格遵守法律、法规和食品安全标准，当餐加工，确保食品安全。

学校、托幼机构、养老机构、建筑工地等集中用餐单位的主管部门应当加强对集中用餐单位的食品安全教育和日常管理，降低食品安全风险，及时消除食品安全隐患。

第五十八条　餐具、饮具集中消毒服务单位应当具备相应的作业场所、清洗消毒设备或者设施，用水和使用的洗涤剂、消毒剂应当符合相关食品安全国家标准和其他国家标准、卫生规范。

餐具、饮具集中消毒服务单位应当对消毒餐具、饮具进行逐批检验，检验合格后方可出厂，并应当随附消毒合格证明。消毒后的餐具、饮具应当在独立包装上标注单位名称、地址、联系方式、消毒日期以及使用期限等内容。

第五十九条　食品添加剂生产者应当建立食品添加剂出厂检验记录制度，查验出厂产品的检验合格证和安全状况，如实记录食品添加剂的名称、规格、数量、生产日期或者生产批号、保质期、检验合格证号、销售日期以及购货者名称、地址、联系方式等相关内容，并保存相关凭证。记录和凭证保存期限应当符合本法第五十条第二款的规定。

第六十条　食品添加剂经营者采购食品添加剂，应当依法查验供货者的许可证和产品合格证明文件，如实记录食品添加剂的名称、规格、数量、生产日期或者生产批号、保质期、进货日期以及供货者名称、地址、联系方式等内容，并保存相关凭证。记录和凭证保存期限应当符合本法第五十条第二款的规定。

第六十一条　集中交易市场的开办者、柜台出租者和展销会举办者，应当依法审查入场食品经营者的许可证，明确其食品安全管理责任，定期对其经营环境和条件进行检查，发现其有违反本法规定行为的，应当及时制止并立即报告所在地县级人民政府食品药品监督管理部门。

第六十二条　网络食品交易第三方平台提供者应当对入网食品经营者进行实名登记，明确其食品安全管理责任；依法应当取得许可证的，还应当审查其许可证。

网络食品交易第三方平台提供者发现入网食品经营者有违反本法规定行为的，应当及时制止并立即报告所在地县级人民政府食品药品监督管理部门；发现严重违法行为的，应当立即停止提供网络交易平台服务。

第六十三条　国家建立食品召回制度。食品生产者发现其生产的食品不符合食品安全标准或者有证据证明可能危害人体健康的，应当立即停止生产，召回已经上市销售的食品，通知相关生产经营者和消费者，并记录召回和通知情况。

食品经营者发现其经营的食品有前款规定情形的，应当立即停止经营，通知相关生产经营者和消费者，并记录停止经营和通知情况。食品生产者认为应当召回的，应当立即召回。由于食品经营者的原因造成其经营的食品有前款规定情形的，食品经营者应当召回。

食品生产经营者应当对召回的食品采取无害化处理、销毁等措施，防止其再次流入市场。但是，对因标签、标志或者说明书不符合食品安全标准而被召回的食品，食品生产者在采取补救措施且能保证食品安全的情况下可以继续销售；销售时应当向消费者明示补救措施。

食品生产经营者应当将食品召回和处理情况向所在地县级人民政府食品药品监督管理部门报告；需要对召回的食品进行无害化处理、销毁的，应当提前报告时间、地点。食品药品监督管理部门认为必要的，可以实施现场监督。

食品生产经营者未依照本条规定召回或者停止经营的，县级以上人民政府食品药品监督管理部门可以责令其召回或者停止经营。

第六十四条 食用农产品批发市场应当配备检验设备和检验人员或者委托符合本法规定的食品检验机构，对进入该批发市场销售的食用农产品进行抽样检验；发现不符合食品安全标准的，应当要求销售者立即停止销售，并向食品药品监督管理部门报告。

第六十五条 食用农产品销售者应当建立食用农产品进货查验记录制度，如实记录食用农产品的名称、数量、进货日期以及供货者名称、地址、联系方式等内容，并保存相关凭证。记录和凭证保存期限不得少于六个月。

第六十六条 进入市场销售的食用农产品在包装、保鲜、贮存、运输中使用保鲜剂、防腐剂等食品添加剂和包装材料等食品相关产品，应当符合食品安全国家标准。

第三节 标签、说明书和广告

第六十七条 预包装食品的包装上应当有标签。标签应当标明下列事项：

（一）名称、规格、净含量、生产日期；

（二）成分或者配料表；

（三）生产者的名称、地址、联系方式；

（四）保质期；

（五）产品标准代号；

（六）贮存条件；

（七）所使用的食品添加剂在国家标准中的通用名称；

（八）生产许可证编号；

（九）法律、法规或者食品安全标准规定应当标明的其他事项。

专供婴幼儿和其他特定人群的主辅食品，其标签还应当标明主要营养成分及其含量。

食品安全国家标准对标签标注事项另有规定的，从其规定。

第六十八条　食品经营者销售散装食品，应当在散装食品的容器、外包装上标明食品的名称、生产日期或者生产批号、保质期以及生产经营者名称、地址、联系方式等内容。

第六十九条　生产经营转基因食品应当按照规定显著标示。

第七十条　食品添加剂应当有标签、说明书和包装。标签、说明书应当载明本法第六十七条第一款第一项至第六项、第八项、第九项规定的事项，以及食品添加剂的使用范围、用量、使用方法，并在标签上载明"食品添加剂"字样。

第七十一条　食品和食品添加剂的标签、说明书，不得含有虚假内容，不得涉及疾病预防、治疗功能。生产经营者对其提供的标签、说明书的内容负责。

食品和食品添加剂的标签、说明书应当清楚、明显，生产日期、保质期等事项应当显著标注，容易辨识。

食品和食品添加剂与其标签、说明书的内容不符的，不得上市销售。

第七十二条　食品经营者应当按照食品标签标示的警示标志、警示说明或者注意事项的要求销售食品。

第七十三条　食品广告的内容应当真实合法，不得含有虚假内容，不得涉及疾病预防、治疗功能。食品生产经营者对食品广告内容的真实性、合法性负责。

县级以上人民政府食品药品监督管理部门和其他有关部门以及食品检验机构、食品行业协会不得以广告或者其他形式向消费者推荐食品。消费者组织不得以收取费用或者其他牟取利益的方式向消费者推荐食品。

第四节 特殊食品

第七十四条 国家对保健食品、特殊医学用途配方食品和婴幼儿配方食品等特殊食品实行严格监督管理。

第七十五条 保健食品声称保健功能，应当具有科学依据，不得对人体产生急性、亚急性或者慢性危害。

保健食品原料目录和允许保健食品声称的保健功能目录，由国务院食品药品监督管理部门会同国务院卫生行政部门、国家中医药管理部门制定、调整并公布。

保健食品原料目录应当包括原料名称、用量及其对应的功效；列入保健食品原料目录的原料只能用于保健食品生产，不得用于其他食品生产。

第七十六条 使用保健食品原料目录以外原料的保健食品和首次进口的保健食品应当经国务院食品药品监督管理部门注册。但是，首次进口的保健食品中属于补充维生素、矿物质等营养物质的，应当报国务院食品药品监督管理部门备案。其他保健食品应当报省、自治区、直辖市人民政府食品药品监督管理部门备案。

进口的保健食品应当是出口国（地区）主管部门准许上市销售的产品。

第七十七条 依法应当注册的保健食品，注册时应当提交保健食品的研发报告、产品配方、生产工艺、安全性和保健功能评价、标签、说明书等材料及样品，并提供相关证明文件。国务院食品药品监督管理部门经组织技术审评，对符合安全和功能声称要求的，准予注册；对不符合要求的，不予注册并书面说明理由。对使用保健食品原料目录以外原料的保健食品作出准予注册决定的，应当及时将该原料纳入保健食品原料目录。

依法应当备案的保健食品，备案时应当提交产品配方、生产工艺、标签、说明书以及表明产品安全性和保健功能的材料。

第七十八条 保健食品的标签、说明书不得涉及疾病预防、治疗功能，内容应当真实，与注册或者备案的内容相一致，载明适宜人群、不适宜人群、功效成分或者标志性成分及其含量等，并声明"本品不能代替药物"。保健食品的功能和成分应当与标签、说明书相一致。

第七十九条 保健食品广告除应当符合本法第七十三条第一款的规定外，还应当声明"本品不能代替药物"；其内容应当经生产企业所在地省、自治区、直辖市人民政府食品药品监督管理部门审查批准，取得保健食品广告批准文件。省、自治区、直辖市人民政府食品药品监督管理部门应当公布并及时更新已经批准的保健食品广告目录以及批准的广告内容。

第八十条　特殊医学用途配方食品应当经国务院食品药品监督管理部门注册。注册时，应当提交产品配方、生产工艺、标签、说明书以及表明产品安全性、营养充足性和特殊医学用途临床效果的材料。

特殊医学用途配方食品广告适用《中华人民共和国广告法》和其他法律、行政法规关于药品广告管理的规定。

第八十一条　婴幼儿配方食品生产企业应当实施从原料进厂到成品出厂的全过程质量控制，对出厂的婴幼儿配方食品实施逐批检验，保证食品安全。

生产婴幼儿配方食品使用的生鲜乳、辅料等食品原料、食品添加剂等，应当符合法律、行政法规的规定和食品安全国家标准，保证婴幼儿生长发育所需的营养成分。

婴幼儿配方食品生产企业应当将食品原料、食品添加剂、产品配方及标签等事项向省、自治区、直辖市人民政府食品药品监督管理部门备案。

婴幼儿配方乳粉的产品配方应当经国务院食品药品监督管理部门注册。注册时，应当提交配方研发报告和其他表明配方科学性、安全性的材料。

不得以分装方式生产婴幼儿配方乳粉，同一企业不得用同一配方生产不同品牌的婴幼儿配方乳粉。

第八十二条　保健食品、特殊医学用途配方食品、婴幼儿配方乳粉的注册人或者备案人应当对其提交材料的真实性负责。

省级以上人民政府食品药品监督管理部门应当及时公布注册或者备案的保健食品、特殊医学用途配方食品、婴幼儿配方乳粉目录，并对注册或者备案中获知的企业商业秘密予以保密。

保健食品、特殊医学用途配方食品、婴幼儿配方乳粉生产企业应当按照注册或者备案的产品配方、生产工艺等技术要求组织生产。

第八十三条　生产保健食品，特殊医学用途配方食品、婴幼儿配方食品和其他专供特定人群的主辅食品的企业，应当按照良好生产规范的要求建立与所生产食品相适应的生产质量管理体系，定期对该体系的运行情况进行自查，保证其有效运行，并向所在地县级人民政府食品药品监督管理部门提交自查报告。

第五章　食品检验

第八十四条　食品检验机构按照国家有关认证认可的规定取得资质认定后，

方可从事食品检验活动。但是，法律另有规定的除外。

食品检验机构的资质认定条件和检验规范，由国务院食品药品监督管理部门规定。

符合本法规定的食品检验机构出具的检验报告具有同等效力。

县级以上人民政府应当整合食品检验资源，实现资源共享。

第八十五条 食品检验由食品检验机构指定的检验人独立进行。

检验人应当依照有关法律、法规的规定，并按照食品安全标准和检验规范对食品进行检验，尊重科学，恪守职业道德，保证出具的检验数据和结论客观、公正，不得出具虚假检验报告。

第八十六条 食品检验实行食品检验机构与检验人负责制。食品检验报告应当加盖食品检验机构公章，并有检验人的签名或者盖章。食品检验机构和检验人对出具的食品检验报告负责。

第八十七条 县级以上人民政府食品药品监督管理部门应当对食品进行定期或者不定期的抽样检验，并依据有关规定公布检验结果，不得免检。进行抽样检验，应当购买抽取的样品，委托符合本法规定的食品检验机构进行检验，并支付相关费用；不得向食品生产经营者收取检验费和其他费用。

第八十八条 对依照本法规定实施的检验结论有异议的，食品生产经营者可以自收到检验结论之日起七个工作日内向实施抽样检验的食品药品监督管理部门或者其上一级食品药品监督管理部门提出复检申请，由受理复检申请的食品药品监督管理部门在公布的复检机构名录中随机确定复检机构进行复检。复检机构出具的复检结论为最终检验结论。复检机构与初检机构不得为同一机构。复检机构名录由国务院认证认可监督管理、食品药品监督管理、卫生行政、农业行政等部门共同公布。

采用国家规定的快速检测方法对食用农产品进行抽查检测，被抽查人对检测结果有异议的，可以自收到检测结果时起四小时内申请复检。复检不得采用快速检测方法。

第八十九条 食品生产企业可以自行对所生产的食品进行检验，也可以委托符合本法规定的食品检验机构进行检验。

食品行业协会和消费者协会等组织、消费者需要委托食品检验机构对食品进行检验的，应当委托符合本法规定的食品检验机构进行。

第九十条 食品添加剂的检验，适用本法有关食品检验的规定。

第六章　食品进出口

第九十一条　国家出入境检验检疫部门对进出口食品安全实施监督管理。

第九十二条　进口的食品、食品添加剂、食品相关产品应当符合我国食品安全国家标准。

进口的食品、食品添加剂应当经出入境检验检疫机构依照进出口商品检验相关法律、行政法规的规定检验合格。

进口的食品、食品添加剂应当按照国家出入境检验检疫部门的要求随附合格证明材料。

第九十三条　进口尚无食品安全国家标准的食品，由境外出口商、境外生产企业或者其委托的进口商向国务院卫生行政部门提交所执行的相关国家（地区）标准或者国际标准。国务院卫生行政部门对相关标准进行审查，认为符合食品安全要求的，决定暂予适用，并及时制定相应的食品安全国家标准。进口利用新的食品原料生产的食品或者进口食品添加剂新品种、食品相关产品新品种，依照本法第三十七条的规定办理。

出入境检验检疫机构按照国务院卫生行政部门的要求，对前款规定的食品、食品添加剂、食品相关产品进行检验。检验结果应当公开。

第九十四条　境外出口商、境外生产企业应当保证向我国出口的食品、食品添加剂、食品相关产品符合本法以及我国其他有关法律、行政法规的规定和食品安全国家标准的要求，并对标签、说明书的内容负责。

进口商应当建立境外出口商、境外生产企业审核制度，重点审核前款规定的内容；审核不合格的，不得进口。

发现进口食品不符合我国食品安全国家标准或者有证据证明可能危害人体健康的，进口商应当立即停止进口，并依照本法第六十三条的规定召回。

第九十五条　境外发生的食品安全事件可能对我国境内造成影响，或者在进口食品、食品添加剂、食品相关产品中发现严重食品安全问题的，国家出入境检验检疫部门应当及时采取风险预警或者控制措施，并向国务院食品药品监督管理、卫生行政、农业行政部门通报。接到通报的部门应当及时采取相应措施。

县级以上人民政府食品药品监督管理部门对国内市场上销售的进口食品、食品添加剂实施监督管理。发现存在严重食品安全问题的，国务院食品药品监督管理部门应当及时向国家出入境检验检疫部门通报。国家出入境检验检疫部门应当及时采取相应措施。

第九十六条 向我国境内出口食品的境外出口商或者代理商、进口食品的进口商应当向国家出入境检验检疫部门备案。向我国境内出口食品的境外食品生产企业应当经国家出入境检验检疫部门注册。已经注册的境外食品生产企业提供虚假材料，或者因其自身的原因致使进口食品发生重大食品安全事故的，国家出入境检验检疫部门应当撤销注册并公告。

国家出入境检验检疫部门应当定期公布已经备案的境外出口商、代理商、进口商和已经注册的境外食品生产企业名单。

第九十七条 进口的预包装食品、食品添加剂应当有中文标签；依法应当有说明书的，还应当有中文说明书。标签、说明书应当符合本法以及我国其他有关法律、行政法规的规定和食品安全国家标准的要求，并载明食品的原产地以及境内代理商的名称、地址、联系方式。预包装食品没有中文标签、中文说明书或者标签、说明书不符合本条规定的，不得进口。

第九十八条 进口商应当建立食品、食品添加剂进口和销售记录制度，如实记录食品、食品添加剂的名称、规格、数量、生产日期、生产或者进口批号、保质期、境外出口商和购货者名称、地址及联系方式、交货日期等内容，并保存相关凭证。记录和凭证保存期限应当符合本法第五十条第二款的规定。

第九十九条 出口食品生产企业应当保证其出口食品符合进口国（地区）的标准或者合同要求。

出口食品生产企业和出口食品原料种植、养殖场应当向国家出入境检验检疫部门备案。

第一百条 国家出入境检验检疫部门应当收集、汇总下列进出口食品安全信息，并及时通报相关部门、机构和企业：

（一）出入境检验检疫机构对进出口食品实施检验检疫发现的食品安全信息；

（二）食品行业协会和消费者协会等组织、消费者反映的进口食品安全信息；

（三）国际组织、境外政府机构发布的风险预警信息及其他食品安全信息，以及境外食品行业协会等组织、消费者反映的食品安全信息；

（四）其他食品安全信息。

国家出入境检验检疫部门应当对进出口食品的进口商、出口商和出口食品生产企业实施信用管理，建立信用记录，并依法向社会公布。对有不良记录的进口商、出口商和出口食品生产企业，应当加强对其进出口食品的检验检疫。

第一百零一条 国家出入境检验检疫部门可以对向我国境内出口食品的国

家（地区）的食品安全管理体系和食品安全状况进行评估和审查，并根据评估和审查结果，确定相应检验检疫要求。

第七章　食品安全事故处置

第一百零二条　国务院组织制定国家食品安全事故应急预案。

县级以上地方人民政府应当根据有关法律、法规的规定和上级人民政府的食品安全事故应急预案以及本行政区域的实际情况，制定本行政区域的食品安全事故应急预案，并报上一级人民政府备案。

食品安全事故应急预案应当对食品安全事故分级、事故处置组织指挥体系与职责、预防预警机制、处置程序、应急保障措施等作出规定。

食品生产经营企业应当制定食品安全事故处置方案，定期检查本企业各项食品安全防范措施的落实情况，及时消除事故隐患。

第一百零三条　发生食品安全事故的单位应当立即采取措施，防止事故扩大。事故单位和接收病人进行治疗的单位应当及时向事故发生地县级人民政府食品药品监督管理、卫生行政部门报告。

县级以上人民政府质量监督、农业行政等部门在日常监督管理中发现食品安全事故或者接到事故举报，应当立即向同级食品药品监督管理部门通报。

发生食品安全事故，接到报告的县级人民政府食品药品监督管理部门应当按照应急预案的规定向本级人民政府和上级人民政府食品药品监督管理部门报告。县级人民政府和上级人民政府食品药品监督管理部门应当按照应急预案的规定上报。

任何单位和个人不得对食品安全事故隐瞒、谎报、缓报，不得隐匿、伪造、毁灭有关证据。

第一百零四条　医疗机构发现其接收的病人属于食源性疾病病人或者疑似病人的，应当按照规定及时将相关信息向所在地县级人民政府卫生行政部门报告。县级人民政府卫生行政部门认为与食品安全有关的，应当及时通报同级食品药品监督管理部门。

县级以上人民政府卫生行政部门在调查处理传染病或者其他突发公共卫生事件中发现与食品安全相关的信息，应当及时通报同级食品药品监督管理部门。

第一百零五条　县级以上人民政府食品药品监督管理部门接到食品安全事故的报告后，应当立即会同同级卫生行政、质量监督、农业行政等部门进行调查处理，并采取下列措施，防止或者减轻社会危害：

（一）开展应急救援工作，组织救治因食品安全事故导致人身伤害的人员；

（二）封存可能导致食品安全事故的食品及其原料，并立即进行检验；对确认属于被污染的食品及其原料，责令食品生产经营者依照本法第六十三条的规定召回或者停止经营；

（三）封存被污染的食品相关产品，并责令进行清洗消毒；

（四）做好信息发布工作，依法对食品安全事故及其处理情况进行发布，并对可能产生的危害加以解释、说明。

发生食品安全事故需要启动应急预案的，县级以上人民政府应当立即成立事故处置指挥机构，启动应急预案，依照前款和应急预案的规定进行处置。

发生食品安全事故，县级以上疾病预防控制机构应当对事故现场进行卫生处理，并对与事故有关的因素开展流行病学调查，有关部门应当予以协助。县级以上疾病预防控制机构应当向同级食品药品监督管理、卫生行政部门提交流行病学调查报告。

第一百零六条 发生食品安全事故，设区的市级以上人民政府食品药品监督管理部门应当立即会同有关部门进行事故责任调查，督促有关部门履行职责，向本级人民政府和上一级人民政府食品药品监督管理部门提出事故责任调查处理报告。

涉及两个以上省、自治区、直辖市的重大食品安全事故由国务院食品药品监督管理部门依照前款规定组织事故责任调查。

第一百零七条 调查食品安全事故，应当坚持实事求是、尊重科学的原则，及时、准确查清事故性质和原因，认定事故责任，提出整改措施。

调查食品安全事故，除了查明事故单位的责任，还应当查明有关监督管理部门、食品检验机构、认证机构及其工作人员的责任。

第一百零八条 食品安全事故调查部门有权向有关单位和个人了解与事故有关的情况，并要求提供相关资料和样品。有关单位和个人应当予以配合，按照要求提供相关资料和样品，不得拒绝。

任何单位和个人不得阻挠、干涉食品安全事故的调查处理。

第八章 监督管理

第一百零九条 县级以上人民政府食品药品监督管理、质量监督部门根据食品安全风险监测、风险评估结果和食品安全状况等，确定监督管理的重点、方式和频次，实施风险分级管理。

县级以上地方人民政府组织本级食品药品监督管理、质量监督、农业行政等部门制定本行政区域的食品安全年度监督管理计划，向社会公布并组织实施。

食品安全年度监督管理计划应当将下列事项作为监督管理的重点：

（一）专供婴幼儿和其他特定人群的主辅食品；

（二）保健食品生产过程中的添加行为和按照注册或者备案的技术要求组织生产的情况，保健食品标签、说明书以及宣传材料中有关功能宣传的情况；

（三）发生食品安全事故风险较高的食品生产经营者；

（四）食品安全风险监测结果表明可能存在食品安全隐患的事项。

第一百一十条 县级以上人民政府食品药品监督管理、质量监督部门履行各自食品安全监督管理职责，有权采取下列措施，对生产经营者遵守本法的情况进行监督检查：

（一）进入生产经营场所实施现场检查；

（二）对生产经营的食品、食品添加剂、食品相关产品进行抽样检验；

（三）查阅、复制有关合同、票据、账簿以及其他有关资料；

（四）查封、扣押有证据证明不符合食品安全标准或者有证据证明存在安全隐患以及用于违法生产经营的食品、食品添加剂、食品相关产品；

（五）查封违法从事生产经营活动的场所。

第一百一十一条 对食品安全风险评估结果证明食品存在安全隐患，需要制定、修订食品安全标准的，在制定、修订食品安全标准前，国务院卫生行政部门应当及时会同国务院有关部门规定食品中有害物质的临时限量值和临时检验方法，作为生产经营和监督管理的依据。

第一百一十二条 县级以上人民政府食品药品监督管理部门在食品安全监督管理工作中可以采用国家规定的快速检测方法对食品进行抽查检测。

对抽查检测结果表明可能不符合食品安全标准的食品，应当依照本法第八十七条的规定进行检验。抽查检测结果确定有关食品不符合食品安全标准的，可以作为行政处罚的依据。

第一百一十三条 县级以上人民政府食品药品监督管理部门应当建立食品生产经营者食品安全信用档案，记录许可颁发、日常监督检查结果、违法行为查处等情况，依法向社会公布并实时更新；对有不良信用记录的食品生产经营者增加监督检查频次，对违法行为情节严重的食品生产经营者，可以通报投资主管部门、证券监督管理机构和有关的金融机构。

第一百一十四条　食品生产经营过程中存在食品安全隐患，未及时采取措施消除的，县级以上人民政府食品药品监督管理部门可以对食品生产经营者的法定代表人或者主要负责人进行责任约谈。食品生产经营者应当立即采取措施，进行整改，消除隐患。责任约谈情况和整改情况应当纳入食品生产经营者食品安全信用档案。

第一百一十五条　县级以上人民政府食品药品监督管理、质量监督等部门应当公布本部门的电子邮件地址或者电话，接受咨询、投诉、举报。接到咨询、投诉、举报，对属于本部门职责的，应当受理并在法定期限内及时答复、核实、处理；对不属于本部门职责的，应当移交有权处理的部门并书面通知咨询、投诉、举报人。有权处理的部门应当在法定期限内及时处理，不得推诿。对查证属实的举报，给予举报人奖励。

有关部门应当对举报人的信息予以保密，保护举报人的合法权益。举报人举报所在企业的，该企业不得以解除、变更劳动合同或者其他方式对举报人进行打击报复。

第一百一十六条　县级以上人民政府食品药品监督管理、质量监督等部门应当加强对执法人员食品安全法律、法规、标准和专业知识与执法能力等的培训，并组织考核。不具备相应知识和能力的，不得从事食品安全执法工作。

食品生产经营者、食品行业协会、消费者协会等发现食品安全执法人员在执法过程中有违反法律、法规规定的行为以及不规范执法行为的，可以向本级或者上级人民政府食品药品监督管理、质量监督等部门或者监察机关投诉、举报。接到投诉、举报的部门或者机关应当进行核实，并将经核实的情况向食品安全执法人员所在部门通报；涉嫌违法违纪的，按照本法和有关规定处理。

第一百一十七条　县级以上人民政府食品药品监督管理等部门未及时发现食品安全系统性风险，未及时消除监督管理区域内的食品安全隐患的，本级人民政府可以对其主要负责人进行责任约谈。

地方人民政府未履行食品安全职责，未及时消除区域性重大食品安全隐患的，上级人民政府可以对其主要负责人进行责任约谈。

被约谈的食品药品监督管理等部门、地方人民政府应当立即采取措施，对食品安全监督管理工作进行整改。

责任约谈情况和整改情况应当纳入地方人民政府和有关部门食品安全监督管理工作评议、考核记录。

第一百一十八条　国家建立统一的食品安全信息平台，实行食品安全信息统一公布制度。国家食品安全总体情况、食品安全风险警示信息、重大食品安全事故及其调查处理信息和国务院确定需要统一公布的其他信息由国务院食品药品监督管理部门统一公布。食品安全风险警示信息和重大食品安全事故及其调查处理信息的影响限于特定区域的，也可以由有关省、自治区、直辖市人民政府食品药品监督管理部门公布。未经授权不得发布上述信息。

县级以上人民政府食品药品监督管理、质量监督、农业行政部门依据各自职责公布食品安全日常监督管理信息。

公布食品安全信息，应当做到准确、及时，并进行必要的解释说明，避免误导消费者和社会舆论。

第一百一十九条　县级以上地方人民政府食品药品监督管理、卫生行政、质量监督、农业行政部门获知本法规定需要统一公布的信息，应当向上级主管部门报告，由上级主管部门立即报告国务院食品药品监督管理部门；必要时，可以直接向国务院食品药品监督管理部门报告。

县级以上人民政府食品药品监督管理、卫生行政、质量监督、农业行政部门应当相互通报获知的食品安全信息。

第一百二十条　任何单位和个人不得编造、散布虚假食品安全信息。

县级以上人民政府食品药品监督管理部门发现可能误导消费者和社会舆论的食品安全信息，应当立即组织有关部门、专业机构、相关食品生产经营者等进行核实、分析，并及时公布结果。

第一百二十一条　县级以上人民政府食品药品监督管理、质量监督等部门发现涉嫌食品安全犯罪的，应当按照有关规定及时将案件移送公安机关。对移送的案件，公安机关应当及时审查；认为有犯罪事实需要追究刑事责任的，应当立案侦查。

公安机关在食品安全犯罪案件侦查过程中认为没有犯罪事实，或者犯罪事实显著轻微，不需要追究刑事责任，但依法应当追究行政责任的，应当及时将案件移送食品药品监督管理、质量监督等部门和监察机关，有关部门应当依法处理。

公安机关商请食品药品监督管理、质量监督、环境保护等部门提供检验结论、认定意见以及对涉案物品进行无害化处理等协助的，有关部门应当及时提供，予以协助。

第九章 法律责任

第一百二十二条 违反本法规定，未取得食品生产经营许可从事食品生产经营活动，或者未取得食品添加剂生产许可从事食品添加剂生产活动的，由县级以上人民政府食品药品监督管理部门没收违法所得和违法生产经营的食品、食品添加剂以及用于违法生产经营的工具、设备、原料等物品；违法生产经营的食品、食品添加剂货值金额不足一万元的，并处五万元以上十万元以下罚款；货值金额一万元以上的，并处货值金额十倍以上二十倍以下罚款。

明知从事前款规定的违法行为，仍为其提供生产经营场所或者其他条件的，由县级以上人民政府食品药品监督管理部门责令停止违法行为，没收违法所得，并处五万元以上十万元以下罚款；使消费者的合法权益受到损害的，应当与食品、食品添加剂生产经营者承担连带责任。

第一百二十三条 违反本法规定，有下列情形之一，尚不构成犯罪的，由县级以上人民政府食品药品监督管理部门没收违法所得和违法生产经营的食品，并可以没收用于违法生产经营的工具、设备、原料等物品；违法生产经营的食品货值金额不足一万元的，并处十万元以上十五万元以下罚款；货值金额一万元以上的，并处货值金额十五倍以上三十倍以下罚款；情节严重的，吊销许可证，并可以由公安机关对其直接负责的主管人员和其他直接责任人员处五日以上十五日以下拘留：

（一）用非食品原料生产食品、在食品中添加食品添加剂以外的化学物质和其他可能危害人体健康的物质，或者用回收食品作为原料生产食品，或者经营上述食品；

（二）生产经营营养成分不符合食品安全标准的专供婴幼儿和其他特定人群的主辅食品；

（三）经营病死、毒死或者死因不明的禽、畜、兽、水产动物肉类，或者生产经营其制品；

（四）经营未按规定进行检疫或者检疫不合格的肉类，或者生产经营未经检验或者检验不合格的肉类制品；

（五）生产经营国家为防病等特殊需要明令禁止生产经营的食品；

（六）生产经营添加药品的食品。

明知从事前款规定的违法行为，仍为其提供生产经营场所或者其他条件的，由县级以上人民政府食品药品监督管理部门责令停止违法行为，没收违法所得，并处十万元以上二十万元以下罚款；使消费者的合法权益受到损害的，应当与食品生产经营者承担连带责任。

违法使用剧毒、高毒农药的，除依照有关法律、法规规定给予处罚外，可以由公安机关依照第一款规定给予拘留。

第一百二十四条　违反本法规定，有下列情形之一，尚不构成犯罪的，由县级以上人民政府食品药品监督管理部门没收违法所得和违法生产经营的食品、食品添加剂，并可以没收用于违法生产经营的工具、设备、原料等物品；违法生产经营的食品、食品添加剂货值金额不足一万元的，并处五万元以上十万元以下罚款；货值金额一万元以上的，并处货值金额十倍以上二十倍以下罚款；情节严重的，吊销许可证：

（一）生产经营致病性微生物，农药残留、兽药残留、生物毒素、重金属等污染物质以及其他危害人体健康的物质含量超过食品安全标准限量的食品、食品添加剂；

（二）用超过保质期的食品原料、食品添加剂生产食品、食品添加剂，或者经营上述食品、食品添加剂；

（三）生产经营超范围、超限量使用食品添加剂的食品；

（四）生产经营腐败变质、油脂酸败、霉变生虫、污秽不洁、混有异物、掺假掺杂或者感官性状异常的食品、食品添加剂；

（五）生产经营标注虚假生产日期、保质期或者超过保质期的食品、食品添加剂；

（六）生产经营未按规定注册的保健食品、特殊医学用途配方食品、婴幼儿配方乳粉，或者未按注册的产品配方、生产工艺等技术要求组织生产；

（七）以分装方式生产婴幼儿配方乳粉，或者同一企业以同一配方生产不同品牌的婴幼儿配方乳粉；

（八）利用新的食品原料生产食品，或者生产食品添加剂新品种，未通过安全性评估；

（九）食品生产经营者在食品药品监督管理部门责令其召回或者停止经营后，仍拒不召回或者停止经营。

除前款和本法第一百二十三条、第一百二十五条规定的情形外，生产经营不符合法律、法规或者食品安全标准的食品、食品添加剂的，依照前款规定给予处罚。

生产食品相关产品新品种，未通过安全性评估，或者生产不符合食品安全标准的食品相关产品的，由县级以上人民政府质量监督部门依照第一款规定给予处罚。

第一百二十五条　违反本法规定，有下列情形之一的，由县级以上人民政府食品药品监督管理部门没收违法所得和违法生产经营的食品、食品添加剂，并可以没收用于违法生产经营的工具、设备、原料等物品；违法生产经营的食品、食品添加剂货值金额不足一万元的，并处五千元以上五万元以下罚款；货值金额一万元以上的，并处货值金额五倍以上十倍以下罚款；情节严重的，责令停产停业，直至吊销许可证：

（一）生产经营被包装材料、容器、运输工具等污染的食品、食品添加剂；

（二）生产经营无标签的预包装食品、食品添加剂或者标签、说明书不符合本法规定的食品、食品添加剂；

（三）生产经营转基因食品未按规定进行标示；

（四）食品生产经营者采购或者使用不符合食品安全标准的食品原料、食品添加剂、食品相关产品。

生产经营的食品、食品添加剂的标签、说明书存在瑕疵但不影响食品安全且不会对消费者造成误导的，由县级以上人民政府食品药品监督管理部门责令改正；拒不改正的，处二千元以下罚款。

第一百二十六条　违反本法规定，有下列情形之一的，由县级以上人民政府食品药品监督管理部门责令改正，给予警告；拒不改正的，处五千元以上五万元以下罚款；情节严重的，责令停产停业，直至吊销许可证：

（一）食品、食品添加剂生产者未按规定对采购的食品原料和生产的食品、食品添加剂进行检验；

（二）食品生产经营企业未按规定建立食品安全管理制度，或者未按规定配备或者培训、考核食品安全管理人员；

（三）食品、食品添加剂生产经营者进货时未查验许可证和相关证明文件，或者未按规定建立并遵守进货查验记录、出厂检验记录和销售记录制度；

（四）食品生产经营企业未制定食品安全事故处置方案；

（五）餐具、饮具和盛放直接入口食品的容器，使用前未经洗净、消毒或者清洗消毒不合格，或者餐饮服务设施、设备未按规定定期维护、清洗、校验；

（六）食品生产经营者安排未取得健康证明或者患有国务院卫生行政部门规定的有碍食品安全疾病的人员从事接触直接入口食品的工作；

（七）食品经营者未按规定要求销售食品；

（八）保健食品生产企业未按规定向食品药品监督管理部门备案，或者未按备案的产品配方、生产工艺等技术要求组织生产；

（九）婴幼儿配方食品生产企业未将食品原料、食品添加剂、产品配方、标签等向食品药品监督管理部门备案；

（十）特殊食品生产企业未按规定建立生产质量管理体系并有效运行，或者未定期提交自查报告；

（十一）食品生产经营者未定期对食品安全状况进行检查评价，或者生产经营条件发生变化，未按规定处理；

（十二）学校、托幼机构、养老机构、建筑工地等集中用餐单位未按规定履行食品安全管理责任；

（十三）食品生产企业、餐饮服务提供者未按规定制定、实施生产经营过程控制要求。

餐具、饮具集中消毒服务单位违反本法规定用水，使用洗涤剂、消毒剂，或者出厂的餐具、饮具未按规定检验合格并随附消毒合格证明，或者未按规定在独立包装上标注相关内容的，由县级以上人民政府卫生行政部门依照前款规定给予处罚。

食品相关产品生产者未按规定对生产的食品相关产品进行检验的，由县级以上人民政府质量监督部门依照第一款规定给予处罚。

食用农产品销售者违反本法第六十五条规定的，由县级以上人民政府食品药品监督管理部门依照第一款规定给予处罚。

第一百二十七条　对食品生产加工小作坊、食品摊贩等的违法行为的处罚，依照省、自治区、直辖市制定的具体管理办法执行。

第一百二十八条　违反本法规定，事故单位在发生食品安全事故后未进行处置、报告的，由有关主管部门按照各自职责分工责令改正，给予警告；隐匿、伪造、毁灭有关证据的，责令停产停业，没收违法所得，并处十万元以上五十万元以下罚款；造成严重后果的，吊销许可证。

第一百二十九条　违反本法规定，有下列情形之一的，由出入境检验检疫机构依照本法第一百二十四条的规定给予处罚：

（一）提供虚假材料，进口不符合我国食品安全国家标准的食品、食品添加剂、食品相关产品；

（二）进口尚无食品安全国家标准的食品，未提交所执行的标准并经国务院卫生行政部门审查，或者进口利用新的食品原料生产的食品或者进口食品添加剂新品种、食品相关产品新品种，未通过安全性评估；

（三）未遵守本法的规定出口食品；

（四）进口商在有关主管部门责令其依照本法规定召回进口的食品后，仍拒不召回。

违反本法规定，进口商未建立并遵守食品、食品添加剂进口和销售记录制度、境外出口商或者生产企业审核制度的，由出入境检验检疫机构依照本法第一百二十六条的规定给予处罚。

第一百三十条　违反本法规定，集中交易市场的开办者、柜台出租者、展销会的举办者允许未依法取得许可的食品经营者进入市场销售食品，或者未履行检查、报告等义务的，由县级以上人民政府食品药品监督管理部门责令改正，没收违法所得，并处五万元以上二十万元以下罚款；造成严重后果的，责令停业，直至由原发证部门吊销许可证；使消费者的合法权益受到损害的，应当与食品经营者承担连带责任。

食用农产品批发市场违反本法第六十四条规定的，依照前款规定承担责任。

第一百三十一条　违反本法规定，网络食品交易第三方平台提供者未对入网食品经营者进行实名登记、审查许可证，或者未履行报告、停止提供网络交易平台服务等义务的，由县级以上人民政府食品药品监督管理部门责令改正，没收违法所得，并处五万元以上二十万元以下罚款；造成严重后果的，责令停业，直至由原发证部门吊销许可证；使消费者的合法权益受到损害的，应当与食品经营者承担连带责任。

消费者通过网络食品交易第三方平台购买食品，其合法权益受到损害的，可以向入网食品经营者或者食品生产者要求赔偿。网络食品交易第三方平台提供者不能提供入网食品经营者的真实名称、地址和有效联系方式的，由网络食品交易第三方平台提供者赔偿。网络食品交易第三方平台提供者赔偿后，有权向入网食品经营者或者食品生产者追偿。网络食品交易第三方平台提供者作出更有利于消费者承诺的，应当履行其承诺。

第一百三十二条　违反本法规定，未按要求进行食品贮存、运输和装卸的，由县级以上人民政府食品药品监督管理等部门按照各自职责分工责令改正，给予警告；拒不改正的，责令停产停业，并处一万元以上五万元以下罚款；情节严重的，吊销许可证。

第一百三十三条　违反本法规定，拒绝、阻挠、干涉有关部门、机构及其工作人员依法开展食品安全监督检查、事故调查处理、风险监测和风险评估的，由有关主管部门按照各自职责分工责令停产停业，并处二千元以上五万元以下罚款；情节严重的，吊销许可证；构成违反治安管理行为的，由公安机关依法给予治安管理处罚。

违反本法规定，对举报人以解除、变更劳动合同或者其他方式打击报复的，应当依照有关法律的规定承担责任。

第一百三十四条　食品生产经营者在一年内累计三次因违反本法规定受到责令停产停业、吊销许可证以外处罚的，由食品药品监督管理部门责令停产停业，直至吊销许可证。

第一百三十五条　被吊销许可证的食品生产经营者及其法定代表人、直接负责的主管人员和其他直接责任人员自处罚决定作出之日起五年内不得申请食品生产经营许可，或者从事食品生产经营管理工作、担任食品生产经营企业食品安全管理人员。

因食品安全犯罪被判处有期徒刑以上刑罚的，终身不得从事食品生产经营管理工作，也不得担任食品生产经营企业食品安全管理人员。

食品生产经营者聘用人员违反前两款规定的，由县级以上人民政府食品药品监督管理部门吊销许可证。

第一百三十六条　食品经营者履行了本法规定的进货查验等义务，有充分证据证明其不知道所采购的食品不符合食品安全标准，并能如实说明其进货来源的，可以免予处罚，但应当依法没收其不符合食品安全标准的食品；造成人身、财产或者其他损害的，依法承担赔偿责任。

第一百三十七条　违反本法规定，承担食品安全风险监测、风险评估工作的技术机构、技术人员提供虚假监测、评估信息的，依法对技术机构直接负责的主管人员和技术人员给予撤职、开除处分；有执业资格的，由授予其资格的主管部门吊销执业证书。

第一百三十八条　违反本法规定，食品检验机构、食品检验人员出具虚假检验报告的，由授予其资质的主管部门或者机构撤销该食品检验机构的检验资质，没收所收取的检验费用，并处检验费用五倍以上十倍以下罚款，检验费用不足一万元的，并处五万元以上十万元以下罚款；依法对食品检验机构直接负责的主管人员和食品检验人员给予撤职或者开除处分；导致发生重大食品安全事故的，对直接负责的主管人员和食品检验人员给予开除处分。

违反本法规定，受到开除处分的食品检验机构人员，自处分决定作出之日起十年内不得从事食品检验工作；因食品安全违法行为受到刑事处罚或者因出具虚假检验报告导致发生重大食品安全事故受到开除处分的食品检验机构人员，终身不得从事食品检验工作。食品检验机构聘用不得从事食品检验工作的人员的，由授予其资质的主管部门或者机构撤销该食品检验机构的检验资质。

食品检验机构出具虚假检验报告，使消费者的合法权益受到损害的，应当与食品生产经营者承担连带责任。

第一百三十九条 违反本法规定，认证机构出具虚假认证结论，由认证认可监督管理部门没收所收取的认证费用，并处认证费用五倍以上十倍以下罚款，认证费用不足一万元的，并处五万元以上十万元以下罚款；情节严重的，责令停业，直至撤销认证机构批准文件，并向社会公布；对直接负责的主管人员和负有直接责任的认证人员，撤销其执业资格。

认证机构出具虚假认证结论，使消费者的合法权益受到损害的，应当与食品生产经营者承担连带责任。

第一百四十条 违反本法规定，在广告中对食品作虚假宣传，欺骗消费者，或者发布未取得批准文件、广告内容与批准文件不一致的保健食品广告的，依照《中华人民共和国广告法》的规定给予处罚。

广告经营者、发布者设计、制作、发布虚假食品广告，使消费者的合法权益受到损害的，应当与食品生产经营者承担连带责任。

社会团体或者其他组织、个人在虚假广告或者其他虚假宣传中向消费者推荐食品，使消费者的合法权益受到损害的，应当与食品生产经营者承担连带责任。

违反本法规定，食品药品监督管理等部门、食品检验机构、食品行业协会以广告或者其他形式向消费者推荐食品，消费者组织以收取费用或者其他牟取利益的方式向消费者推荐食品的，由有关主管部门没收违法所得，依法对直接负责的主管人员和其他直接责任人员给予记大过、降级或者撤职处分；情节严重的，给予开除处分。

对食品作虚假宣传且情节严重的，由省级以上人民政府食品药品监督管理部门决定暂停销售该食品，并向社会公布；仍然销售该食品的，由县级以上人民政府食品药品监督管理部门没收违法所得和违法销售的食品，并处二万元以上五万元以下罚款。

第一百四十一条 违反本法规定，编造、散布虚假食品安全信息，构成违反治安管理行为的，由公安机关依法给予治安管理处罚。

媒体编造、散布虚假食品安全信息的，由有关主管部门依法给予处罚，并对直接负责的主管人员和其他直接责任人员给予处分；使公民、法人或者其他组织的合法权益受到损害的，依法承担消除影响、恢复名誉、赔偿损失、赔礼道歉等民事责任。

第一百四十二条　违反本法规定，县级以上地方人民政府有下列行为之一的，对直接负责的主管人员和其他直接责任人员给予记大过处分；情节较重的，给予降级或者撤职处分；情节严重的，给予开除处分；造成严重后果的，其主要负责人还应当引咎辞职：

（一）对发生在本行政区域内的食品安全事故，未及时组织协调有关部门开展有效处置，造成不良影响或者损失；

（二）对本行政区域内涉及多环节的区域性食品安全问题，未及时组织整治，造成不良影响或者损失；

（三）隐瞒、谎报、缓报食品安全事故；

（四）本行政区域内发生特别重大食品安全事故，或者连续发生重大食品安全事故。

第一百四十三条　违反本法规定，县级以上地方人民政府有下列行为之一的，对直接负责的主管人员和其他直接责任人员给予警告、记过或者记大过处分；造成严重后果的，给予降级或者撤职处分：

（一）未确定有关部门的食品安全监督管理职责，未建立健全食品安全全程监督管理工作机制和信息共享机制，未落实食品安全监督管理责任制；

（二）未制定本行政区域的食品安全事故应急预案，或者发生食品安全事故后未按规定立即成立事故处置指挥机构、启动应急预案。

第一百四十四条　违反本法规定，县级以上人民政府食品药品监督管理、卫生行政、质量监督、农业行政等部门有下列行为之一的，对直接负责的主管人员和其他直接责任人员给予记大过处分；情节较重的，给予降级或者撤职处分；情节严重的，给予开除处分；造成严重后果的，其主要负责人还应当引咎辞职：

（一）隐瞒、谎报、缓报食品安全事故；

（二）未按规定查处食品安全事故，或者接到食品安全事故报告未及时处理，造成事故扩大或者蔓延；

（三）经食品安全风险评估得出食品、食品添加剂、食品相关产品不安全结论后，未及时采取相应措施，造成食品安全事故或者不良社会影响；

（四）对不符合条件的申请人准予许可，或者超越法定职权准予许可；

（五）不履行食品安全监督管理职责，导致发生食品安全事故。

第一百四十五条 违反本法规定，县级以上人民政府食品药品监督管理、卫生行政、质量监督、农业行政等部门有下列行为之一，造成不良后果的，对直接负责的主管人员和其他直接责任人员给予警告、记过或者记大过处分；情节较重的，给予降级或者撤职处分；情节严重的，给予开除处分：

（一）在获知有关食品安全信息后，未按规定向上级主管部门和本级人民政府报告，或者未按规定相互通报；

（二）未按规定公布食品安全信息；

（三）不履行法定职责，对查处食品安全违法行为不配合，或者滥用职权、玩忽职守、徇私舞弊。

第一百四十六条 食品药品监督管理、质量监督等部门在履行食品安全监督管理职责过程中，违法实施检查、强制等执法措施，给生产经营者造成损失的，应当依法予以赔偿，对直接负责的主管人员和其他直接责任人员依法给予处分。

第一百四十七条 违反本法规定，造成人身、财产或者其他损害的，依法承担赔偿责任。生产经营者财产不足以同时承担民事赔偿责任和缴纳罚款、罚金时，先承担民事赔偿责任。

第一百四十八条 消费者因不符合食品安全标准的食品受到损害的，可以向经营者要求赔偿损失，也可以向生产者要求赔偿损失。接到消费者赔偿要求的生产经营者，应当实行首负责任制，先行赔付，不得推诿；属于生产者责任的，经营者赔偿后有权向生产者追偿；属于经营者责任的，生产者赔偿后有权向经营者追偿。

生产不符合食品安全标准的食品或者经营明知是不符合食品安全标准的食品，消费者除要求赔偿损失外，还可以向生产者或者经营者要求支付价款十倍或者损失三倍的赔偿金；增加赔偿的金额不足一千元的，为一千元。但是，食品的标签、说明书存在不影响食品安全且不会对消费者造成误导的瑕疵的除外。

第一百四十九条 违反本法规定，构成犯罪的，依法追究刑事责任。

第十章 附 则

第一百五十条 本法下列用语的含义:

食品,指各种供人食用或者饮用的成品和原料以及按照传统既是食品又是中药材的物品,但是不包括以治疗为目的的物品。

食品安全,指食品无毒、无害,符合应当有的营养要求,对人体健康不造成任何急性、亚急性或者慢性危害。

预包装食品,指预先定量包装或者制作在包装材料、容器中的食品。

食品添加剂,指为改善食品品质和色、香、味以及为防腐、保鲜和加工工艺的需要而加入食品中的人工合成或者天然物质,包括营养强化剂。

用于食品的包装材料和容器,指包装、盛放食品或者食品添加剂用的纸、竹、木、金属、搪瓷、陶瓷、塑料、橡胶、天然纤维、化学纤维、玻璃等制品和直接接触食品或者食品添加剂的涂料。

用于食品生产经营的工具、设备,指在食品或者食品添加剂生产、销售、使用过程中直接接触食品或者食品添加剂的机械、管道、传送带、容器、用具、餐具等。

用于食品的洗涤剂、消毒剂,指直接用于洗涤或者消毒食品、餐具、饮具以及直接接触食品的工具、设备或者食品包装材料和容器的物质。

食品保质期,指食品在标明的贮存条件下保持品质的期限。

食源性疾病,指食品中致病因素进入人体引起的感染性、中毒性等疾病,包括食物中毒。

食品安全事故,指食源性疾病、食品污染等源于食品,对人体健康有危害或者可能有危害的事故。

第一百五十一条 转基因食品和食盐的食品安全管理,本法未作规定的,适用其他法律、行政法规的规定。

第一百五十二条 铁路、民航运营中食品安全的管理办法由国务院食品药品监督管理部门会同国务院有关部门依照本法制定。

保健食品的具体管理办法由国务院食品药品监督管理部门依照本法制定。

食品相关产品生产活动的具体管理办法由国务院质量监督部门依照本法制定。

国境口岸食品的监督管理由出入境检验检疫机构依照本法以及有关法律、行政法规的规定实施。

军队专用食品和自供食品的食品安全管理办法由中央军事委员会依照本法制定。

第一百五十三条 国务院根据实际需要，可以对食品安全监督管理体制作出调整。

第一百五十四条 本法自 2015 年 10 月 1 日起施行。

食品药品行政处罚文书规范

第一章 总 则

第一条 为了规范食品药品行政处罚行为，根据《食品药品行政处罚程序规定》（国家食品药品监督管理总局令第3号），制定本规范。

第二条 食品药品行政处罚文书（以下简称文书）适用于食品、保健食品、药品、化妆品、医疗器械监督检查和行政处罚等执法活动。

第三条 本规范确定的各类文书格式由国家食品药品监督管理总局统一制定。各省、自治区、直辖市食品药品监督管理部门可以参照文书格式范本，制定本行政区域行政处罚所适用的文书格式。

第二章 文书类型

第四条 《案件来源登记表》，是食品药品监督管理部门对监督检查及抽验中发现的，公民、法人或者其他组织投诉举报的，上级机关交办或者下级机关报请查处的，有关部门移送或者经由其他方式、途径披露的案件，按照规定的权限和程序办理登记手续的文书。

处理意见，应当写明具体建议，如是否需要进一步核实等情况。

第五条 《立案审批表》，是指经食品药品监督管理部门初步核实，符合《食品药品行政处罚程序规定》第十八条规定的，报请分管负责人决定是否立案的文书。

第六条 《案件移送书》，是食品药品监督管理部门发现案件不属于本部门管辖，移送有管辖权的食品药品监督管理部门或者相关行政管理部门处理的文书。

填写主要案情及移送原因时，应当将拟移送的相关证据材料、有关物品等表述清楚。

第七条 《涉嫌犯罪案件移送审批表》，是食品药品监督管理部门发现案件涉嫌犯罪，需要移送司法机关追究刑事责任，报请本机关正职负责人或者主持工作的负责人审批的文书。

第八条 《涉嫌犯罪案件移送书》，是食品药品监督管理部门将涉嫌犯罪的案件，移送同级公安部门，并抄送同级人民检察院时使用的文书。

第九条 《查封（扣押）物品移交通知书》，是食品药品监督管理部门对公安机关决定立案的案件，自接到公安机关立案通知书之日起 3 日内将查封、扣押涉案物品以及与案件有关的其他材料移交公安机关，并书面告知当事人时使用的文书。

第十条 《询问调查笔录》，是在进行案件调查时依法向案件当事人、直接责任人或者其他被询问人询问的记录文书。

《询问调查笔录》，应当注明执法人员身份、证件名称、证件编号及调查目的。首次向案件当事人收集、调取证据的，应当告知其有申请办案人员回避的权利。

监督检查类别，应当准确注明食品、保健食品、药品、化妆品、医疗器械的品种类别和生产、经营、使用等环节类别。

调查记录，应当记录与案件有关的全部情况，包括时间、地点、主体、事件、过程、情节等。

第十一条 《现场检查笔录》，是食品药品监督管理部门在日常监督检查或者案件调查过程中，对现场进行实地检查、勘验情况记录的文书。

《现场检查笔录》，应当注明执法人员身份、证件名称、证件编号及检查目的。首次向案件当事人收集、调取证据的，应当告知其有申请办案人员回避的权利。

检查地点，应当写清勘验、检查地点的具体方位和具体地点。

检查时间，应当写明实施现场检查的起止时间。

第十二条 《案件调查终结报告》，是案件承办人在调查终结后撰写的调查报告，其内容一般包括当事人基本情况、案由、违法事实及证据、调查经过等，拟给予行政处罚的，还应当包括所适用的法律法规依据及处罚建议。

案情及违法事实，应简明扼要写清案件的调查经过和结果。违法事实包括当事人违法行为的时间、地点、情节、违法所得、货值金额、危害后果等。

处罚建议，应写明行政处罚种类、幅度、依据和理由。

第十三条 《先行登记保存物品通知书》，是食品药品监督管理部门通知当事人对涉案物品需要先行登记保存的文书。

《先行登记保存物品通知书》，应当写明保存条件、保存期限、保存地点以及保存证据等有关内容。

《先行登记保存物品通知书》与《（ ）物品清单》、《封条》配套使用。

第十四条　《先行登记保存物品处理决定书》，是食品药品监督管理部门对先行登记保存的证据，依据《食品药品行政处罚程序规定》第二十六条规定，在 7 日内作出处理决定所使用的文书。

填写《先行登记保存物品处理决定书》的同时应当填写《（　）物品清单》。

第十五条　《查封（扣押）决定书》，是食品药品监督管理部门通知当事人对其生产经营的涉嫌违法的产品、原料、工具设备、场所等采取强制性查封或者扣押的文书。

《查封（扣押）决定书》，应写明查封扣押物品或场所的地点，查封扣押物品保存条件。

《查封（扣押）决定书》与《（　）物品清单》《封条》配套使用。

第十六条　《封条》，是食品药品监督管理部门在实施先行登记保存、查封（扣押）时，对涉案场所、证物等采取保全措施或者行政强制措施时使用的文书。

《封条》上应当注明日期，加盖公章。

第十七条　《检验（检测、检疫、鉴定）告知书》，是食品药品监督管理部门对先行登记保存或查封（扣押）物品需进行检验（检测、检疫、鉴定）而告知当事人检验（检测、检疫、鉴定）时限的文书。

第十八条　《查封（扣押）延期通知书》，是食品药品监督管理部门在案件查办过程中，决定对已查封（扣押）物品或查封场所延长查封、扣押期限所使用的文书。

第十九条　《先行处理物品通知书》，是食品药品监督管理部门采取查封（扣押）行政强制措施后，对符合《食品药品行政处罚程序规定》第二十九条第二款规定的物品，经食品药品监督管理部门分管负责人批准，在采取相关措施留存证据后进行先行处理，通知当事人的文书。

第二十条　《解除查封（扣押）决定书》，是对已查封（扣押）物品或查封场所，符合《中华人民共和国行政强制法》第二十八条规定情形的，向当事人出具解除物品或场所控制的文书。同时，应附《解除查封（扣押）物品清单》。

第二十一条　《案件合议记录》，是在案件调查终结后，由承办部门负责人组织案件承办人及有关人员对案件进行综合分析、审议时，记录案件讨论情况的文书。

讨论记录，要记载参加合议人员发表的意见，对不同意见和保留意见应当如实记录。

合议意见，是在合议人发表意见后形成的综合处理意见，参加合议人员有不同意见的应当予以注明。

合议结束后，记录人将合议记录交主持人和参加合议人员核对后签字。

第二十二条 《案件集体讨论记录》，是对情节复杂或者重大违法行为拟给予较重行政处罚时，记录食品药品监督管理部门负责人进行集体讨论时有关内容所填写的文书。该文书要求写明讨论过程中的重要意见及决定意见，并有主持人、记录人和参加人员签名。

第二十三条 《责令改正通知书》，是食品药品监督管理部门对已有证据证明有违法行为的，责令当事人改正或者限期改正违法行为时填写的文书。责令改正通知书应当写明当事人的违法事实、具体的责令改正意见、改正期限和法律依据。

第二十四条 《撤案审批表》，是案件立案后，经调查确认违法事实不成立或者属于不予行政处罚的情形，案件承办人报请分管负责人批准撤案的内部文书。

第二十五条 《听证告知书》，是对符合听证条件的案件，在作出行政处罚决定之前，告知当事人有权要求听证的文书。

《听证告知书》，应当告知当事人已经查明的违法事实、处罚依据、拟处罚种类和幅度。

第二十六条 《听证通知书》，是根据有权要求举行听证的当事人要求，食品药品监督管理部门决定举行听证时向当事人发出书面通知的文书。

《听证通知书》，应当写明举行听证的时间、地点、听证方式、申请回避的权利等内容。

第二十七条 《听证笔录》，是食品药品监督管理部门记录听证过程和内容的文书。

当事人委托代理人的，应当写明代理人的姓名、性别、职务、年龄、联系方式、工作单位等。

《听证笔录》，应当写明案件承办人、听证主持人、记录人、听证方式、听证地点、听证时间、案由以及案件承办人提出的事实、证据和行政处罚建议、当事人陈述申辩等内容。

第二十八条 《听证意见书》，是听证结束后，听证主持人就听证情况及听证人员对该案件的意见，以书面形式向本部门负责人正式报告的文书。

听证意见，是指听证主持人综合案件承办人员、当事人发表的意见以及证据，确认案件事实是否清楚、证据是否确凿、程序是否合法、适用法律是否准确，并明确提出对本案的处理意见。

第二十九条　《行政处罚事先告知书》，是作出行政处罚决定之前，告知当事人违法事实、相关证据、违反法律法规的条款、处罚理由和依据，以及当事人依法享有陈述申辩权的文书。

第三十条　《行政处罚决定审批表》，是作出行政处罚决定之前，由食品药品监督管理部门负责人对案件的调查结果及拟作出行政处罚意见进行审查的文书。

《行政处罚决定审批表》，包括案由、主要违法事实、证据、处罚依据和建议，承办处室负责人复核意见，食品药品监督管理部门负责人审批意见。

食品药品监督管理部门负责人审批日期，即为作出行政处罚决定的日期。

第三十一条　《行政处罚决定书》，是食品药品监督管理部门对事实清楚、证据确凿的违法案件，依法作出行政处罚决定的文书。

被处罚人是单位的填写单位全称，是个人的填写姓名。同时，还应写明被处罚人的地址。

《行政处罚决定书》，应当写明查实的违法事实、相关证据、违反的法律条款、行政处罚依据、行政处罚决定的内容，还应当将罚款缴往单位、地址和缴纳期限，复议和诉讼途径、方法和期限等事项进行告知。

第三十二条　《当场行政处罚决定书》，是执法人员对案情简单、违法事实清楚、证据确凿，适用简易程序的违法行为，当场作出行政处罚决定的文书。

第三十三条　《没收物品凭证》，是在行政处罚决定中适用没收物品处罚时填写的文书。

《没收物品凭证》应当与《行政处罚决定书》日期一致。

第三十四条　《没收物品处理清单》，是记录没收物品具体处理情况的文书。

处理方式，应当注明销毁（焚烧、深埋、粉碎、毁型、无害化处理）、移交、上交、拍卖等。地点，指物品销毁地点。经办人，是具体实施处理物品的人。

《没收物品处理清单》，应当有2名以上承办人签字。承办人是指该案的承办人。特邀参加人是指第三方人员。

《没收物品处理清单》，应当一案一单。

第三十五条　《履行行政处罚决定催告书》，是食品药品监督管理部门告知未及时或全部缴纳罚没款的当事人履行义务的期限、方式、金额，依法享有的陈述和申辩权的文书。

第三十六条　《行政处罚强制执行申请书》，是食品药品监督管理部门对当事人逾期不履行行政处罚决定书作出的处罚决定时，申请人民法院依法强制执行时使用的文书。

申请执行内容应当写明申请执行的事项，包括罚没款数额、没收物品名称及数量等。

附件，应当分项列明作为执行依据的《行政处罚决定书》《没收物品凭证》《没收物品处理清单》《送达回执》等，以及法院认为需要提供的其他相关材料。

第三十七条 《陈述申辩笔录》，是食品药品监督管理部门记录当事人及陈述申辩人所做出的陈述和申辩事实、要求和理由的文书。

《陈述申辩笔录》，应当完整记录当事人提出的事实、理由。尽可能记录陈述申辩人原话，不能记清原话的，应当真实表达陈述申辩人原意。

当事人委托代理人的，应当写明受委托代理人的姓名、职务、身份证号等，受委托的代理人应当出具当事人的委托书。当事人提供书面陈述申辩材料的，可以代替陈述申辩笔录随卷保存。

第三十八条 《陈述申辩复核意见书》，是向当事人送达《行政处罚事先告知书》《履行行政处罚决定催告书》以及采取强制措施后，根据当事人提出的陈述申辩理由，对案件进一步审核并提出意见的书面文书，应与《陈述申辩笔录》配套使用。

第三十九条 《（ ）副页》，用于《现场检查笔录》《询问调查笔录》《案件合议记录》《陈述申辩笔录》《案件集体讨论记录》《听证笔录》《听证意见书》等文书的续页，（ ）中应当填写相应文书名称，如《（现场检查笔录）副页》。

第四十条 《（ ）物品清单》，用于《先行登记保存物品通知书》《先行登记保存物品处理通知书》《查封（扣押）决定书》《解除查封（扣押）决定书》《没收物品凭证》《先行处理物品通知书》等文书的附件，（ ）中应当填写相应文书名称，如《（先行登记保存）物品清单》。

文书编号，应当填写与《（ ）物品清单》配套使用的相应文书的编号。如：《查封（扣押）物品清单》的文书文号为：（××）食药监 × 查扣〔年份〕× 号。

第四十一条 《送达回执》，是食品药品监督管理部门将有关文书送达当事人或者相关部门的凭证。凡需送达当事人的告知类、通知类文书以及需要有关部门签收的申请书、移送书等文书，均应使用《送达回执》。

送达方式，应当注明直接送达、邮寄送达、留置送达、委托送达、公告送达。

备注，用于说明有关事项，如采取邮寄送达的，应当将挂号回执和邮寄凭证粘贴在备注上，并用文字注明；当事人拒绝签收的，应在备注栏注明拒收事由，由见证人签字或盖章并标注日期。

第四十二条　《（　）审批表》，是涉及行政处罚需要审批有关事项所使用的内部文书。

《（　）审批表》适用于以下事项：办案人员回避审批；先行登记保存物品审批；实施查封（扣押）、延期查封（扣押）行政强制措施审批；先行处理物品审批；没收物品处理审批；延长办案期限审批；案件终止调查审批；延（分）期缴纳罚款审批；案件移送审批；申请强制执行审批等。

《（　）审批表》不适用于立案审批；撤案审批；涉嫌犯罪案件移送审批；行政处罚决定审批。

（　）中应当填写有关审批事项名称，如《（先行登记保存物品）审批表》。附件中应当填写所附文字材料名称。

第四十三条　《行政处罚结案报告》，是食品药品监督管理部门对立案调查的案件在行政处罚决定履行或执行后，或者对不作行政处罚的案件，报请分管负责人批准结案填写的文书。

《行政处罚结案报告》，应当填写案由、案件来源、被处罚单位（人）、法定代表人（负责人）、立案日期、处罚日期、处罚文书号、结案日期、处罚种类和幅度、执行结果等内容。不作行政处罚的，应当写明理由。

第三章　制作要求

第四十四条　文书制作应当完整、准确、规范，符合相关要求。

除有特别要求的文书外，文书尺寸统一使用 A4（210mm*297mm）纸张印制。

文书使用 3 号黑体；文书名称使用 2 号宋体；表格内文字使用 5 号仿宋。需加盖公章的制作式文书，正文内容使用 3 号仿宋字，公章与正文尽可能同处一页。文书页数在 2 页或 2 页以上的，需标注页码。同一文书正文尽量保持字体、字号一致，表格及填写式文书尽量一页排完。

文书排版可参照《党政机关公文格式》国家标准（GB/T9704-2012）有关规定执行。

第四十五条　填写式文书应当按照规定的格式，用蓝黑色或者黑色的墨水笔或者签字笔填写，保证字迹清楚、文字规范、页面清洁。文书栏目应当逐项填写（空项应当用杠线表示），有选择项的应当根据需要勾选。摘要填写，应当简明、完整、准确。签名和标注日期，必须清楚无误。有条件的，可以按照规定的格式打印。两联以上的文书应当使用无碳复写纸印制，并标注联号。第一联留存归档。

当事人认为现场填写的笔录文书有误，要求修改的，应当在修改处由当事人签字或者按指纹。

第四十六条 文书编号的形式为：（地区简称）+食药监+执法类别+执法性质+〔年份〕+顺序号。

如：（京朝）食药监药查扣〔2013〕5号。京朝→代表北京市食品药品监督管理局朝阳分局，食药监→代表行政机关代字，药→代表执法类别为药品类案件（如：食→代表食品类案件，健→代表保健食品类案件，妆→代表化妆品类案件，械→代表医疗器械类案件），查扣→代表查封（扣押）决定书，2013→代表年份，5号→代表查封（扣押）决定书排序第5号。

第四十七条 文书本身设有当事人项目的，应当按以下要求填写：当事人为公民的，应与居民身份证的情况相一致；当事人为法人或者依法设立的其他组织的，应与营业执照或者登记文件上的名称一致；当事人为没有领取营业执照的法人分支机构的，以设立该分支机构的法人为当事人；个体工商户以营业执照上登记的业主为当事人；法人或者其他组织应登记而未登记即以法人或者其他组织名义进行生产经营活动，或者他人冒用法人、其他组织名义进行生产经营活动，或者法人或者其他组织依法终止后仍以其名义进行生产经营活动的，以直接责任人为当事人。

第四章　文书管理

第四十八条 各省、自治区、直辖市食品药品监督管理部门应当制定行政处罚文书管理制度，加强对文书的印制、使用、保存的管理。凡预盖印章的文书，应由专人负责编号、登记发放，严防丢失。

第四十九条 食品药品监督管理部门查处案件实行一案一卷。不能随文书装订立卷的录音、录像、摄影、拍照等实物证据，应当放入证据袋中，随卷归档，并在卷内列表注明录制内容、数量、时间、地点、制作人等。

第五十条 本规范中所列《现场检查笔录》《询问调查笔录》《先行登记保存物品通知书》《查封（扣押）决定书》《封条》《责令改正通知书》等文书也可

供日常检查使用。

第五章　附　　则

第五十一条　本规范自发布之日起施行。2003 年 7 月 29 日原国家药品监督管理局《关于印发药品监督行政执法文书规范的通知》（国食药监市〔2003〕184 号）同时废止。

附件：食品药品行政处罚文书范本

附件

食品药品行政处罚文书范本

目　录

1. 案件来源登记表

2. 立案审批表

3. 案件移送书

4. 涉嫌犯罪案件移送审批表

5. 涉嫌犯罪案件移送书

6. 查封（扣押）物品移交通知书

7. 询问调查笔录

8. 现场检查笔录

9. 案件调查终结报告

10. 先行登记保存物品通知书

11. 先行登记保存物品处理决定书

12. 查封（扣押）决定书

13. 封条

14. 检验（检测、检疫、鉴定）告知书

15. 查封（扣押）延期通知书

16. 先行处理物品通知书

17. 解除查封（扣押）决定书

18. 案件合议记录

19. 案件集体讨论记录

20. 责令改正通知书

21. 撤案审批表

22. 听证告知书

23. 听证通知书

24. 听证笔录

25. 听证意见书

26. 行政处罚事先告知书

27. 行政处罚决定审批表

28. 行政处罚决定书

29. 当场行政处罚决定书

30. 没收物品凭证

31. 没收物品处理清单

32. 履行行政处罚决定催告书

33. 行政处罚强制执行申请书

34. 陈述申辩笔录

35. 陈述申辩复核意见书

36. （ ）副页

37. （ ）物品清单

38. 送达回执

39. （ ）审批表

40. 行政处罚结案报告

表1

食品药品行政处罚文书
案件来源登记表

（××）食药监×案源〔年份〕×号

案件来源： □监督检查　　□投诉/举报　　□上级交办　　□下级报请

　　　　　　□监督抽验　　□移送　　　　□其他

当事人：＿＿＿＿＿＿＿＿＿＿＿＿＿＿＿＿＿＿＿＿＿＿＿＿＿＿＿＿＿＿＿＿＿＿

地址：＿＿＿＿＿＿＿＿＿＿＿＿＿＿＿＿＿＿＿＿＿＿　邮编：＿＿＿＿＿＿＿＿

法定代表人（负责人）/自然人：＿＿＿＿＿＿＿＿＿＿　联系电话：＿＿＿＿＿＿＿＿

法定代表人（负责人）/自然人身份证号码：＿＿＿＿＿＿＿＿＿＿＿＿＿＿＿＿＿＿

登记时间：＿＿＿＿＿＿年＿＿＿＿＿＿月＿＿＿＿＿＿日＿＿＿＿＿＿时＿＿＿＿＿＿分

基本情况介绍：（负责人，案发时间、地点，重要证据，危害后果及其影响等）

附件：现场检查笔录、投诉举报材料、检测（检验）报告、相关部门移送材料等

记录人：×××(签字)

×年×月×日

处理意见：

负责人：×××(签字)

×年×月×日

表2

食品药品行政处罚文书
立案审批表

案　由：×××

当事人：×××　　　　　　　　　　法定代表人（负责人）：×××

地　址：×××　　　　　　　　　　联系方式：×××

案件来源：×××

案情摘要：（简要介绍案情，指明当事人涉嫌违反法律法规具体条款）

经初步审查，当事人的行为涉嫌违反了×××（法律法规名称及其条、款、项）的规定，申请予以立案。

　　　　　　　　　　　　　　　　　　　　经办人：×××（签字）

　　　　　　　　　　　　　　　　　　　　　　×年×月×日

建议本案由　×××、×××　承办。

　　　　　　　　　　　　　　　　　　承办部门负责人：×××（签字）

　　　　　　　　　　　　　　　　　　　　　　×年　×月×日

审批意见：

　　　　　　　　　　　　　　　　　　　　分管负责人：×××（签字）

　　　　　　　　　　　　　　　　　　　　　　×年×月×日

表3

食品药品行政处罚文书
案件移送书

（××）食药监×案移〔年份〕×号

×××：

　　×××（当事人姓名或名称+涉嫌构成的违法行为的概述）一案，经调查，×××（案件发生的时间、主要违法事实及移送原因），根据《中华人民共和国行政处罚法》第×条的规定，现移送你单位处理。案件处理结果请函告我局。

　　附件：案情简介及有关材料×件。

（公　　章）
×年×月×日

注：正文3号仿宋体字，存档（1）。

表4

食品药品行政处罚文书
涉嫌犯罪案件移送审批表

案　由：×××

案件来源：×××

受移送机关：×××

主要案情及移送原因：

附件：涉嫌犯罪案件情况调查报告。

经办人：×××（签字）

×年×月×日

承办部门意见：

负责人：×××（签字）

×年×月×日

审批意见：

负责人：×××（签字）

×年×月×日

表5

食品药品行政处罚文书
涉嫌犯罪案件移送书

（××）食药监×罪移〔年份〕×号

×××公安局：

　　×××（当事人）涉嫌×××（犯罪行为）一案，经初步调查，当事人涉嫌构成犯罪，根据《中华人民共和国行政处罚法》第二十二条、《行政执法机关移送涉嫌犯罪案件的规定》第三条的规定，现移送你单位依法查处。

　　根据《行政执法机关移送涉嫌犯罪案件的规定》第十二条的规定，我局将在接到你局立案通知书之日起3日内将涉案物品及与案件有关的其他材料移交你局。

　　根据《行政执法机关移送涉嫌犯罪案件的规定》第八条的规定，你单位如认为当事人没有犯罪事实，或者犯罪事实显著轻微，不需要追究刑事责任，依法不予立案的，请说明理由，并书面通知我局，退回有关案卷材料。

　　附件：

（公　　章）

×年×月×日

注：正文3号仿宋体字。抄送×××人民检察院，存档（1）。

表6

食品药品行政处罚文书
查封(扣押)物品移交通知书

（××）食药监×查扣移〔年份〕×号

×××公安局：

　　因×××的违法行为涉嫌犯罪，根据《中华人民共和国行政强制法》第二十一条的规定，我局决定对查封(扣押)的×××的有关物品［见（××）食药监×查扣〔年份〕×号《查封(扣押)决定书》所附《查封(扣押)物品清单》］移交给你单位。

（公　　章）

×年×月×日

注：正文3号仿宋体字，抄送（当事人）×××，存档（1）。

表7

食品药品行政处罚文书
询问调查笔录

第　　页,共　　页

案　　由:＿＿＿＿＿＿＿＿＿＿＿＿＿＿＿＿＿＿＿＿＿＿＿＿＿＿＿＿＿＿＿＿＿＿

调查地点:＿＿＿＿＿＿＿＿＿＿＿＿＿＿＿＿＿＿＿＿＿＿＿＿＿＿＿＿＿＿＿＿＿

被调查人:＿＿＿＿＿＿＿＿职务:＿＿＿＿＿民族:＿＿＿＿身份证号:＿＿＿＿＿＿＿

工作单位:＿＿＿＿＿＿＿＿＿＿联系方式:＿＿＿＿＿＿＿地址:＿＿＿＿＿＿＿

调查人:＿＿＿＿＿＿＿、＿＿＿＿＿＿记录人:＿＿＿＿＿＿监督检查类别:＿＿＿＿

调查时间:＿＿＿年＿＿＿月＿＿＿日＿＿＿时＿＿＿分至＿＿＿时＿＿＿分

　　我们是＿＿＿＿＿＿＿＿＿＿＿＿＿＿＿＿＿＿的执法人员＿＿＿＿＿＿、＿＿＿＿＿,

执法证件名称、编号是:＿＿＿＿＿＿＿＿＿＿＿＿＿＿＿＿＿＿＿＿,请你过目。

　　问: 你是否看清楚?

　　答:

　　我们依法就＿＿＿＿＿＿＿＿＿＿＿＿＿＿＿＿＿＿＿＿＿＿有关问题进行调查,请

予配合。依照法律规定,对于调查人员,有下列情形之一的, 必须回避,你也有权申请调查

人员回避: (1) 系当事人或当事人的近亲属; (2) 与本案有直接利害关系; (3) 与当事人有

其他关系, 可能影响案件公正处理的。

　　问: 你是否申请调查人员回避?

　　答:

　　问:你有如实接受调查的法律义务,如有意隐匿违法行为或故意作伪证将承担法律责任,

你是否明白?

　　答:

　　调查记录:

被调查人签字:＿＿＿＿＿＿＿＿＿＿　　执法人员签字:＿＿＿＿＿＿＿＿＿＿＿＿

　　　　　　　年　　月　　日　　　　　　　　　　　年　　月　　日

注: 调查笔录经核对无误后,被调查人在笔录上逐页签字或者按指纹,并注明对笔录真实性的意

见。笔录修改处,应由被调查人签字或者按指纹。调查人应在笔录上签字。

表8

食品药品行政处罚文书
现场检查笔录

第　　页,共　　页

检查事由: _____

被检查单位（人）: _____

检查地点: _____

法定代表人（负责人）: _____ 联系方式: _____

检查人: _____ 记录人: _____ 监督检查类别: ____

检查时间: _____年_____月_____日_____时_____分至_____时_____分

　　我们是_____的执法人员_____、_____,

执法证件名称、编号是: _____。

　　我们在你单位_____（职务）_____（姓名）陪同下进行现场检查。依照法律规定,对于检查人员,有下列情形之一的,应当自行回避,你也有权申请检查人员回避:(1)系当事人或当事人的近亲属;(2)与本案有直接利害关系;(3)与当事人有其他关系,可能影响案件公正处理的。

　　是否申请调查人员回避,是□ ,否□;签字: _____

　　现场检查记录:

第

联

被检查人: _____ 职务: _____ _____年____月____日

见证人: _____ 身份证号码: _____ _____年____月____日

执法人员: _____ _____年____月____日

注: 存档（1）。被检查人在检查笔录上逐页签字或者按指纹,并注明对笔录真实性的意见。笔录修改处,应由被检查人签字或者按指纹。被检查人拒绝签字的,应邀请见证人到场,并由见证人签字或盖章;同时由两名以上行政执法人员在笔录中注明拒绝签字的理由。执法人员应在笔录上签字。

表 9

食品药品行政处罚文书
案件调查终结报告

案由：×××

当事人基本情况：（当事人是自然人的，应写明当事人姓名、性别、年龄、身份证号码、工作单位、住所等；当事人是法人或者非法人企业及其分支机构的，写明该法人或者非法人企业及其分支机构的名称、地址、法定代表人或负责人姓名、职务等）

违法事实：×××

证据材料：×××

处罚依据：×××

处罚建议：×××

案件承办人：×××、×××（签字）

×年×月×日

表10

食品药品行政处罚文书
先行登记保存物品通知书

（××）食药监×登保〔年份〕×号

_____ ：

　　根据《中华人民共和国行政处罚法》第三十七条第二款规定，我局决定对你（单位）的有关物品〔见（××）食药监×登保〔年份〕×号《先行登记保存物品清单》〕予以登记保存。在此期间，不得损毁、销毁或者转移。

保存地点：

保存条件：

保存期限：七日
第

附件：（××）食药监×登保〔年份〕×号《先行登记保存物品清单》
联

（公　　章）

×年×月×日

注：正文3号仿宋体字，存档（1）。

表 11

食品药品行政处罚文书
先行登记保存物品处理决定书

（××）食药监×登保处〔年份〕×号

×××：

　　依据《中华人民共和国行政处罚法》第三十七条第二款的规定，本机关对×年×月×日（××）食药监×登保〔年份〕×号《先行登记保存物品通知书》中《先行登记保存物品清单》载明的物品，作出以下处理决定：

　　附件：（××）食药监×登保处〔年份〕×号《先行登记保存物品处理清单》

（公　章）

×年×月×日

注：正文 3 号仿宋体字，存档（1）。

表 12

食品药品行政处罚文书
查封（扣押）决定书

（××）食药监 ×查扣〔年份〕×号

当事人：＿＿＿＿＿＿＿＿＿＿＿＿＿＿＿＿　法定代表人（负责人）：＿＿＿＿＿＿

地　址：＿＿＿＿＿＿＿＿＿＿＿＿＿＿＿＿　联系方式：＿＿＿＿＿＿＿＿＿

根据《＿＿＿＿＿＿＿＿＿＿＿》第＿＿条第＿＿款第＿＿项、《食品药品行政处罚程序规定》第二十七条的规定，你单位（人）＿＿＿＿＿＿＿＿＿＿＿＿＿＿＿＿＿＿＿＿涉嫌（存在）＿＿＿＿＿＿＿＿＿＿＿＿＿＿问题，现决定对你单位（人）的有关物品/场所予以查封（扣押）。在查封（扣押）期间，对查封扣押的场所、设施和财物，应当妥善保存，不得使用、销毁或者擅自转移。当事人不得擅自启封。

查封（扣押）物品保存地点/场所地点：

查封（扣押）物品期限：自＿＿＿年＿＿月＿＿日至＿＿＿年＿＿月＿＿日。

查封扣押物品保存条件：＿＿＿＿＿＿＿＿＿＿＿＿＿＿＿＿＿＿＿

本决定书附（××）食药监×查扣〔年份〕×号《查封（扣押）物品清单》

你单位可以对本决定进行陈述和申辩。

如不服本决定，可在接到本决定书起 60 日内依法向＿＿＿＿＿＿＿食品药品监督管理局或者＿＿＿＿＿＿人民政府申请行政复议，也可以于 3 个月内依法向＿＿＿＿＿＿人民法院起诉。

第　　　　　联

（公　章）

×年×月×日

注：正文 3 号仿宋体字，存档（1）。

表 13

×××食品药品监督管理局封条

（印章）

年

月

日

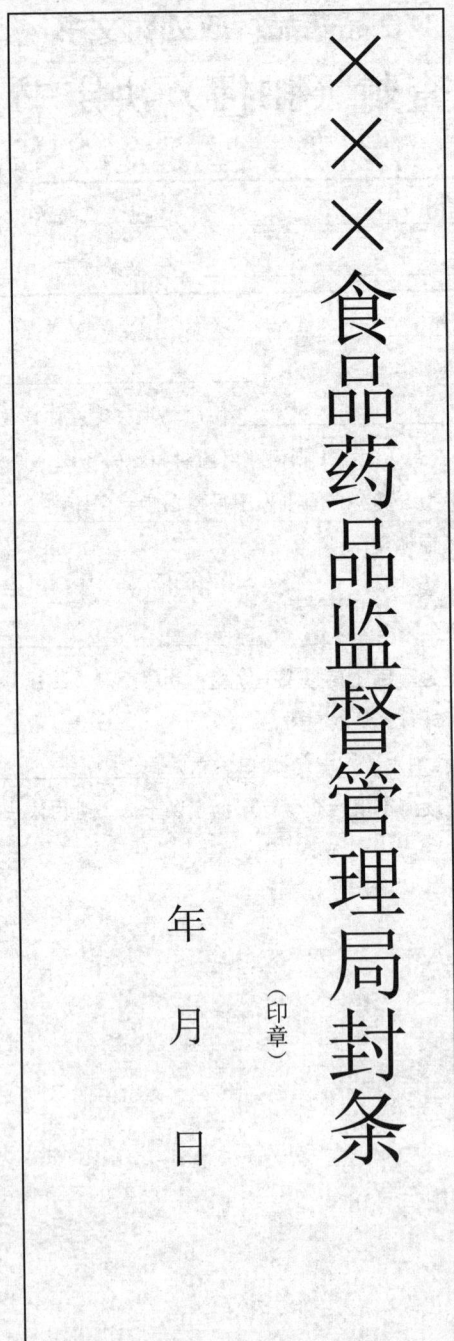

注：各省、自治区、直辖市食品药品监督管理局可根据实际情况自定封条尺寸。

表 14

食品药品行政处罚文书

检验（检测、检疫、鉴定）告知书

（××）食药监×检告〔年份〕×号

×××：

　　我局决定对（××）食药监×××〔年份〕×号《×××文书》所记载的物品进行检验（检测、检疫、鉴定），检验（检测、检疫、鉴定）期限自×年×月×日至×年×月×日。对查封（扣押）的情形，根据《中华人民共和国行政强制法》第二十五条第三款规定，该期限不计入查封（扣押）期间。

　　特此告知。

（公　章）

×年×月×日

注：正文 3 号仿宋体字，存档（1）。

表15

食品药品行政处罚文书
查封（扣押）延期通知书

（××）食药监×查扣延〔年份〕×号

当事人：×××	法定代表人（负责人）：×××
地　址：×××	联系方式：×××

　　根据《中华人民共和国行政强制法》第二十五条第一款的规定，因×××（原因），我局决定对（××）食药监×查扣〔年份〕×号《查封（扣押）决定书》中所查封（扣押）的物品延长查封（扣押）期限，自×年×月×日起延长至×年×月×日。对查封扣押的场所、设施和财物，应当妥善保存，不得使用、销毁或者擅自转移。当事人不得擅自启封。

　　你单位可以对本决定进行陈述和申辩。

　　如不服本决定，可在接到本决定书之日起60日内依法向×××（上一级）食品药品监督管理局或者×××人民政府申请行政复议，也可以于3个月内依法向×××人民法院起诉。

（公　　章）

×年×月×日

注：正文3号仿宋体字，存档（1）。

表 16

食品药品行政处罚文书
先行处理物品通知书

（××）食药监×先处〔年份〕×号

×××：

　　我局于×年×月×日以（××）食药监×查扣〔年份〕×号《查封（扣押）决定书》查封（扣押）了你（单位）的物品。为防止造成不必要的损失，根据《食品药品行政处罚程序规定》第二十九条第二款的规定，本局决定对×××物品予以先行处理。

　　处理方式：×××

　　附件：（××）食药监×　先处〔年份〕×号《先行处理物品清单》

（公　　章）

×年×月×日

注：正文 3 号仿宋体字，存档（1）。

表17

食品药品行政处罚文书
解除查封（扣押）决定书

（××）食药监×解查扣〔年份〕×号

×××：

我局于×年×月×日，以（××）食药监×查扣〔年份〕×号《查封（扣押）决定书》对（××）食药监×查扣〔年份〕×号《查封（扣押）物品清单》所列物品予以查封（扣押），现根据《中华人民共和国行政强制法》第二十八条第一款第×项的规定，予以全部（或部分）解除查封（扣押）。

附件：（××）食药监×解查扣〔年份〕×号《解除查封（扣押）物品清单》

（公   章）
×年×月×日

注：正文3号仿宋体字，存档（1）。

表 18

食品药品行政处罚文书
案件合议记录

第　　页，共　　页

案　由：×××

当事人：×××

合议时间：×年×月×日　　　　主持人：×××　　　　地点：×××

合议人员：×××、×××、×××　　　　记录人：×××

案情介绍：×××

讨论记录：×××

合议意见：×××

主持人：×××（签字）　　　　记录人：×××（签字）

合议人员：×××、×××、×××（签字）

表 19

食品药品行政处罚文书
案件集体讨论记录

第　　页,共　　页

案　由:×××

当事人:×××

讨论时间:×年×月×日　　　　　地　点:×××

主持人:×××　　　　　汇报人:×××　　　　　记录人:×××

参加人:×××

主要违法事实:×××

讨论记录:×××

决定意见:×××

主持人:×××(签字)　　　　　记录人:×××(签字)

参加人员:×××、×××、×××、×××、×××(签字)

表20

食品药品行政处罚文书
责令改正通知书

（××）食药监 ×责改〔年份〕×号

_____：

　　经查，你（单位）_____

_____ 的行为，违反了_____的

规定。

　　根据《_____》第___条第___款第___项规定，责令你（单

位）立即改正。改正内容及要求如下：

第

联

（公　　章）

×年×月×日

注：正文 3 号仿宋体字，存档（1）。

表21

食品药品行政处罚文书
撤案审批表

案　由：×××

当事人：×××　　　　　　　法定代表人（负责人）：×××

地　址：×××　　　　　　　联系方式：×××

案件来源：×××　　　　　　立案时间：×年×月×日

案情调查摘要：

撤案理由：

承办人：×××、×××（签字）

×年×月×日

承办部门负责人：×××（签字）

×年×月×日

审核部门意见：

负责人：×××（签字）

×年×月×日

审批意见：

分管负责人：×××（签字）

×年×月×日

表 22

食品药品行政处罚文书
听证告知书

（×　×）食药监×听告〔年份〕×号

×　×　×：

你（单位）×　×　×（违法行为描述）的行为，违反了×　×　×（法律法规名称及条、款、项）的规定。

依据×　×　×（法律法规名称及条、款、项）的规定，拟对你（单位）进行以下行政处罚：1. ×　×　×；2. ×　×　×；3. ×　×　×。

根据《中华人民共和国行政处罚法》第四十二条第一款的规定，你（单位）有权要求举行听证。

如你（单位）要求听证，应当在收到本告知书后3日内告之我局。逾期视为放弃听证权利。

地　　　址：×　×　×

邮政编码：×　×　×

联系电话：×　×　×

联 系 人：×　×　×

（公　　章）

×年×月×日

注：正文 3 号仿宋体字，存档（1）。

表23

食品药品行政处罚文书
听证通知书

（×××）食药监×听通〔年份〕×号

×××：

你(单位) 于×年×月×日向本局提出听证申请，根据《中华人民共和国行政处罚法》第四十二条规定，本局决定于×年×月×日×时×分，在×××（地点）公开（不公开）举行听证会。请你（单位）法定代表人或委托代理人准时出席。不按时出席听证，且事先未说明理由，又无特殊原因的，视为放弃听证权利。

委托代理听证的，应当在听证举行前向本局提交听证代理委托书。

本案听证主持人：×××　　　　　　　　记录员：×××

根据《中华人民共和国行政处罚法》第四十二条的规定，你如申请主持人回避，可在听证举行前向本局提出回避申请并说明理由。

地　　　址：×××

邮政编码：×××

联系电话：×××

联　系　人：×××

（公　章）
×年×月×日

注：正文3号仿宋体字，存档（1）。

表 24

食品药品行政处罚文书
听证笔录

案　由：＿＿＿＿＿＿＿＿＿＿＿＿＿＿＿＿＿＿＿＿＿＿＿＿＿＿＿

当事人：＿＿＿＿＿＿＿＿＿＿＿＿＿＿＿＿＿＿＿＿＿＿＿＿＿＿＿

法定代表人（负责人）：＿＿＿＿＿＿性别：＿＿＿年龄：＿＿＿联系方式：＿＿＿＿

地　址：＿＿＿＿＿＿＿＿＿＿＿＿＿＿＿＿＿＿＿＿＿＿＿＿＿＿＿

委托代理人：＿＿＿＿＿＿性别：＿＿＿年龄：＿＿职务：＿＿＿＿联系方式：＿＿

工作单位：＿＿＿＿＿＿＿＿＿＿＿＿＿　地　址：＿＿＿＿＿＿＿＿＿＿＿

案件承办人：＿＿＿＿＿＿＿＿部门：＿＿＿＿职务：＿＿＿＿

案件承办人：＿＿＿＿＿＿＿＿部门：＿＿＿＿职务：＿＿＿＿

听证主持人：＿＿＿＿＿＿＿＿记录人：＿＿＿＿＿＿＿＿

听证时间：＿＿＿年＿＿月＿＿日＿＿时＿＿分至＿＿时＿＿分

听证方式：＿＿＿＿＿＿＿＿＿＿＿＿＿＿＿＿＿＿＿

记录：

当事人或委托代理人：×××（签字）　　　　　　　×年×月×日

案件承办人：×××、×××（签字）　　　　　　×年×月×日

听证主持人：×××（签字）　　　　　　　　　×年×月×日

注：听证笔录经当事人审核无误后逐页签字，修改处签字或按指纹，并在笔录上注明对笔录真实性的意见。案件承办人和听证主持人在笔录上签字。

表 25

食品药品行政处罚文书
听证意见书

案　由：×××

当事人：×××　　　　　　　　　　　　法定代表人（负责人）：×××

听证时间：×年×月×日×时×分至×时×分

听证主持人：×××　　　　　　　　　　听证方式：×××

案件基本情况：

申请人主要理由：

听证意见：

听证主持人签字：×××（签字）

×年×月×日

表 26

食品药品行政处罚文书
行政处罚事先告知书

（××）食药监×罚告〔年份〕×号

×××：

　　经查，你（单位）×××的违法行为，违反了×××的规定，依据×××的规定，我局拟对你（单位）进行以下行政处罚：1. ×××；2. ×××；3. ×××。

　　依据《中华人民共和国行政处罚法》第六条第一款、第三十一条规定，你（单位）可在收到本告知书之日起3日内到×××（地点）进行陈述、申辩。逾期视为放弃陈述、申辩。

　　特此告知。

（公　章）

×年×月×日

注：正文3号仿宋体字，存档（1）。

表27

食品药品行政处罚文书
行政处罚决定审批表

案　由：×××

当事人：×××

主要违法事实：×××

根据上述情况，拟对该单位（人）给予×××的行政处罚决定。

附件：×××

承办人：×××、×××（签字）

×年×月×日

承办部门负责人：×××（签字）

×年×月×日

审核部门意见：

负责人：×××（签字）

×年×月×日

审批意见：

负责人：×××（签字）

×年×月×日

表28

食品药品行政处罚文书
行政处罚决定书

（×　×）食药监×罚〔年份〕×号

当事人：×　×　×

地址（住址）：×　×　×　　　　　　　　　　　　　邮编：×　×　×

营业执照或其他资质证明：×　×　×　　　　　　　编号：×　×　×

组织机构代码（身份证）号：×　×　×

法定代表人（负责人）：×　×　×　　　性别：×　　　职务：×　×　×

违法事实：×　×　×

相关证据：×　×　×

　　你（单位）的上述行为已违反了×××（法律法规名称及条、款、项）的规定：×××（法律法规具体条、款、项内容）。

　　行政处罚依据和种类：

　　依据×××（法律法规名称及条、款、项）的规定：×××（法律法规具体条、款、项内容）。

　　本局决定对你（单位）给予以下行政处罚：1.×××；2.×××；3.×××。

　　请在接到本处罚决定书之日起15日内将罚没款缴到×××银行。逾期不缴纳罚没款的，根据《中华人民共和国行政处罚法》第五十一条第一项的规定，每日按罚款数额的3%加处罚款，并将依法申请人民法院强制执行。

　　如不服本处罚决定，可在接到本处罚决定书之日起60日内向×××（上一级）食品药品监督管理局或者×××人民政府申请行政复议，也可以于3个月内依法向×××人民法院提起行政诉讼。

（公　　章）

×年×月×日

注：正文3号仿宋体字，存档（1），必要时交×××人民法院强制执行（1）。

表29

食品药品行政处罚文书
当场行政处罚决定书

（××）食药监×当罚〔年份〕×号

当事人：×××

营业执照或其他资质证明：×××　　　　　　　　　编号：×××

组织机构代码（身份证）号：×××

法定代表人（负责人）：×××　　　性别：×　　　职务：×××

地址（住址）：×××　　　　　　邮编：×××　　电话：×××

　　你（单位）×××（违法行为）违反了×××（法律法规名称及条、款、项）的规定。依据×××（法律法规名称及条、款、项）的规定，决定对你（单位）给予以下行政处罚：1. ×××；2. ×××；3. ×××。

　　罚款按以下方式缴纳：

　　1. 符合《中华人民共和国行政处罚法》第四十七条规定情形的，可以当场缴纳。

　　2. 自即日起15日内将罚款交到×××银行，逾期不缴纳罚款的，根据《中华人民共和国行政处罚法》第五十一条第（一）项的规定，每日按罚款数额的3%加处罚款，并依法申请人民法院强制执行。

　　如不服本处罚决定，可在接到本处罚决定书之日起60日内向×××（上一级）食品药品监督管理局或者×××人民政府申请行政复议，也可以于3个月内依法向×××人民法院提起行政诉讼。

　　处罚地点：×××

　　当事人：×××（签字）　　　　　　执法人员：×××、×××（签字）

　　　　×年×月×日

第　联

（公　章）

×年×月×日

注：正文3号仿宋体字，存档（1），必要时交×××人民法院强制执行（1）。

表 30

食品药品行政处罚文书
没收物品凭证

（××）食药监×物凭〔年份〕×号

案　由：×××

当事人：×××　　　　　　　　　　地　址：×××

执行机关：×××

　　根据（××）食药监×罚〔年份〕×号《行政处罚决定书》的决定，对你（单位）的涉案物品进行没收。

　　附件：（××）食药监×物凭〔年份〕×号《没收物品清单》

（公　　章）

×年×月×日

注：正文3号仿宋体字，存档（1），必要时交×××人民法院强制执行（1）。

表 31

食品药品行政处罚文书
没收物品处理清单

（××）食药监×物处〔年份〕×号

根据（××）食药监 ×罚〔年份〕×号《行政处罚决定书》

当事人：×××　　　　　地址：×××　　　　　　　　电话：×××

执行处置单位：×××　　　地址：×××　　　　　　　　电话：×××

没收物品处理情况明细表

物品名称	规格	单位	数量	处理方式	地点	经办人	备注

特邀参加人：×××（签字）　　　　　　　　承办人：×××、×××（签字）

　　　　×年×月×日　　　　　　　　　　　　　　×年×月×日

表 32

食品药品行政处罚文书
履行行政处罚决定催告书

（××）食药监 ×罚催〔年份〕×号

×××：

  我局于×年×月×日向你（单位）送达了（××）食药监 ×罚〔年份〕×号《行政处罚决定书》，决定对你（单位）进行如下行政处罚：1. ×××；2. ×××；3. ×××。并要求你（单位）×年×月×日前到×××银行缴纳罚没款。由于你（单位）至今未（全部）履行处罚决定，根据《中华人民共和国行政处罚法》第五十一条第一项的规定，我局决定自×年×月×日起每日按罚款额3%加处罚款。请接到本催告书后10个工作日内到×××银行缴清应缴罚没款及加处罚款×××。逾期我局将根据《中华人民共和国行政强制法》第五十三条、五十四条的规定，依法向人民法院申请强制执行。

  如你（单位）对我局作出的履行行政处罚决定催告不服，可于×年×月×日前进行陈述和申辩。

（公 章）

×年×月×日

注：正文3号仿宋体字，存档（1），必要时交×××人民法院强制执行（1）。

表 33

食品药品行政处罚文书
行政处罚强制执行申请书

（××）食药监×罚强申〔年份〕×号

申请人：×××

地址：×××　　　　　　联系人：×××　　　　　　联系方式：×××

法定代表人：×××　　　　　　　　　　　　　　　职务：×××

委托代理人：×××　　　　　　　　　　　　　　　职务：×××

被申请人：×××

法定代表人（负责人）：×××　　　职务：×××　　　　　联系电话：×××

×××人民法院：

　　申请人×××于×年×月×日对被申请人×××作出（××）食药监×罚〔年份〕×号行政处罚决定，并已于×年×月×日依法送达被申请人。

　　被申请人在法定期限内未履行该决定。申请人依据《中华人民共和国行政强制法》规定，于×年×月×日催告当事人履行行政处罚决定，被申请人逾期仍未履行。

　　根据《中华人民共和国行政处罚法》第五十一条第三项的规定，特申请贵院对下列行政处罚决定予以强制执行：

　　1. ×××

　　2. ×××

行政机关负责人：×××（签字）

（公　　章）

×年×月×日

注：正文 3 号仿宋体字，存档（1）。

表 34

食品药品行政处罚文书
陈述申辩笔录

案由：×××

当事人：×××

陈述申辩人：×××　　　　　　　　　联系方式：×××

委托代理人：×××　　　职务：×××　身份证号：×××

承办人：×××、×××　　　　　　　记录人：×××

陈述申辩地点：×××　　　　　　　　时间：×年×月×日×时×分至×时×分

陈述申辩内容：

陈述申辩人：×××（签字）　承办人：×××、×××（签字）　记录人：×××（签字）

　　×年×月×日　　　　　　　×年×月×日　　　　　　　×年×月×日

表 35

食品药品行政处罚文书
陈述申辩复核意见书

案　由：×××

当事人：×××　　　　　　　　法定代表人（负责人）：×××

拟处罚意见：×××

陈述申辩基本情况：

　　　　附件：陈述申辩笔录

复核部门意见：

　　　　　　　　　　　　　　　　　　　　负责人：×××（签字）

　　　　　　　　　　　　　　　　　　　　　　　×年×月×日

表36

食品药品行政处罚文书
（　　　　　）副页

表37

食品药品行政处罚文书
（　　）物品清单

文书文号：_____　　　　第　页，共　页

当事人：_____　　地　址：_____

品名	标示生产企业或经营单位	规格	生产批号或生产日期	数量	单价	包装	备注
其他物品							

第

联

上述物品品种、数量经核对无误。

当事人签字：_____　　　　执法人员签字：_____、_____

　　年　月　日　　　　　　　　　　　　　年　月　日

注：存档(1)。此清单用于先行登记保存、先行登记保存物品处理、查封(扣押)、解除查封(扣押)、没收物品时使用，在（　）中注明具体使用项目。

表 38

食品药品行政处罚文书
送达回执

受送达单位（人）：×××

送达文书名称及文书编号：×××（可为多个文书）

送达方式：×××　　　　　　　　　送达地点：×××

送达人：×××（签字）　　　　　　送达日期：×年×月×日×时×分

受送达单位（人）：×××（签字）　送达日期：×年×月×日×时×分

备注：

表 39

食品药品行政处罚文书
（　　　　）审批表

案件名称：×××（当事人姓名或名称+涉嫌构成的违法行为的概述+案）

审批事项：×××

报请审批的理由及依据：　×××

附件：×××

案件承办人：×××、×××（签字）

×年×月×日

承办部门意见：

部门负责人：×××（签字）

×年×月×日

审批意见：

分管负责人：×××（签字）

×年×月×日

表 40

食品药品行政处罚文书
行政处罚结案报告

案　由：×××

案件来源：×××

被处罚单位（人）：×××　　　　　　　　法定代表人（负责人）：×××

立案日期：×年×月×日　　　　　　　　　处罚日期：×年×月×日

处罚文书号：（××）食药监×罚〔年份〕×号　　结案日期：×年×月×日

承办人：×××　　　　　　　　　　　　　填写人：×××

处罚种类和幅度：

执行结果：

结案方式：　1.自动履行　　2.复议结案　　3.诉讼结案　　4.强制执行　　5.其他

归档日期：×年×月×日　　　　档案归类：　　　　　　　保存期限：

审批意见：

分管负责人：×××（签字）

×年×月×日